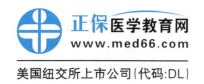

正保医学教育网
www.med66.com

美国纽交所上市公司(代码:DL)

U0612079

系列辅导丛书

2020 国家医师资格考试

临床执业助理医师

课堂讲义 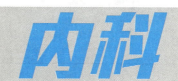 内科

■ 医学教育网 编　　■ 邵启轩　安然　主编

云南出版集团

云南科技出版社

图书在版编目（CIP）数据

临床执业助理医师课堂讲义.内科／医学教育网编
. --昆明：云南科技出版社，2018.11
ISBN 978-7-5587-1914-1

Ⅰ．①临… Ⅱ．①医… Ⅲ．①临床医学–资格考试–自学参考资料②内科学–资格考试–自学参考资料 Ⅳ．①R4

中国版本图书馆 CIP 数据核字（2018）第 267673 号

医学教育网　编

责 任 编 辑　肖　娅
封 面 设 计　董　丹
责 任 校 对　张舒园
责 任 印 刷　蒋丽芬
特 邀 编 辑　刘文月

书　　　号　ISBN 978-7-5587-1914-1
印　　　刷　三河市中晟雅豪印务有限公司
开　　　本　850 mm×1092 mm　1/16
印　　　张　16
字　　　数　360 千字
版　　　次　2018 年 12 月第 1 版
印　　　次　2019 年 12 月第 2 次印刷
定　　　价　46.00 元

出 版 发 行　云南出版集团公司　云南科技出版社
地　　　址　昆明市环城西路 609 号
网　　　址　http://www.ynkjph.com/
电　　　话　0871-64192752

前　言

正保远程教育

发展：2000年~2020年：感恩20年相伴，助你梦想成真

理念：学员利益至上，一切为学员服务

成果：18个不同类型的品牌网站，涵盖13个行业

奋斗目标：构建完善的"终身教育体系"和"完全教育体系"

医学教育网

发展：正保远程教育旗下著名品牌之一

理念：上医学教育网，做成功医学人

成果：每年为我国医疗领域培养了大量专业人才

奋斗目标：成为所有医学人的"网上家园"

"梦想成真"书系

发展：正保远程教育主打品牌系列辅导丛书

理念：你的梦想由我们保驾护航

成果：图书品类涵盖执业医师、执业助理医师、执业药师等
多个专业领域

奋斗目标：成为所有医学人实现梦想路上的启明灯

☼ 图书特色

1. 疑义相与析

"梦想成真"系列课堂讲义，均由网校名师操刀主编，讲义内文与课程环环相扣，凡有疑惑之处，在听课的同时自然融会贯通。

2. 巧拙两无施

单纯罗列知识点是不够的，讲义中还附有大量易混易错总结，利于考生加以辨识，构建完整的知识体系，提高复习效率。

3. 敏而好学，好问则裕

随书配送24小时答疑服务，医学教育网老师会实时在线解答您做题时遇到的问题。

☼ 产品搭配

《实践技能步骤图解》包含技能考试各分站要点，各项操作逐步详解以及历年考生易错环节。

《通关必刷模拟试卷》精准模拟考试强度和难度，是冲刺阶段必备的学习工具。

《专项训练3600题》全面包含各大系统中的高频考点，便于考生在做题中逐步总结提升。

《课堂讲义同步强化训练》便于看书、听课后进行习题训练，特别适用于基础薄弱、需要循序渐进的考生。

《核心考点必背》汇集历年医师资格考试高频考点，将其复杂的基础知识结构表解化，为广大考生提供清晰、简洁、易于掌握的学习资料。

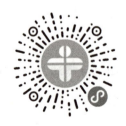

微信扫一扫，考点全练到！

目 录 Contents

第一篇 心血管系统

第二篇 呼吸系统

第六篇　精神、神经系统

心血管系统

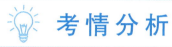 考情分析

历年考情概况

常考知识点	历年常考内容	历年分值
心力衰竭	前后负荷、心功能分级、慢性心衰临床表现、心衰治疗、洋地黄中毒	1~2
心律失常	室上速临床特点；房颤(临床表现、心电图特点及治疗)；室早、室速(心电图特点：代偿间歇，融合波)；室颤(除颤适应证，电量选择)；房室传导阻滞(心电图特点)	2~4
心脏骤停	心脏骤停的判断、处理和疗效判定	1
高血压	原发性高血压的诊断、临床表现和并发症(恶性高血压、高血压危象、高血压脑病)；继发性高血压(嗜铬细胞瘤、库欣综合征、原发性醛固酮增多症)；治疗(降压药物的作用特点及不良反应、特殊人群的降压)	1~2
冠心病	心绞痛的发病机制、临床表现；急性心肌梗死临床表现、心电图和血清心肌损伤标志物水平改变、诊断与鉴别诊断、并发症；急性心肌梗死的治疗(溶栓的适应证、禁忌证、再通的指标)	4~5
瓣膜病	二尖瓣狭窄、二尖瓣关闭不全、主动脉瓣狭窄、主动脉瓣关闭不全的病因和病理生理、临床表现、X线和超声心动图、并发症和治疗(杂音的学习是重中之重)	2~3
感染性心内膜炎	感染性心内膜炎(诊断和治疗)	2
心肌病	扩张型心肌病和肥厚型心肌病的临床表现、诊断和鉴别诊断以及治疗；心肌炎的分类以及临床表现	1
心包疾病	心包疾病的临床表现和治疗	1
休克	低血容量休克、感染性休克、过敏性休克的病因和发病机制、临床表现和治疗	2~3

易错考点摘要 （下述要点仅从做题角度做了简化，具体内容见正文）

考点	易混点
前负荷后负荷	前负荷：本质是血量，前负荷增大就是心内血量增多； 后负荷：本质是阻力，后负荷增大就是血压大/流出道狭窄

考点	易混点
心功能分级	Killip 分级只用于急性心梗的心功能分级； NYHA 分级适用于除心梗以外的任何心脏疾病的功能分级
慢性心力衰竭	左/右心力衰竭常见临床表现的区别： 右心衰：纳差/恶心呕吐+劳力性呼吸困难+水肿+肝颈静脉反流征+肝大+叩诊心界扩大； 左心衰：劳力性呼吸困难(最早表现)+端坐呼吸+心源性哮喘+肺部湿啰音+叩诊心界扩大
高血压	以下几个概念易混： 高血压急症：血压明显升高伴心/脑/肾靶器官功能不全； 高血压亚急症：血压明显升高不伴靶器官功能损害； 恶性高血压：舒张压持续≥130mmHg伴眼底病变(视乳头水肿)+肾功能损害； 高血压危象：包括高血压急症和高血压亚急症； 高血压脑病：血压明显升高伴中枢神经系统症状(实际属于高血压急症的范畴)
高血压合并症的治疗	几种高血压合并症的降压药物注意： 心肌梗死合并高血压：优先考虑 ACEI 和 β 受体阻滞剂； 心力衰竭合并高血压：优先考虑 ACEI 和 β 受体阻滞剂； 慢性肾功能不全合并高血压：早、中期时优先选择 ACEI； 慢性肾功能不全合并高血压血肌酐>265μmol/L(3.0mg/dl)，则禁用 ACEI； 糖尿病合并高血压：优先选择 ACEI(能延缓糖尿病肾病进展)
继发性高血压	皮质醇增多症特点：典型外观(向心性肥胖、皮肤紫纹、皮肤变薄血管透见)+高血压； 原发性醛固酮增多症特点：低血钾+高血压(醛固酮保钠排钾)； 主动脉缩窄：上肢和下肢血压不等+高血压； 嗜铬细胞瘤：血压阵发性升高+血压间歇正常+交感神经兴奋表现(儿茶酚胺释放增多所致)； 肾实质性高血压：先有长期肾脏病史，而后出现高血压； 高血压肾损害：先有长期高血压病史，而后出现肾功能损害； 肾血管性高血压：上腹部/肋脊角处闻及血管杂音+高血压
房颤和房扑心电图	两者易混点是：房颤是 P 波消失变为 f 波；房扑是 P 波消失变为 F 波
房颤治疗方案	房颤因发病时间不同所采取治疗方案不同，因此易混淆： 发病时间>48h 的：抗凝+控制心室率 发病时间<48h 的：优先转复窦性心律
洋地黄中毒	洋地黄中毒时不同心律变化，选择药物易混： 心率慢：选阿托品，"找阿托"； 心率快：选苯妥英钠/利多卡因，"一本万利"
硝普钠	从做题角度而言：急性左心衰、急进型高血压、高血压脑病、恶性高血压的降压药物优先选择硝普钠，其他心血管疾病降压时不要选择
β 受体阻滞剂	急性心力衰竭时禁用 β 受体阻滞剂(急性心肌梗死也禁用)； 慢性心力衰竭时适用 β 受体阻滞剂
稳定型心绞痛	单指劳力型心绞痛
不稳定型心绞痛	静息心绞痛：休息状态下发生心绞痛； 初发劳力性心绞痛：最近1个月内新出现的劳力性心绞痛； 恶化劳力性心绞痛：在劳力型基础上心绞痛症状增强(疼痛/时间/频率)； 变异型心绞痛：ST 段一过性抬高+胸痛

考点	易混点
心脏瓣膜病杂音	二尖瓣狭窄：心尖部舒张期隆隆样杂音； 二尖瓣关闭不全：心尖部收缩期吹风样杂音； 主动脉瓣狭窄：主动脉听诊区收缩期喷射样杂音； 主动脉瓣关闭不全：主动脉听诊区舒张期吹风样杂音
感染性心内膜炎	最常见致病菌： 急性感染性心内膜炎：金黄色葡萄球菌； 亚急性感染性心内膜炎：草绿色链球菌； 病毒性心肌炎：柯萨奇病毒 B 组
心肌病	扩张型心肌病 B 超要点：左室扩大为主，有钻石样运动曲线； 肥厚型心肌病 B 超要点：室间隔增厚为主，舒张期末室间隔厚度>15mm 或与后壁厚度比≥1.3
休克	中心静脉压（CVP）正常值 5~10cmH$_2$O； <5cmH$_2$O：提示血容量不足；>15cmH$_2$O：提示心功能不全，静脉血管床过度收缩或肺循环阻力增高；>20cmH$_2$O：提示充血性心力衰竭；CVP 正常，但血压低：提示心功能不全或血容量不足，处理时应做补液试验加以区分
下肢深静脉血栓形成	中央型（髂-股静脉血栓形成）：左侧多发+下肢肿胀+髂窝/股三角疼痛； 周围型（股静脉血栓形成）：大腿明显肿痛而下肢肿胀不明显； 周围型（小腿深静脉血栓形成）：小腿剧痛、肿胀+Homans 征阳性； 混合型（全下肢深静脉血栓形成）：全下肢明显肿胀、剧痛、股三角、腘窝、小腿肌层都有压痛+股白肿/股青肿，最终发展为静脉性坏疽

常见中英文总结

常用英文总结	Austin-Flint 杂音——主动脉瓣关闭不全/二尖瓣狭窄； Beck 三联征——心包积液/积血/急性心包炎； CCB 钙离子拮抗剂：高血压、心律失常、变异型心绞痛的治疗； Duroziez 双重杂音——主动脉瓣关闭不全； Ewart 征——心包积液； Frank-Starling 机制——心力衰竭； Graham-steel 杂音——二尖瓣狭窄/肺心病； Homans 征——下肢深静脉血栓形成； Janeway 损伤——急性感染性心内膜炎； Killip 分级——急性心梗； Musset 征——主动脉瓣关闭不全； NYHA 分级——简称"纽约分级"，慢性单纯左心衰、收缩性心力衰竭； Osler 结节——亚急性感染性心内膜炎； Perthes 试验——深静脉通畅试验； Roth 斑——亚急性感染性心内膜炎； Trendelenburg 试验——大隐静脉瓣膜功能试验

本篇学习方法或注意事项

　　心血管系统是医师考试的重点考察内容，也是内科复习的难点。心血管系统主要是由于心脏部分具有三个重要特点：抽象，复杂，易混淆，所以建议考生应从以下几方面入手，能取到事半功倍的效果。

　　1. 在理解上下功夫，夯实基础。心血管系统比较抽象，知识内容复杂，如果不能掌握正常心脏及异常心脏的重要特点是不可能牢固掌握考点，取得好成绩的。所以要着重理解以下一些基本概念和知识点：心脏的基本结构，心脏泵血机制；洋地黄的药理特点；心脏的电传导系统，心电图的基本知识；瓣膜杂音的产生机制，各瓣膜听诊的体表定位等，以上知识可以在学习心脏部分前自己先复习一下，也可以通过医学教育网的网络课学习。

2. 注重形象思维和记忆。把抽象的东西形象化，一幅好的图片可以掌握很多知识点，而且这种记忆非常牢固。受篇幅限制，在我们这本辅导书里不可能给大家许多图片，建议大家可以结合医学教育网的网络课程或面授课程学习。

3. 通过经典试题，进一步强化记忆，训练应试技巧。

4. 善于总结，对重点及做错的题目，要不断重复强化记忆。科学的记忆诀窍其实非常简单，就在于"重复"二字。合理安排时间，按照记忆规律学习。

Learning plan
学习时间规划表

第01天 第 章	第02天 第 章	第03天 第 章	第04天 第 章	第05天 第 章	第06天 第 章
听老师的课 □ 复习讲义 □ 做习题 □	听老师的课 □ 复习讲义 □ 做习题 □	听老师的课 □ 复习讲义 □ 做习题 □	听老师的课 □ 复习讲义 □ 做习题 □	听老师的课 □ 复习讲义 □ 做习题 □	听老师的课 □ 复习讲义 □ 做习题 □
第07天 第 章	第08天 第 章	第09天 第 章	第10天 第 章	第11天 第 章	第12天 第 章
听老师的课 □ 复习讲义 □ 做习题 □	听老师的课 □ 复习讲义 □ 做习题 □	听老师的课 □ 复习讲义 □ 做习题 □	听老师的课 □ 复习讲义 □ 做习题 □	听老师的课 □ 复习讲义 □ 做习题 □	听老师的课 □ 复习讲义 □ 做习题 □
第13天 第 章	第14天 第 章	第15天 第 章	第16天 第 章	第17天 第 章	第18天 第 章
听老师的课 □ 复习讲义 □ 做习题 □	听老师的课 □ 复习讲义 □ 做习题 □	听老师的课 □ 复习讲义 □ 做习题 □	听老师的课 □ 复习讲义 □ 做习题 □	听老师的课 □ 复习讲义 □ 做习题 □	听老师的课 □ 复习讲义 □ 做习题 □
第19天 第 章	第20天 第 章	第21天 第 章	第22天 第 章	第23天 第 章	第24天 第 章
听老师的课 □ 复习讲义 □ 做习题 □	听老师的课 □ 复习讲义 □ 做习题 □	听老师的课 □ 复习讲义 □ 做习题 □	听老师的课 □ 复习讲义 □ 做习题 □	听老师的课 □ 复习讲义 □ 做习题 □	听老师的课 □ 复习讲义 □ 做习题 □
第25天 第 章	第26天 第 章	第27天 第 章	第28天 第 章	第29天 第 章	第30天 第 章
听老师的课 □ 复习讲义 □ 做习题 □	听老师的课 □ 复习讲义 □ 做习题 □	听老师的课 □ 复习讲义 □ 做习题 □	听老师的课 □ 复习讲义 □ 做习题 □	听老师的课 □ 复习讲义 □ 做习题 □	听老师的课 □ 复习讲义 □ 做习题 □
第31天 第 章					
听老师的课 □ 复习讲义 □ 做习题 □					

注意：每天的学习建议按照"听课→做题→复习讲义"三部曲来进行；另：计划一旦制订，请各位同学严格执行。

第一章　心脏骤停

一、常见病因和临床表现

1. 病因　心脏性猝死绝大多数由冠心病及其并发症所致。冠心病尤其急性心肌梗死占75%；35岁前心肌病占5%~15%；其他包括长QT间期综合征；Brugada综合征。

2. 临床表现　患者突发意识丧失，伴有局部或全身性抽搐。心脏骤停刚发生时脑中尚存少量含氧的血液，可短暂刺激呼吸中枢，出现呼吸断续，呈叹息样或短促痉挛性呼吸，随后呼吸停止。皮肤苍白或发绀，瞳孔散大，可出现二便失禁。心脏骤停发生后，大部分患者将在4~6分钟内开始发生不可逆脑损害，随后经数分钟过渡到生物学死亡。

[经典例题1]

心脏骤停的病理生理机制最常见的是

A. 三度房室传导阻滞　　　　　　　B. 心室停顿

C. 心室颤动　　　　　　　　　　　D. 室性心动过速

E. 电机械分离

[经典例题2]

男性，58岁。排便时诉胸闷，随即跌倒，呼之不应，皮肤发绀。最有助于确诊心脏骤停的临床表现是

A. 心音消失　　　　　　　　　　　B. 桡动脉搏动消失

C. 意识丧失　　　　　　　　　　　D. 呼吸停止

E. 皮肤发绀

[参考答案] 1. C；2. A

> 1. 最常见病生机制——室性快速性心律失常；最常见病因——冠心病。
> 2. 心脏骤停最核心表现——三个消失：意识、循环、呼吸的消失。

二、急救

(一)成人基础生命支持

1. 早期识别心脏骤停并启动急救系统。

确认成人患者无反应且没有呼吸或不能正常呼吸(即仅仅是喘息)后识别心脏骤停，并立即启动急救系统，同时寻找自动体外除颤器。医务人员可检查大动脉搏动，但检查时间不应超过10秒，如果10秒内未明确扪及脉搏，则应立即开始心肺复苏。

2. 早期心肺复苏救治顺序为"胸外按压→开放气道→人工呼吸"CAB顺序。

(1)胸外按压：是建立人工循环的主要方法，通过胸外按压可维持一定的血液流动，配合人工呼吸可为心、脑等重要器官提供一定含氧的血流，为进一步复苏创造条件。

人工胸外按压时，患者应置于水平位。头部不应高于心脏水平，否则会因重力的作用而影响脑血流。下肢可抬高，以促进静脉血回流。若胸外按压在床上进行，应在患者背部垫一硬板。胸外按压的正确部位

是胸部中央。用一只手的掌根部放在胸骨的下半部，另一手掌重叠放在这只手背上，手掌根部横轴与胸骨长轴确保方向一致，手指无论是伸展还是交叉在一起，都不要接触胸壁。按压时肘关节伸直，依靠肩部和背部的力量垂直向下按压，使胸骨压低5~6cm，随后突然松弛，按压和放松的时间大致相等。放松时双手不要离开胸壁，按压频率100~120次/分。保持高质量的持续胸外按压质量，尽可能减少胸外按压的中断是提高生存率的重要环节。

胸外按压的并发症主要包括：肋骨骨折、心包积血或压塞、气胸、血胸、肺挫伤、肝脾撕裂伤和脂肪栓塞。应遵循正确的操作方法，尽量避免并发症发生。

（2）开通气道：保持呼吸道通畅是成功复苏的重要一步，可采用仰头抬颏法开放气道。方法是：术者将一手置于患者前额用力加压，使头后仰，另一手的食、中两指抬起下颏，使下颌尖、耳垂的连线与地面呈垂直状态，以通畅气道。应清除患者口中的异物和呕吐物，患者义齿松动应取下。

（3）人工呼吸：开放气道后，气管内插管是建立人工通气的最好方法。当时间或条件不允许时，口对口呼吸不失为一种快捷有效的通气方法。术者用置于患者前额的手的拇指与示指捏住患者鼻孔，吸一口气，用口唇把患者的口全罩住，然后缓慢吹气，每次吹气应持续1秒以上，确保呼吸时有胸廓起伏。单人及两人进行心肺复苏则可每30次胸外按压连续给予2次通气，交替进行。上述通气方式只是临时性抢救措施，应争取马上气管内插管，以人工气囊挤压或人工呼吸机进行辅助呼吸与输氧，纠正低氧血症。

3. 早期电除颤　心脏骤停时最常见的初始心律失常是心室颤动。终止室颤最有效的方法是电除颤。电除颤越早越好，提倡在初级心肺复苏中就应用电复律。一旦监视心律为室颤，应立即用单相波除颤器360J能量非同步除颤。

［经典例题3］

抢救由心室颤动引起的心脏骤停时，最有效的方法是

A. 非同步电击复律　　　　　　　　　　B. 口对口人工呼吸

C. 静脉注射利多卡因　　　　　　　　　D. 皮下注射肾上腺素

E. 植入心脏起搏器

［经典例题4］

对于电击无效的反复室颤或无脉性室速，应

A. 人工心脏起搏　　　　　　　　　　　B. 静脉注射肾上腺素

C. 静脉注射利多卡因　　　　　　　　　D. 心内注射利多卡因

E. 再次电复律

［参考答案］3. A；4. B

1. 心肺复苏的救治顺序　胸外按压→开放气道→人工呼吸。

2. 按压部位：胸部中央（胸骨下半部分——中下1/3交界处）。简易定位——两乳头连线与胸骨交叉点。按压方法：以掌根按压，垂直向下用力。按压幅度：使胸骨压低至少5cm。按压频率：至少100次/分。

3. 仰头抬颏法开放气道；每30次胸外按压连续给予2次通气，交替进行；每次吹气应持续1秒以上。

（二）高级心肺复苏

1. 高级气道管理，纠正低氧血症。气管插管，充分通气。机械呼吸，给予高浓度氧，充分纠正缺氧。

2. 药物治疗。

（1）室颤和无脉性室速的药物治疗：当至少进行了 1 次电击和 2 分钟的心肺复苏后室颤/无脉性室速仍然持续时，可给予 1mg 肾上腺素静脉推注，每隔 3~5 分钟重复一次，主要目的是增加心肺复苏期间的心肌血流并恢复自主循环。

（2）无脉性电活动和心室停搏的药物治疗：可给予 1mg 肾上腺素静脉推注，每隔 3~5 分钟重复一次。不推荐常规使用阿托品。

（三）综合的心脏骤停后治疗

包括恢复自主循环后优化心肺功能和重要器官灌注、转移/运输到重症监护病房、识别并治疗急性冠脉综合征、控制体温以促进神经功能恢复、预测、治疗和防止多器官功能衰竭。

1. 优化通气和氧合　逐渐调整通气频率使动脉二氧化碳分压达到 40~45mmHg，维持血氧饱和度≥94%。

2. 维持血流动力学稳定　可给予生理盐水或乳酸林格氏液、血管活性药物，保持收缩压≥90mmHg 或平均动脉压≥65mmHg。

3. 防治中枢神经系统损伤　脑复苏是心肺复苏最后成功的关键。复苏后的高代谢状态或其他原因引起的体温增高可导致脑组织氧供需关系的明显失衡，从而加重脑损伤。所以心搏骤停复苏后，应密切观察体温变化，积极采取低温治疗措施。

4. 识别并治疗急性冠脉综合征　尽快完成 12 导联心电图，评估心脏状况。

5. 纠正代谢紊乱　适度控制血糖，目标范围在 8~10mmol/L，维持血钾水平>3.5mmol/L。

第二章　心力衰竭

第一节　概　述

一、基本病因及诱因

1. 基本病因

(1)心肌收缩力减弱：冠心病(75岁以下心力衰竭患者的主要病因)、心肌炎和心肌病。

(2)后负荷(压力负荷)增加：高血压(体循环高压)、主动脉瓣狭窄(左心室)；肺高压(肺动脉高压)和肺动脉瓣狭窄(右心室)、肺心病等。在高龄老人中高血压也是心力衰竭一个重要的致病因素。

(3)前负荷(容量负荷)增加：二尖瓣反流、主动脉瓣反流等瓣膜反流性疾病、房间隔缺损、室间隔缺损等左向右分流的先心病和甲状腺功能亢进、动静脉瘘等代谢需求增加的疾病。

2. 诱因　感染、心律失常和治疗不当是心力衰竭最主要的诱因，其他还包括肺动脉栓塞、体力或精神负担过大、合并代谢需求增加的疾病(甲状腺功能亢进、动静脉瘘)等。

[经典例题1]

引起左室后负荷增高的主要因素是

A. 肺循环高压　　　　　　　　　　B. 体循环高压

C. 回心血量增加　　　　　　　　　D. 主动脉瓣关闭不全

E. 血细胞比容增大

[参考答案] 1. B

1. 前负荷　本质——血量；前负荷增大：本质——血量增大

(1)机体本身血量增多：甲亢；贫血。

(2)心脏异常结构引起血量增多：

①关闭不全(左心：主动脉瓣关闭不全、二尖瓣关闭不全；右心：肺动脉瓣关闭不全、三尖瓣关闭不全)；②先心病：间隔缺损(房间隔缺损、室间隔缺损)、动脉导管未闭。

2. 后负荷　本质——阻力

①血压增高(左心：高血压；右心：肺动脉高压)；②瓣膜狭窄(左心：主动脉瓣狭窄；右心：肺动脉瓣狭窄)。

3. 诱因　感染、心律失常和治疗不当是心力衰竭最主要的诱因。

二、病理生理

1. 心力衰竭的代偿

(1)心脏局部：心腔扩张、心肌肥厚和心率增加。

(2)全身：在心功能代偿过程中，Frank-Starling机制、心室重构和神经体液的激活发挥了重要作用。

2. 心室重构　导致心力衰竭发生发展的基本机制。

三、分类

1. 左心衰竭、右心衰竭和全心衰竭。

2. 急性心力衰竭和慢性心力衰竭。

3. 射血分数降低的心力衰竭和射血分数保留的心力衰竭。

4. 低排血量型心力衰竭和高排血量型心力衰竭。

四、心功能分级

1. Killip 分级　用于评估急性心肌梗死患者的心功能状态(关键词记忆：急性心梗+1/2肺野)。

表1-1　Killip 分级

Killip 分级	分级依据
I 级	无肺部啰音
II 级	肺部有啰音，但啰音的范围小于1/2肺野
III 级	肺部有啰音，且啰音的范围大于1/2肺野
IV 级	心源性休克

2. 纽约心脏病协会(NYHA)分级　适用于慢性单纯性左心衰、收缩性心力衰竭患者的心功能分级。

表1-2　NYHA 分级

分级	分级依据
I 级	体力活动不受限制。一般体力活动不引起气短、疲乏或心悸
II 级	体力活动轻度受限制。休息时无症状，一般体力活动引起气短、疲乏或心悸
III 级	体力活动明显受限制。休息时无症状，但小于一般体力活动(或家务活动)即可引起气短、疲乏或心悸
IV 级	患者不能从事任何体力活动。休息状态下也出现心衰的症状，任何体力活动后加重

3. 根据心衰发生发展阶段分级　可分成 A、B、C、D 四个阶段。

阶段 A：为"前心衰阶段"，包括心衰的高发危险人群，如高血压病、冠心病、糖尿病等患者，但目前尚无心脏的结构或功能异常，也无心衰的症状和(或)体征。

阶段 B：为"前临床心衰阶段"，患者无心力衰竭的症状和(或)体征，但已发展成结构性心脏病，如左心室肥厚、无症状性瓣膜性心脏病、既往有心肌梗死史等。这一阶段相当于无症状性心力衰竭，或 NYHA 心功能 I 级。

阶段 C：为"临床心衰阶段"，患者已有基础的结构性心脏病，以往或目前有心衰的症状和(或)体征，或目前虽无心力衰竭的症状和(或)体征，但以往曾因此治疗过。这一阶段包括 NYHA II、III 级和部分 IV 级心功能患者。

阶段 D：为"难治性终末期心衰阶段"，患者有进行性结构性心脏病，虽经积极的内科治疗，休息时仍有症状，且需要特殊干预(如等待心脏移植)，这一阶段患者预后极差。

[经典例题2]

Killip 分级，心功能 III 级指

A. 肺部有啰音，但啰音的范围小于1/2肺野　　B. 肺部有啰音，且啰音的范围大于1/2肺野(肺水肿)

C. 肺部可闻及散在的哮鸣音　　D. 血压<70/40mmHg

E. 未闻及肺部啰音和第三心音

[参考答案] 2.B

第二节　急性左心衰竭

急性心力衰竭是指由于急性心脏病变引起心排血量显著、急骤降低导致组织器官灌注不足和急性淤血综合征。

一、病因

①急性冠脉综合征(ACS)；②急性心肌梗死并发症、乳头肌断裂所致的急性二尖瓣反流、室间隔穿孔、心脏游离壁破裂和心脏压塞；③急性肺栓塞；④高血压急症；⑤心肌炎；⑥快速性心律失常和严重心动过缓/传导阻滞；⑦其他。

二、临床表现

最常见的临床表现为急性肺水肿，表现如下：突发极度的气急和焦虑；咯粉红色泡沫痰；大汗，皮肤冰冷，苍白，发绀(血压开始时有一过性升高，随后下降)；双肺可闻及干啰音、喘鸣音和细湿啰音；可闻及 S_3，奔马律。

三、诊断及严重程度分级

诊断流程同慢性，NT-proBNP<300pg/mL 或 BNP<30pg/mL，可基本排除急性心力衰竭的诊断。严重程度分级主要采用 Killip 分级和 Forrester 分级。

四、治疗

1. 患者取坐位，双腿下垂，以减少静脉回流。

2. 吸氧　立即高流量氧气吸入。在吸氧的同时使用抗泡沫剂使肺泡内的泡沫消失，增加气体交换面积。

3. 吗啡　吗啡 2.5～5mg 静脉缓注，不仅可以使患者镇静，减少躁动所带来的额外的心脏负担，同时也具有小血管舒张的功能而减轻心脏的负荷。必要时每间隔 15 分钟重复一次，共 2～3 次。老年患者可酌减剂量或改为肌内注射。伴有颅内出血、神志障碍、慢性肺功能不全者禁用。

4. 快速利尿　呋塞米 20～40mg 静脉注射，于 2 分钟内推完。除利尿作用外，本药还有静脉扩张作用，有利于肺水肿缓解。

5. 血管扩张剂

(1)硝普钠：从小剂量 10μg/min 开始，逐渐加至 50～250μg/min，疗程不宜超过 72 小时。

(2)硝酸甘油：可先以 10～20μg/min 开始，每 5 分钟增量 5～10μg/min，最大剂量 200μg/min。常见的副作用是低血压和头痛。

(3)人重组 BNP：奈西立肽，常见的副作用是低血压。

6. 正性肌力药

(1)毛花苷 C(西地兰)0.2～0.4mg 静脉注射，根据病情可重复使用多次，24 小时总量 1.0～1.6mg 静脉注射。

(2)多巴胺。

(3)磷酸二酯酶抑制剂：米力农。

(4)钙增敏剂：左西孟坦。

7. 非药物治疗　①通气；②主动脉内球囊反搏；③血液滤过；④心室辅助装置；⑤外科手术。

[经典例题 1]

改善急性左心衰竭症状最主要的药物是

A. 利尿剂

B. 洋地黄

C. 钙离子拮抗剂

D. β 肾上腺素能受体阻滞剂

E. 血管紧张素转换酶抑制剂

[参考答案] 1. A

第三节　慢性心力衰竭

一、临床表现

1. 低心输出量　①疲劳、无力、倦怠；②劳动耐量下降；③夜尿次数增多、少尿；④焦虑、头痛、失眠。

2. 左心衰竭　主要表现为肺淤血、肺水肿和心排量降低。

（1）症状：

①程度不同的呼吸困难：左心衰最早出现的是劳力性呼吸困难；夜间阵发性呼吸困难又称心源性哮喘，其发生与睡眠平卧血液重新分配使肺血流量增加，夜间迷走神经张力增加，小支气管收缩，横膈高位，肺活量减少等因素有关。为了减轻呼吸困难常采取的半坐位或坐位即端坐呼吸，不能平卧。左心衰呼吸困难最严重的形式是急性肺水肿。

②咳痰、咯血：咳白色浆液泡沫状痰、痰中带血丝；也可引起大咯血。

③乏力、疲倦、头晕、心慌；少尿及肾功能损害症状。

（2）体征：除基础心脏病固有体征外，患者一般均有心脏扩大、肺动脉瓣区第二心音亢进及舒张期奔马律。两肺部湿性啰音。

3. 右心衰竭　以体循环淤血的表现为主。右心衰由肺动脉高压所致，常见者有肺心病及二尖瓣狭窄晚期。

（1）症状：腹胀、食欲不振、恶心、呕吐等是右心衰常见的症状。继发于左心衰或单纯性的右心衰均可有劳力性呼吸困难的症状。

（2）体征：

①身体下垂部位水肿为其特征，常为对称性可凹陷性。右心衰竭时产生水肿的始动因素是毛细血管滤过压增高。胸腔积液多见于全心衰时，以双侧为多见，单侧则以右侧更为多见。

②肝、颈静脉回流征阳性是右心衰竭患者最常见的体征。

③颈静脉充盈和怒张是右心衰竭时最早出现的临床表现。

④肝脏肿大并常伴压痛。心源性肝硬化晚期可出现黄疸、肝功能受损及大量腹水。

⑤右心衰竭时如合并肺动脉高压可以有 P_2 亢进，如合并三尖瓣相对性关闭不全，可闻及胸骨左缘 3~4 肋间的收缩期杂音。

4. 全心衰竭　左、右心衰竭的临床表现同时存在，但夜间阵发性呼吸困难等肺淤血表现反较单纯性左心衰竭时减轻。

　　1. 左心衰　肺循环淤血（呼吸困难，咯血，肺底湿啰音）　①劳力性呼吸困难：左心衰竭最早出现的症状；②端坐呼吸；③夜间阵发性呼吸困难；④急性左心衰——肺水肿——粉红色泡沫样痰。
　　2. 右心衰　体循环淤血　①积液，水肿——位于低位；②颈静脉怒张——早期表现，具特征性。
　　3. 全心衰　陷阱考点——全心衰时呼吸困难反而减轻现象。

二、辅助检查

超声心动图是一种简单、安全的无创检查手段，应常规使用。BNP 测定有助于心衰诊断和预后判断，对未经治疗的患者，如 NT-proBNP<125pg/ml 或 BNP<35pg/ml，则可排除慢性心力衰竭的诊断。

三、并发症

1. 心律失常。

2. 电解质紊乱　低钠、低钾较常见。

3. 肝淤血，严重者可发生心源性肝硬化。

4. 血栓栓塞。

四、诊断和鉴别诊断

1. 诊断可分四步　①根据症状、体征和客观检查来判断是否为心力衰竭；②寻找心力衰竭的病因；③评价心力衰竭严重程度；④评价心力衰竭并发症。

2. 鉴别诊断

(1) 支气管哮喘：心源性哮喘应与支气管哮喘相鉴别。前者多见于老年人有高血压或慢性心瓣膜病史，后者多见于青少年有过敏史；前者发作时必须坐起，重症者肺部有干、湿性啰音，甚至咳粉红色泡沫痰，BNP 升高；后者发作时双肺可闻及典型哮鸣音，咳出白色黏痰后呼吸困难常可缓解。

(2) 心包积液：根据病史、心脏及周围血管体征进行鉴别，超声心动图检查可确诊。

(3) 肝硬化腹水伴下肢水肿：应与慢性右心衰竭相鉴别，除基础心脏病体征有助于鉴别外，非心源性肝硬化不会出现颈静脉怒张等上腔静脉回流受阻的体征。

五、治疗

1. 治疗原则和目的　治疗心力衰竭不能仅限于缓解症状，必须从长计议，采取综合治疗措施，并且达到以下目的：①提高运动耐量，改善生活质量；②阻止或延缓心室重塑，防止心肌损害进一步加重；③降低死亡率。

2. 治疗方法

(1) 一般治疗：①去除病因及诱因；②休息：避免体力过劳和精神刺激，但不宜长期卧床；③注意营养与饮食；④注意出入量(轻度心衰患者钠摄入控制在 2～3g/d，中重度心衰患者<2g/d，重度心衰患者考虑限制液体摄入<1.5～2L/d)；⑤监测体重。

(2) 药物治疗

①利尿剂

表 1-3　利尿剂

常用药物	袢利尿剂：呋塞米，起始剂量 20～40mg，常用剂量 40～240mg/d；噻嗪类利尿剂：氢氯噻嗪，常用剂量 12.5～100mg/d；保钾利尿剂：螺内酯，起始剂量 20～40mg，常用剂量 40～60mg/d
适应证	有呼吸困难和液体潴留的心力衰竭患者
禁忌证和慎用的情况	低钾血症(血钾<3.5mmol/L)，肾功能不全[血肌酐>221μmol/L 或 eGFR<30ml/(min·1.73m^2)]，低血压(收缩压<90mmHg)
不良反应	电解质紊乱；心律失常；低血压；氮质血症
应用要点	①通常从小剂量开始逐渐加量，体重每天减轻 0.5～1kg 为宜；②根据病情轻重选择利尿剂，轻、中度心力衰竭可选噻嗪类利尿剂；重度心力衰竭选用袢利尿剂；③根据治疗反应调整剂量；④间断使用：液体潴留纠正后可短期停用利尿剂，以避免利尿剂抵抗和电解质紊乱；⑤肾功能不全时应选择袢利尿剂，禁用保钾利尿剂；⑥注意水、电解质紊乱，特别是低钾、低镁和低钠血症

②洋地黄类药物

表 1-4　洋地黄类药物

适应证	应用 β 受体阻滞剂、ACEI(或 ARB)和醛固酮受体拮抗剂后仍有症状且 LVEF≤45% 的患者，也可用于心衰伴有快速心室率的心房颤动患者

不宜应用的情况	预激综合征合并心房颤动；二度或高度房室传导阻滞；病态窦房结综合征；单纯性舒张性心力衰竭如肥厚型心肌病；单纯性重度二尖瓣狭窄伴窦性心律而无右心衰竭的患者；急性心梗
常用药物	地高辛片 0.25mg/d
影响因素	老年人、心肌缺血缺氧或有急性病变(如急性心梗、肺心病)、重度心衰等情况,对洋地黄类药物较敏感,应予减量应用
与其他药物的相互作用	奎尼丁、普罗帕酮、维拉帕米、胺碘酮等与地高辛合用时,宜将地高辛剂量减半
洋地黄毒性反应	胃肠道反应;神经系统表现,如黄视或绿视;心脏毒性,心律失常
洋地黄中毒的治疗措施	包括立即停用洋地黄;出现快速性心律失常,如血钾浓度低则可静脉补钾,如血钾浓度正常则可应用苯妥英钠或利多卡因;一般禁用电复律,因易导致心室颤动。有传导阻滞及缓慢性心律失常者,可予阿托品静脉注射,此时异丙肾上腺素易诱发室性心律失常,不宜用异丙肾上腺素

③改善预后的药物

表 1-5　改善预后的药物

血管紧张素转换酶抑制剂(ACEI)或血管紧张素Ⅱ受体拮抗剂(ARB)	
适应证	所有心力衰竭和 EF<40%的患者
禁忌证和慎用的情况	妊娠妇女、血管性水肿、双侧肾动脉狭窄禁用;高钾血症(血钾>5mmol/L)、肾功能不全(血肌酐>221μmol/L 或 eGFR<30ml/(min·1.73m²)、低血压(收缩压<90mmHg)慎用
常用药物	卡托普利,初始用量 6.25mg tid,目标剂量 50mg tid
不良反应	低血压、肾功能恶化、高钾血症、咳嗽、血管性水肿 当 ACEI 不能耐受时可用 ARB 代替,常用药物:坎地沙坦,用量 4~32mg qd
β受体阻滞剂	
适应证	稳定的轻中度收缩性心力衰竭(LVEF<40%);重度心衰需在严密监护下使用
禁忌证和慎用的情况	支气管哮喘、二度或三度房室传导阻滞禁用;4 周内心衰恶化、心率<60 次/分、低血压(收缩压<90mmHg)慎用
常用药物	比索洛尔,初始剂量 1.25mg qd,目标剂量 10mg qd
不良反应	低血压、心衰恶化、心动过缓或传导阻滞
醛固酮受体拮抗剂(MRA)	
适应证	应用 ACEI 和 β受体阻滞剂治疗后仍有症状(NYHA Ⅱ~Ⅳ级)且 LVEF<35%的患者
禁忌证和慎用的情况	高钾血症(血钾>5mmol/L),肾功能不全(血肌酐>221μmol/L 或 eGFR<30ml/(min·1.73m²)患者慎用
常用药物	螺内酯,起始剂量 20mg qd,目标剂量 20~40mg qd
不良反应	肾功能恶化、高钾血症

3. 非药物治疗　①血运重建;②心脏再同步治疗(CRT);③置入型心脏复律除颤器(ICD);④心脏移植。

[经典例题 1]

女性,35 岁。患风湿性瓣膜病二尖瓣狭窄及关闭不全,10 天前气促,水肿症状加重,心率 120 次/分,心律绝对不规则,首选的治疗是

A. 静脉注射呋塞米　　　　　　　　B. 直流电同步电复律

C. 静脉滴注氨利酮　　　　　　　　D. 静脉滴注硝普钠

E. 静脉注射毛花苷 C

[经典例题 2]

下列不是使用洋地黄禁忌证的是

A. 一度房室传导阻滞伴心衰　　　　B. 二度或三度房室传导阻滞伴心衰

C. 预激综合征合并房颤　　　　　　D. 低钾血症引起的心律失常

E. 肥厚性梗阻型心肌病

[参考答案] 1. E；2. A

1. 洋地黄最佳适应证　心衰伴有快速心律失常。洋地黄剂型：口服——地高辛；静脉——西地兰(毛花苷丙)。

2. 洋地黄中毒表现　①心律失常：快速心律失常(最多见：室早)；缓慢心律失常；快速心律失常伴缓慢心律失常(最特异)；②胃肠道：食欲不振最早出现，继以恶心、呕吐；③中枢神经：黄、绿视，模糊，头痛、无力、视力模糊。

3. 洋地黄中毒诱因　低血钾(第一诱因)。

4. 洋地黄中毒处理　①停药；②快速时：先补钾，然后苯妥英钠、利多卡因；③缓慢时：阿托品。

5. 洋地黄禁忌　①洋地黄中毒时禁用；低血钾时；②预激综合征合并心房颤动；③二度或三度房室传导阻滞；病态窦房结综合征；④肥厚型心肌病；单纯性重度二尖瓣狭窄；⑤急性心肌梗死，尤其在最初 24 小时内。

第三章　心律失常

一、房性期前收缩

1. 常见病因　风湿性心脏病二尖瓣病变、冠心病、高血压、甲亢和低钾血症，也可见于健康人。

2. 心电图特点　①房性期前收缩的 P 波提前发生，与窦性 P 波形态不同；②P-R 间期>0.12s；③不完全性代偿间歇；④QRS 波群形态通常正常，较早发生的房性期前收缩有时亦可出现宽大畸形的 QRS 波群，称为室内差异性传导。

3. 治疗　房性期前收缩通常无须治疗。当有明显症状或因房性期前收缩触发室上性心动过速时，应给予治疗。吸烟、饮酒与咖啡均可诱发房性期前收缩，应劝导患者戒除或减量。治疗药物包括 β 受体阻滞剂、普罗帕酮等。

[经典例题 1]

男性，65 岁。近来心悸，心电图可见提前出现的正常 QRS 波群，其前 P 波形态与窦性 P 波略不相同，其后有不完全性代偿间歇，诊断为

A. 房性期前收缩　　　　　　　　　　　　B. 结性期前收缩

C. 室性期前收缩　　　　　　　　　　　　D. 二度Ⅰ型房室传导阻滞

E. 窦性心律不齐

[参考答案] 1. A

　　　心电图要注意区分——房早是不完全代偿间歇，室早是完全代偿间歇。

二、心房颤动

1. 常见病因　绝大多数房颤见于器质性心脏病患者，最常见的是风湿性心脏病二尖瓣狭窄，其次是冠心病和高血压，还可见于洋地黄中毒、特发性房颤等。

2. 心电图特点　①P 波消失，代之以 f 波（频率为 350~600 次/分，其大小、形态和振幅不同）；②心室律绝对不规则，未治疗时通常为 100~160 次/分。当发生完全性房室传导阻滞时，心室律可完全均齐；③QRS 波群形态正常。当发生室内差异性传导时，QRS 波群可宽大畸形。

3. 分类　可分为首诊房颤、阵发性房颤、持续性房颤、长期持续性房颤和永久性房颤五类。

4. 治疗　治疗原则为：转复窦律、维持窦律、减慢心室率和抗凝治疗。

(1)转复窦律：①发作 48 小时以内可以直接转复；发作 48 小时以上的房颤不能直接转，复律前应持续抗凝 3 周。用华法林使凝血酶原时间的国际标准化率（INR）到达 2~3，转复成功后再持续抗凝 4 周；②复律：药物转复可选用普罗帕酮、胺碘酮。有器质性心脏病者慎用普罗帕酮；③具有以下情况者，在应用肝素后可直接进行复律：血流动力学不稳定；血流动力学稳定但持续时间<48 小时或经食道超声未见心房血栓。

(2)维持窦律：可使用普罗帕酮、氟卡尼、伊布利特、多非利特、索他洛尔和胺碘酮等药物。

(3)减慢心室率：主要使用洋地黄类药物、非二氢吡啶类钙拮抗剂（维拉帕米、地尔硫䓬）和 β 受体阻滞剂。单药治疗心室率控制不满意时，洋地黄可与 β 受体阻滞剂或非二氢吡啶类钙拮抗剂合用。在房颤急

性期，心室率控制在 80~100 次/分。对于无器质性心脏病患者，心室率控制目标为<110 次/分。

（4）抗凝治疗：有卒中的主要危险因素（年龄≥75 岁和卒中/TIA/血栓栓塞病史）、次要危险因素（充血性心力衰竭/左室功能障碍、高血压、糖尿病、血管疾病、年龄 65~74 岁和女性），口服抗凝药首选华法林。以 INR 达到 2~3 为目标调整剂量，瓣膜置换术后的房颤患者 INR 应至少为 2.5，但对高龄患者适宜的 INR 为 1.6~2.5。无器质性心脏病，年龄<65 岁的孤立性房颤发生卒中的危险性很低，可能不需要预防性抗凝治疗。

[经典例题 2]

女性，38 岁。有心脏病史 4 年，最近感到心悸，听诊发现心率 100 次/分，律不齐，第一心音强弱不等，心尖部有舒张期隆隆样杂音。

（1）听诊的发现最可能的诊断是

A. 房性早搏　　　　　　　　　　　　B. 窦性心律不齐

C. 窦性心动过速　　　　　　　　　　D. 室性早搏

E. 心房颤动

（2）为明确心律失常的性质应首选下列哪种检查

A. X 线胸片　　　　　　　　　　　　B. 超声心动图

C. 嘱患者屏气后听诊　　　　　　　　D. 心电图检查

E. 嘱患者左侧卧位听诊

[参考答案] 2. E、D

1. 房颤临床表现核心特点　乱（心律绝对不齐，心音强弱不等）；短（脉搏短绌）。

2. 心电图核心特点　p 波消失变为 f 波；心律绝对不齐。

3. 治疗方案　方案 a：转复窦律（常用药物：胺碘酮、普罗帕酮）；方案 b：控制心室率（常用药物：洋地黄、钙拮抗剂：维拉帕米或地尔硫䓬、β 受体阻滞剂）+抗凝（华法林）。

4. 方案选择　决定转复或控制心室率最重要参照指标：时间 48h。a. 发病时间>48h 则选择方案 b（控制心室率+抗凝）；b. 发病时间<48h，则选择方案 a（转复窦律）。

5. 关于抗凝　药物（华法林）。注意监测 INR。一般情况 INR 达到 2~3 为目标。

三、阵发性室上性心动过速

1. 常见病因　患者通常无器质性心脏病表现，少数患者可由心脏疾病或药物等诱发，其主要发病机制为折返。

2. 心电图特点　①心率 150~250 次/分，节律规则；②QRS 波群形态与时限均正常，但发生室内差异性传导或原有束支传导阻滞时，QRS 波群形态异常；③P 波为逆行性（Ⅱ、Ⅲ、aVF 导联倒置），常埋藏于 QRS 波群内或位于其终末部分，P 波与 QRS 波群保持固定关系；④起始突然，通常由一个房性期前收缩触发，其下传的 PR 间期显著延长，随后引起心动过速发作。

3. 治疗　①可先尝试刺激迷走神经，包括颈动脉窦按摩、Valsalva 动作、诱导恶心、将面部浸于冰水内等措施；②药物选用腺苷或维拉帕米静脉缓慢注射；③毛花苷 C（西地兰）静脉注射对伴有心功能不全患者可作首选[注意：对于合并预激综合征的室上性心动过速（QRS 波增宽）患者应避免刺激迷走神经和使用西地兰及维拉帕米等药物]；④普罗帕酮静脉注射也能有效终止心动过速；⑤直流电复律，当患者出现严重的心绞痛、心肌缺血、低血压或心力衰竭时，应立即进行电复律；⑥射频消融治疗，具有安全、迅速、有效且能治愈心动过速的优点，对药物治疗无效者可选用，但具有以下情况者可首选：症状反复发作、症状发作时伴有血流动力学异常和不愿服用或不耐受抗心律失常药。

[经典例题3]

男性，18岁。既往健康，突发心悸1小时，心率180次/分，心律规整，无杂音，心界正常，首选措施

A. 甲氧胺静脉注射　　　　B. 刺激迷走神经方法

C. 毛花苷C静脉注射　　　　D. 普萘洛尔静脉注射

E. 维拉帕米静脉注射

[参考答案] 3.B

1. 通常无器质性心脏病，主要发病机制为折返。
2. 突然发作，突然中止，节律整齐。
3. 可先尝试刺激迷走神经：(颈动脉窦按摩，Valsalva动作，诱导恶心、将面部浸于冰水内)。
4. 根治　射频消融。

四、室性期前收缩

1. 常见病因　室性期前收缩常见于冠心病、风湿性心脏病与二尖瓣脱垂患者。

2. 心电图特点　室早(QRS波群宽大畸形，代偿完全)。

①提前发生的QRS波群，时限常超过0.12s，宽大畸形，ST段与T波的方向与QRS主波方向相反；②室性期前收缩与其前的窦性搏动之间期(称为配对间期)恒定；③室性期前收缩后出现完全性代偿间歇；④位于两个正常窦性心搏之间的期前收缩称间位性室性期前收缩；⑤室性期前收缩和前一个正常窦性激动的联律间期恒定。若不恒定，且长的两个异位搏动间的距离是最短的两个异位搏动间距离的整倍数时，诊断为室性并行心律。

3. 治疗

(1)无器质性心脏病：不必使用药物治疗。

(2)器质性心脏病患者：①室性期前收缩伴左心室收缩功能低下(LVEF<40%)：主要选用Ib类和Ⅲ类抗心律失常药物。常用的药物有利多卡因、美西律、胺碘酮和索他洛尔。对LVEF<30%者，不应使用索他洛尔。②室性期前收缩伴左心室收缩功能正常：可选用普罗帕酮、氟卡尼、索他洛尔、利多卡因、美西律、胺碘酮和β受体阻滞剂。

室早最重要特点：室性融合波。

五、阵发性室性心动过速

1. 常见病因　常见于器质性心脏病，其中以冠心病特别是急性心肌梗死发生率最高，也可见于心肌病、二尖瓣脱垂和心脏瓣膜病伴心力衰竭、电解质紊乱、药物中毒等。先天性长QT综合征、Brugada综合征、儿茶酚胺介导性室速、短QT综合征等遗传性疾病也常出现室性心动过速。

2. 心电图的特点　①3个或以上的室性期前收缩连续出现；②QRS宽大畸形，时间≥0.12s，有继发性ST-T改变，即ST-T波方向与QRS波群主波方向相反；③心室率通常为100~250次/分，心律规则，但亦可轻度不规则；④心房独立活动与QRS波群无固定关系，形成房室分离，偶尔个别或所有心室激动逆传夺获心房；⑤通常发作突然开始；⑥心室夺获与室性融合波：室速发作时少数室上性冲动可下传心室，产

生心室夺获，表现为在 P 波之后，提前发生一次正常的 QRS 波群。室性融合波的 QRS 波群形态介于窦性与异位心室搏动之间，其意义为部分夺获心室。

下列心电图表现支持室上性心动过速伴有室内差异性传导的诊断：①每次心动过速均由期前发生的 P 波开始；②QRS 波群至逆传 P 波的间期（RP 间期）≤0.10 秒；③心动过速的 QRS 波群形态，与心率大致相等的室上性冲动下传的 QRS 波群的形态相同；④P 波与 QRS 波群相关，通常呈 1：1 房室比率，亦可出现 2：1 或文氏型房室阻滞；⑤刺激迷走神经可减慢或终止心动过速；⑥QRS 波群时限<0.14s，右束支传导阻滞图形较常见，V_1 导联呈 rSR′（三相波）；⑦长-短周期序列（即在长 RR 间期后跟随短 RR 间期）后常易发生室内差异性传导。

下列心电图表现提示为室性心动过速：①室性融合波；②心室夺获；③房室分离，如心室搏动逆传，P 波与 QRS 波群相关，房室分离消失，可出现 1：1 室房传导或 2：1 室房传导阻滞；④QRS 波群时限>0.14 秒，电轴左偏；⑤QRS 波群形态，当表现为右束支传导阻滞时，具有以下的特征：V_1 导联呈单相或双相波（R>R′）；V_6 导联呈 rS 或 QS；亦可呈左束支传导阻滞型；⑥全部胸导联 QRS 波群主波方向呈同向性：即全部向上或向下。

3. 治疗　遵循的原则是：根据临床情况及室性心动过速分类（持续性、非持续性）的不同给予相应的治疗。治疗原则如下：①非器质性心脏病患者：非持续性室性心动过速如无晕厥及其他症状发作时无需治疗；持续性室性心动过速无论有无症状，均应积极治疗；②器质性心脏病患者：无论是持续性，还是非持续性均需治疗，终止发作，预防复发。

终止室性心动过速发作的治疗：①血流动力学不稳定的患者：出现低血压、休克、心绞痛、充血性心力衰竭以及脑低灌注的症状，应立即进行直流同步电转复或心室超速起搏治疗；如没有除颤器立即准备使用，可考虑拳击心前区，但其有效性有限，并且具有使心律恶化的风险。②血流动力学稳定的患者：可使用利多卡因、胺碘酮、普罗帕酮（心功能正常）、氟卡尼（心功能正常），或索他洛尔（LVEF>30%）。

[经典例题 4]

下列哪项有利于室性心动过速与室上性心动过速的鉴别

A. 心脏增大　　　　　　　　　　　　B. 心电图有心室夺获及室性融合波

C. 心室率 160 次/分　　　　　　　　D. 心电图 QRS 波宽大畸形

E. 过去发现室早

[参考答案] 4. B

室速核心特点：室性融合波；心室夺获；房室分离。

六、心室颤动

1. 常见病因　常见于缺血性心脏病，是致命性心律失常。

2. 心电图特点　室颤的波形、振幅与频率均极不规则，无法辨认 QRS 波群、ST 段与 T 波。

3. 治疗　立即抢救，除颤。室颤用直流电 360J 非同步电除颤。

关于电除颤的总结：①血流动力学不稳时用；②只有室颤用非同步；③室颤使用 360J 非同步电除颤。

七、房室传导阻滞

1. 常见病因　迷走神经张力增高、冠心病、高血压、心肌疾病、瓣膜病、先心病、药物和心脏损害，极少数可见于非心脏损害。

2. 心电图表现及治疗

（1）房室传导阻滞的心电图表现。

表1-6　房室传导阻滞

一度房室传导阻滞	每个心房冲动都能传导至心室，但PR间期延长，超过0.20s。窦性P波规律出现，每个窦性P波后均有QRS波
二度房室传导阻滞	二度Ⅰ型房室传导阻滞：表现为PR间期进行性延长、直至一个P波受阻不能下传心室，相邻RR间期进行性缩短，包含受阻P波在内的RR间期小于正常窦性PP间期的2倍。（特点提示：进行性延长）
	二度Ⅱ型房室传导阻滞：心房冲动传导突然阻滞，窦性P波规律出现，间歇性P波后QRS波脱漏，PR间期恒定不变。下传搏动的PR间期正常或延长。（特点提示：传导突然阻滞）
三度（完全性）房室传导阻滞	此时全部心房冲动均不能传导至心室。其特征为：①心房与心室活动各自独立、互不相关；②P波频率快于QRS波频率；③心室起搏点在阻滞部位下方，QRS可正常或畸形。（特点提示：各自独立）

（2）三度房室传导阻滞的治疗：阿托品（0.5~2.0mg，静脉注射）可提高房室传导阻滞的心率，适用于阻滞位于房室结的患者。异丙肾上腺素（1~4μg/min，静脉滴注）适用于任何部位的房室传导阻滞，但应用于急性心肌梗死时应十分慎重，因可能导致严重室性心律失常。以上药物使用超过数天，往往效果不佳，且易发生严重的不良反应，仅适用于无心脏起搏条件的应急情况。因此，对于症状明显、心室率缓慢者，应及早给予临时性或永久性心脏起搏治疗。

有下列情况者需行永久性起搏器治疗：①出现症状性心动过缓或继发室性心律失常；②必须使用导致心动过缓的药物；③心室停搏≥3秒（房颤时心室停搏≥5秒），或清醒时逸搏心率≤40次/分，或逸搏心律起搏点在房室结以下；④射频消融或心脏手术等导致的不可逆者。

1. 一度房室传导阻滞　PR间期延长，但不会出现P波受阻不能下传心室的情况。

2. 二度Ⅰ型房室阻滞　PR间期进行性延长，直至出现P波受阻不能下传心室。

3. 二度Ⅱ型房室阻滞　PR间期起初正常，但突然出现心房冲动传导中断。

4. 三度房室传导阻滞　房室传导完全中断。

第四章　风湿性心脏瓣膜病

风湿性心脏瓣膜病是由于炎症、黏液样变性、退行性改变、先天性畸形、缺血性坏死、创伤等原因引起的单个或多个瓣膜结构(包括瓣叶、瓣环、腱索或乳头肌)的功能或结构异常,导致瓣口狭窄及(或)关闭不全。

第一节　二尖瓣狭窄和主动脉瓣狭窄

一、二尖瓣狭窄

(一)临床表现

1. 症状　正常二尖瓣口面积约 4~6cm^2,轻度狭窄,瓣口面积 1.5~2.0cm^2;中度狭窄,瓣口面积 1.0~1.5cm^2;重度狭窄,瓣口面积<1.0cm^2。瓣口面积<1.5cm^{2}时就有血流动力学障碍,引起明显的症状。

(1)呼吸困难:为最常见的早期症状。二尖瓣狭窄致左房压增高,肺淤血,多先有劳力性呼吸困难,随狭窄加重,出现静息性呼吸困难、端坐呼吸和阵发性夜间呼吸困难,甚至发生急性肺水肿。

(2)咯血:①突然咯大量鲜血,通常见于严重二尖瓣狭窄,可为首发症状,由于支气管静脉同时回流入体循环静脉和肺静脉,当肺静脉压突然上升时,可致黏膜下已淤血扩大而壁薄的支气管静脉破裂出血;②阵发性夜间呼吸困难或咳嗽时的血性痰或带血丝痰;③急性肺水肿时咳大量粉红色泡沫状痰;④肺梗死伴咯血。

(3)咳嗽:支气管黏膜淤血水肿及左房扩大压迫左主支气管所致。

(4)声嘶:扩大的左心房和肺动脉压迫左喉返神经所致。

2. 体征

(1)心脏体征:①触诊心尖部舒张期震颤;②叩诊心界扩大,心腰部膨出,呈梨形(左房增大);③听诊心尖区较局限的隆隆样舒张中晚期杂音,左侧卧位,用力呼气时更清晰。其次,可听到第一心音亢进、开瓣音、第二心音的肺动脉瓣成分亢进。严重肺动脉高时,可在胸骨左缘第 2 肋间闻及舒张早中期杂音即 Graham-Steell 杂音。

(2)全身体征:①重度二尖瓣狭窄常有二尖瓣面容,双颧绀红;②右心功能不全体征:颈静脉怒张、肝大、肝颈静脉反流征阳性,下肢浮肿。

[经典例题 1]

风湿性心脏病二尖瓣狭窄患者,早期呼吸困难常表现为

A. 心源性哮喘　　　　　　　　　　B. 急性肺水肿

C. 端坐呼吸　　　　　　　　　　　D. 劳力性呼吸困难

E. 夜间阵发性呼吸困难

[参考答案] 1. D

(二)治疗原则

1. 一般治疗　①预防风湿热复发;②预防感染性心内膜炎;③无症状者避免剧烈体力活动;④存在肺淤血时应减少体力活动,限制钠盐摄入,可间断口服利尿剂;⑤避免可能诱发急性肺水肿的因素(如贫血、急性感染)。

2. 并发症的处理

（1）房颤：总体原则与一般房颤相似，包括：①复律和维持窦律；②有效控制心室率；③抗凝治疗。需要注意的是，对于血流动力学稳定的房颤患者，瓣膜病变治疗前不予复律，可在瓣膜手术中或介入成功后复律，前者包括手术消融、术中电复律等，后者包括药物复律、射频消融等。左房增大是二尖瓣狭窄常见病生理改变，影响窦性心律维持，因此，左房内径>60mm者瓣膜病变治疗后仍不予复律。

（2）预防体循环栓塞：对于以下二尖瓣狭窄患者应实施抗凝治疗，预防体循环栓塞：合并各类（阵发、持续或永久）房颤、既往有栓塞史（即使为窦律者）或合并左心房血栓、左房增大。

3. 经皮球囊瓣膜成形　主要用于瓣膜无明显钙化，弹性尚可，且左心房无血栓的单纯二尖瓣狭窄。

（1）适应证：中、重度二尖瓣狭窄且无成形术禁忌证的患者，伴有以下情况之一应考虑成形术：①有二尖瓣狭窄相关症状且不适合手术；②虽无症状，但伴高血栓栓塞风险（既往栓塞史，近期或阵发性房颤）和（或）高危血流动力学失调风险（静息肺动脉收缩压>50mmHg，或需接受非心脏大手术，或要求妊娠）。

（2）禁忌证：①轻度二尖瓣狭窄；②左心房血栓形成；③伴中、重度二尖瓣关闭不全；④严重瓣膜钙化；⑤同时伴有其他瓣膜的严重病变；⑥伴冠心病需要搭桥手术；⑦存在不适合成形术的临床因素，如老年、心功能Ⅳ级（NYHA分级）、严重肺动脉高压、永久性房颤及既往瓣膜成形术史。

4. 外科治疗　主要为二尖瓣瓣膜修补术和置换术。

适应证：有症状的NYHA心功能Ⅲ～Ⅳ级的中、重度二尖瓣狭窄患者如存在下列情况之一，应考虑外科治疗：①合并中、重度二尖瓣关闭不全；②尽管抗凝治疗，但仍有左心房血栓形成；③瓣膜改变不适合行成形术；④无法开展经皮球囊瓣膜成形术。

二、主动脉瓣狭窄

（一）临床表现

1. 症状　出现较晚。呼吸困难、心绞痛和晕厥为典型主动脉瓣狭窄常见的三联征。

（1）呼吸困难：主要为劳力性呼吸困难为晚期肺淤血引起的常见首发症状，进而可发生阵发性夜间呼吸困难、端坐呼吸和急性肺水肿。

（2）心绞痛：常由运动诱发，休息后缓解。主要由心肌缺血所致，极少数可由瓣膜的钙质栓塞冠状动脉引起。

（3）晕厥或接近晕厥：常发生于运动或用力时，由脑缺血引起，其原因为：①运动时周围血管扩张，而主动脉瓣狭窄限制心排量同步地增加；②运动加重心肌缺血，导致心排量降低；③运动时左心室压力的上升激活心室内压力感受器，反射性降低周围血管阻力；④体静脉回流减少；⑤休息时晕厥可由于心律失常导致。

2. 体征

（1）听诊：最主要的体征是主动脉瓣区收缩期喷射样杂音，杂音先增强后减弱，向颈部传导，杂音的响度随心排出量的大小而异。当心率增加或心排出量减少时，杂音减轻；吸入亚硝酸异戊酯和期外收缩后杂音增强。主动脉瓣狭窄患者的收缩期杂音通常在主动脉瓣区听诊最清楚，老年患者的杂音也可能在心尖部最清楚。左心室收缩压极度升高时，偶可引起二尖瓣关闭不全，产生相应杂音。窦性心律的主动脉瓣狭窄患者有较大跨瓣压力阶差时，心尖部可闻及收缩期S_4。S_2消失或轻度分裂。

（2）其他：心尖搏动位置正常，抬举样，心力衰竭时，心界扩大，伴相应左心衰体征。

［经典例题2］

最可能发生晕厥的心脏瓣膜病是

A. 二尖瓣关闭不全　　　　　　　　B. 主动脉瓣关闭不全

C. 二尖瓣狭窄　　　　　　　　　　D. 主动脉瓣狭窄

E. 肺动脉瓣狭窄

［参考答案］2. D

(二)治疗原则

1. 内科治疗　可根据患者狭窄的程度，适当限制体力活动。轻度主动脉瓣狭窄无症状患者的体力活动不受限制；中度、重度主动脉瓣狭窄患者应避免参加竞技性运动。教育患者预防感染性心内膜炎。定期随访做超声心动图检查，以确定狭窄、左心室肥厚等的进展情况。无症状主动脉瓣狭窄患者的随访：严重主动脉瓣狭窄每年一次；中度主动脉瓣狭窄1~2年一次；轻度主动脉瓣狭窄每3~5年一次。

对无症状患者一般不主张药物治疗，一旦出现症状建议手术。对于出现心衰表现的正在等待或不适合手术/经导管主动脉瓣置换术的患者可用利尿剂、ACEI/ARB治疗，慎用硝酸酯类药物治疗心绞痛。伴有高血压者应用降压药物需谨慎，以防止出现致命性低血压。房颤的患者需抗凝，并尽可能转复并维持窦性心律。不推荐他汀药物治疗。

2. 外科治疗　重度主动脉瓣狭窄患者伴以下情况之一者推荐主动脉瓣置换手术：①有主动脉瓣狭窄相关症状；②无症状，但符合以下条件之一者：LVEF<50%并排除其他原因所致；或运动试验显示与主动脉瓣狭窄明确相关的症状或出现血压下降；或为极重度主动脉瓣狭窄(跨瓣峰流速>5.5m/s)；或伴严重瓣膜钙化且跨瓣流速峰值增加≥0.3m/(s·年)；③中、重度主动脉瓣狭窄并需接受灌装动脉搭桥、升主动脉或其他瓣膜手术。

3. 介入治疗　球囊瓣膜成形术球、经导管主动脉瓣置换术。

[经典例题 3]

女性，60岁。发现主动脉瓣狭窄10年，快走时心前区憋闷3年，心电图示左心室肥厚，该患者治疗宜首选

A. 冠状动脉搭桥术　　　　　　　　　　B. 主动脉瓣修补术

C. 主动脉瓣瓣膜置换术　　　　　　　　D. 主动脉瓣球囊成形术

E. 心脏移植

[参考答案] 3. C

1. 主动脉瓣狭窄内科用药要小心：扩血管药物、硝酸酯类药物、降压药物要慎用。
2. 主动脉瓣狭窄外科治疗以主动脉瓣置换术为主。

第二节　二尖瓣关闭不全和主动脉瓣关闭不全

一、二尖瓣关闭不全

(一)临床表现

1. 症状

(1)急性二尖瓣关闭不全，特别是重度腱索或乳头肌断裂时，由于左心房顺应性差，左心房压和肺血管阻力急剧增加，常表现为急性肺水肿。肺动脉压力明显增加时，可出现右心衰，表现为肝大、腹胀、水肿等。

(2)慢性进行性二尖瓣关闭不全：轻度慢性二尖瓣关闭不全患者可终身无症状，至疾病晚期，才出现临床症状，表现为容易疲劳、软弱无力、心悸、劳累后气急，以及夜间阵发性呼吸困难。

2. 体征

(1)视诊：心尖搏动向左下移位(本质：左室增大)。

(2)触诊：抬举样心尖搏动，收缩期震颤。

(3)叩诊：心浊音区向左下扩大。

(4)听诊：①心音：S_1减弱；②杂音：心尖区吹风样全收缩杂音，向左腋下或左肩胛下区传导，后叶异常时主要向心底部传导。

(二)治疗原则

1. 内科治疗　主要用于代偿的慢性二尖瓣关闭不全，以及对症治疗。

(1)病因治疗：如果是感染性心内膜炎或心肌病变导致的二尖瓣关闭不全，可直接治疗病因。

(2)血管扩张剂：可减轻前负荷，降低反流分数，常用血管紧张素转换酶抑制剂。

(3)其他：如果有房颤可用洋地黄药物和抗凝剂治疗。明显心衰时可用利尿剂。

(4)二尖瓣脱垂的治疗：①不需要常规预防心内膜炎；②有心律失常表现者可能需要电生理检查明确心律失常类型和(或)射频消融；③戒烟、戒酒、不饮用咖啡。

2. 外科治疗　目前二尖瓣关闭不全的主要治疗方法是二尖瓣外科手术，包括瓣膜置换和二尖瓣修补。

(1)适应证：急性重度二尖瓣关闭不全应考虑外科手术。另外，慢性重度二尖瓣关闭不全患者如伴有以下情况之一也应考虑外科手术：①有二尖瓣反流症状且无左心室功能不全(LVEF>30%且左心室收缩末内径<55mm)；②无症状但伴有以下情况之一：左心室功能不全(左室收缩末内径≥45mm和/或LVEF≤60%)，或新出现的房颤，或伴肺动脉高压(静息态肺动脉收缩压>50mmHg)，或连枷状瓣叶伴左心室收缩末内径≥40mm。

(2)禁忌证：轻、中度二尖瓣关闭不全。

二、主动脉瓣关闭不全

(一)临床表现

1. 症状

(1)急性主动脉瓣关闭不全患者主要是急性肺淤血的临床表现，从呼吸困难到急性肺水肿因反流程度而异。常有明显的心悸。

(2)慢性主动脉瓣关闭不全：早期可无症状，中度以上有心悸、头颈部搏动感、心绞痛，晚期出现左心室衰竭。

①心悸：与每搏容量增加有关。在出现呼吸困难之前，心悸可能是唯一的症状。左侧卧位时尤其明显。

②心绞痛：可发生于冠状动脉正常的主动脉瓣反流患者。

③充血性心力衰竭：夜间阵发性呼吸困难可能是首发症状，也可出现劳力性呼吸困难和端坐呼吸。

④其他：少见的症状有大量出汗和周期性颈动脉疼痛和压痛。

2. 体征

(1)心脏体征：①视诊：心尖搏动向左下移位，呈抬举性；②叩诊：心浊音区向左下扩大，呈"靴形心"；③听诊：主动脉瓣关闭不全典型的杂音是舒张期吹风样递减型杂音，坐位前倾时于胸骨左缘最明显。主动脉瓣反流的血液可形成功能性二尖瓣狭窄，在心尖部可闻及柔和的舒张中期的 Austin-Flint 杂音，吸入亚硝酸异戊酯后可减轻。每搏心排出量增加导致主动脉瓣区闻及收缩期杂音。晚期可闻及 S_4 和 S_3 奔马律。

(2)周围血管征：慢性主动脉瓣关闭不全患者脉压增大，形成一系列周围血管征包括水冲脉、Musset征、颈动脉搏动明显、毛细血管搏动征、动脉枪击音及 Duroziez 征。

[经典例题1]

主动脉瓣关闭不全患者的周围血管征不包括

A. 枪击音

B. 脉短绌

C. 水冲脉

D. 甲床毛细血管搏动

E．Duroziez 双期杂音

[参考答案] 1. B

> 1．靴型心　心浊音区向左下扩大(左室扩大)。
>
> 2．Austin-Flint 杂音　主动脉瓣反流→功能性二尖瓣狭窄。
>
> 3．外周血管征　脉压增大造成。

(二)治疗原则

1．急性

(1)外科治疗：人工瓣膜置换术或主动脉瓣修复术为根本措施。

(2)内科治疗：一般仅为术前准备过渡措施。

2．慢性

(1)外科治疗：手术适应证：①有症状的主动脉瓣关闭不全患者；②静息左心室收缩功能不全(静息，LVEF≤50%)的无症状患者，或伴严重左室扩大；③需要冠状动脉搭桥术或主动脉等心脏瓣膜手术。

主动脉瓣关闭不全患者的外科治疗主要有以下方式：①瓣膜置换术；②瓣膜修补术；③主动脉根部置换术。

(2)内科治疗：心脏收缩功能正常，且无症状的轻中度主动脉瓣关闭不全患者，可在密切随访观察病情的情况下，给予内科治疗。主要措施为：①去除病因；②无症状的轻或中度关闭不全者，应限制重体力活动，并每年随访一次；③控制感染；④血管扩张剂。

第五章 感染性心内膜炎

本章主要介绍自体瓣膜亚急性感染性心内膜炎。

一、常见致病微生物

1. 链球菌和葡萄球菌各占自体瓣膜心内膜炎病原微生物的65%和25%。

2. 急性IE的病原菌主要为金黄色葡萄球菌，少数由肺炎球菌、淋球菌、A族链球菌和流感嗜血杆菌等引起。

3. 亚急性IE患者以草绿色链球菌最常见，其次为D族链球菌(牛链球菌、肠球菌)，表皮葡萄球菌和其他细菌较少见。

4. 真菌、立克次体和衣原体为自体瓣膜心内膜炎少见致病微生物。

[经典例题1]

急性感染性心内膜炎的主要致病菌是

A. 铜绿假单胞菌   B. 军团菌

C. 大肠埃希菌   D. 金黄色葡萄球菌

E. 草绿色链球菌

[参考答案] 1. D

二、临床表现

1. 发热　最常见的症状。亚急性者起病隐匿，全身不适等非特异性症状。可有弛张性低热，一般<39℃，午后和晚上高。急性者呈暴发性败血症过程，有高热寒战。

2. 心脏杂音　80%~85%的患者可闻及心脏杂音，可由基础心脏病和(或)心内膜炎导致瓣膜损害所致。急性者要比亚急性者更易出现杂音强度和性质的变化，或出现新的杂音(尤以主动脉瓣关闭不全多见)。

3. 周围体征　多为非特异性，已少见，可能由微血管炎或微栓塞所致。

表1-7　周围体征

体征	表现
瘀点	可出现于任何部位，以锁骨以上皮肤、口腔黏膜及睑结膜多见
指和趾	甲下线状出血
Roth斑	多见于亚急性，为视网膜的卵圆形出血斑块，中心呈白色
Osler结节	多见于亚急性者，指和趾垫出现豌豆大的红紫色痛性结节
Janeway损害	多见于急性，手掌和足底直径1~4mm的出血红斑

4. 动脉栓塞　由赘生物破碎或脱落引起，可以发生在身体任何部位，如脑、心脏、脾、肾、肠系膜、四肢。

5. 感染的非特异性症状

(1)脾肿大：见于病程>6周患者。急性者少见。

(2)贫血：亚急性者多见，主要因为感染对骨髓的抑制。

(3)杵状指和趾。

[经典例题 2]

下列哪项不是亚急性感染性心内膜炎的临床表现

A. 蝶形红斑　　　　　　　　　　B. 指甲下出血

C. Roth 斑　　　　　　　　　　　D. 杵状指

E. Osler 结

[参考答案] 2. A

三、并发症

1. 心脏　①心力衰竭，为最常见并发症；②心肌脓肿，常见于急性患者；③急性心肌梗死，大多由冠状动脉栓塞引起，以主动脉瓣感染时多见；④化脓性心包炎，主要发生于急性患者；⑤心肌炎。

2. 细菌性动脉瘤　占 3%～5%，多见于亚急性者。受累动脉依次为：近端主动脉(包括主动脉窦)、脑、内脏和四肢。

3. 转移性脓肿　多见于急性。

4. 神经系统　约 1/3 患者有神经系统受累的表现：①脑栓塞占其中 1/2，大脑中动脉及其分支最常受累；②脑细菌性动脉瘤；③脑出血；④中毒性脑病；⑤脑脓肿；⑥化脓性脑膜炎。后三种情况主要见于急性患者，尤其是金黄色葡萄球菌性心内膜炎。

5. 肾损害　①肾栓塞和肾梗死，在急性多见；②免疫复合物所致局灶性和弥漫性肾小球性肾炎，常见于亚急性，后者可致肾衰竭；③肾脓肿。

> 1. 急性 IE 最多见致病菌　金黄色葡萄球菌；亚急性 IE 最多见致病菌：草绿色链球菌。
>
> 2. 最核心的症状特点　发热+出现新的杂音(以主动脉瓣关闭不全杂音为主)。
>
> 3. 并发症　心衰最常见，同时要注意栓塞(细菌性栓子)风险。

四、实验室检查

1. 尿液检查　镜下血尿和轻度蛋白尿。

2. 血液检查　亚急性者正常色素型正常细胞性贫血常见，白细胞计数正常或轻度升高，分类计数轻度左移。急性者常有血白细胞计数增高和明显核左移。红细胞沉降率几乎均升高。

3. 血培养　是诊断菌血症和感染性心内膜炎的最重要方法。亚急性患者未经治疗的，应在第一日间隔 1 小时采血 1 次，共 3 次。如次日未见细菌生长，重复采血 3 次后，开始抗生素治疗。已用过抗生素者，停药 2～7 天后采血。急性患者应在入院后 3 小时内，每隔 1 小时 1 次，共取 3 个血标本后开始治疗。

[经典例题 3]

诊断感染性心内膜炎的最重要方法是

A. 血培养　　　　　　　　　　　B. 常规生化检查

C. 免疫学检查　　　　　　　　　D. 心电图检查

E. X 线检查

[参考答案] 3. A

五、超声心动图

经胸超声检查可诊断出 50% 的赘生物，经食管超声检查的敏感性高达 95% 以上，能探测出 <5mm 的赘生物。

六、诊断

表1-8 主要诊断标准

主要标准	血培养阳性(至少符合一项)	(1)两次不同时间血培养均为一致的典型 IE 致病微生物(草绿色链球菌、链球菌、金黄色葡萄球菌或获得性肠球菌)。 (2)多次血培养持续阳性,均为同一 IE 致病微生物:2 次血培养阳性,且至少间隔 12 小时以上;所有 3 次血培养均阳性,或至少 4 次的多数血培养阳性(第一次与最后一次抽血时间至少间隔 1 小时)。 (3)Q 热病原体 1 次血培养阳性或其 IgG 抗体滴度>1:800
	影像学阳性证据	(1)超声心动图的阳性发现(赘生物、脓肿、假性动脉瘤、心脏内瘘、瓣膜穿孔或动脉瘤、新发生的人工瓣膜部分破裂); (2)检测出人工瓣膜植入部位周围组织异常活性; (3)由心脏 CT 确定的瓣周病灶
次要标准		(1)易患因素:心脏本身存在易患因素,或注射吸毒者。 (2)发热,体温≥38℃。 (3)血管征象:(包括仅通过影像学发现的血管征象,)主要动脉栓塞,感染性肺梗死,细菌性动脉瘤,颅内出血,结膜出血,以及 Janeway 损害。 (4)免疫性征象:肾小球肾炎,Osler 结节,Roth 斑以及类风湿因子阳性。 (5)致病微生物感染证据:不符合主要标准的血培养阳性,或与 IE 一致的活动性致病微生物感染的血清学证据

七、治疗原则

1. 抗生素治疗　是最重要的治疗措施。用药原则为:①早期;②充分:杀菌性抗生素、大剂量、长疗程(4~6 周);③静脉用药为主;④病原微生物不明时,急性者选用针对金黄色葡萄球菌、链球菌和革兰阴性杆菌均有效的广谱抗生素,亚急性者选用针对大多数链球菌(包括肠球菌)的抗生素;⑤已分离出病原微生物时,应根据致病微生物对药物的敏感程度选择抗微生物药物。

(1)经验性治疗:在病原菌尚未培养出时,急性者采用萘夫西林加氨苄西林,或加庆大霉素。亚急性者按常见的致病菌链球菌的用药方案以青霉素为主或加庆大霉素。

(2)已知致病微生物的治疗:

1)对青霉素敏感的细菌(MIC<0.1μg/ml):草绿色链球菌、牛链球菌、肺炎球菌等多属此类。首选青霉素,至少用药 4 周。

2)对青霉素耐药的链球菌(MIC>0.1μg/ml,>0.5μg/ml):青霉素 4 周,加庆大霉素 2 周;万古霉素疗程 4 周。

3)肠球菌心内膜炎:青霉素加庆大霉素。

4)金黄色葡萄球菌和表皮葡萄球菌(甲氧西林敏感):萘夫西林或苯唑西林 4~6 周,治疗初始 3~5 天加用庆大霉素。

5)金黄色葡萄球菌和表皮葡萄球菌(甲氧西林耐药):万古霉素治疗 4~6 周。

6)其他细菌:用青霉素、头孢菌素或万古霉素,加或不加氨基糖苷类,疗程 4~6 周。

7)真菌感染:用静脉滴注两性霉素 B,首日 1mg,之后每日递增 3~5mg,直至 25~30mg/d,总量 3~5g,应注意两性霉素的毒副作用。

2. 外科治疗

表1-9 外科人工瓣膜置换术适应证

心力衰竭	人工瓣膜功能严重受损(瓣周裂或瓣膜梗阻)致难治性肺水肿或心源性休克; 有瘘管连通心腔或心包致难治性肺水肿或休克; 人工瓣膜功能严重受损和持续性心力衰竭; 人工瓣膜严重瓣周裂但无心力衰竭

未控制的感染	局部难以控制的感染(脓肿、假性动脉瘤、进行性增大的赘生物); 真菌或多重耐药微生物引起的人工瓣膜心内膜炎; 持续发热及血培养阳性>7~10 天的人工瓣膜心内膜炎; 葡萄球菌或革兰阴性细菌引起的人工瓣膜心内膜炎
预防栓塞	合适抗生素治疗后仍反复发生栓塞的人工瓣膜心内膜炎; 大赘生物(>10mm)以及伴有并发症(心力衰竭、持续感染、脓肿)的人工瓣膜心内膜炎; 孤立巨大赘生物(>15mm)的感染性心内膜炎

[经典例题 4]

治疗亚急性感染性心内膜炎应用抗生素的原则不正确的是

A. 静脉给药方式

B. 分离出病原微生物后开始治疗

C. 早期治疗

D. 应用杀菌抗生素

E. 疗程要长,约 4~6 周

[参考答案] 4. B

八、预防

对有 IE 不良转归高危因素的患者进行高位风险操作时,应有限制地预防性使用抗生素。

1. 口腔、上呼吸道手术或操作　预防用药应针对草绿色链球菌。

2. 泌尿、生殖和消化道手术或操作　预防用药针对肠球菌。

第六章　原发性高血压

一、概念和分类

原发性高血压是以血压升高为主要临床表现的综合征，通常简称为高血压。分为原发性和继发性。对于偶然血压超出正常范围者，宜定期重复测量以确诊。

高血压的诊断标准　目前，我国采用国际上统一的血压分类和标准，高血压定义为收缩压≥140mmHg和(或)舒张压≥90mmHg，根据血压升高水平，又进一步将高血压分为1、2、3级。当收缩压和舒张压分属于不同级别时，以较高的分级为准。标准适用于男、女性成人。

表 1-10　血压的定义和分类

类别	收缩压(mmHg)	舒张压(mmHg)
正常血压	<120	<80
正常高值	120~139	80~89
1级高血压(轻度)	140~159	90~99
2级高血压(中度)	160~179	100~109
3级高血压(重度)	≥180	≥110
单纯收缩期高血压	≥140	<90

二、临床表现

1. 症状和体征　大多数起病缓慢、渐进，一般缺乏特殊的临床表现。常见症状有头晕、头痛、颈项板紧、疲劳、心悸等。呈轻度持续性，在紧张或劳累后加重，不一定与血压水平有关。血压随季节、昼夜、情绪等因素有较大波动。冬季血压较高，夏季较低；血压有明显昼夜波动，一般夜间血压较低，清晨起床活动后血压迅速升高，形成清晨血压高峰。

高血压时一般体征较少，主要是出现并发症的表现。可有：①抬举性心尖区搏动，心尖搏动范围扩大以及心尖搏动向左下移位，提示左心室增大。心脏听诊可有主动脉瓣区第二心音亢进、收缩期杂音或收缩早期喀喇音；②少数患者在颈部或腹部可听到血管杂音，提示颈动脉狭窄、肾动脉狭窄等。

2. 恶性高血压　又称急进性高血压，病理上以肾小动脉纤维样坏死为突出特征。急进型高血压(早期)和恶性高血压(晚期)是同一个发病过程的不同阶段。

临床特点：①发病较急骤，多见于中、青年；②血压显著升高，舒张压持续≥130mmHg；③头痛，视力模糊，眼底出血，渗出和乳头水肿；④肾脏损害突出，表现为持续蛋白尿、血尿及管型尿，并可伴肾功能不全；⑤进展迅速，如不给予及时治疗，预后不佳，可死于肾衰竭、脑卒中或心力衰竭。

恶性高血压核心特点：舒张压持续≥130mmHg+肾脏、眼损伤(视乳头水肿)

三、诊断与鉴别诊断

高血压诊断主要根据诊所测量的血压值，测量安静休息坐位时上臂肱动脉部位血压，以在未用降压药物情况下3次以上非同日多次血压测定所得的平均值为依据。

一旦诊断高血压，需鉴别是原发性还是继发性。继发性高血压的常见疾病和病因包括原发性醛固酮增多症、肾血管性疾病、慢性肾脏疾病、嗜铬细胞瘤、库欣综合征(皮质醇增多症)等。睡眠呼吸暂停综合征、主动脉缩窄、长期糖皮质激素治疗、女性避孕药、甲状腺或甲状旁腺疾病、肾素瘤、生长激素瘤或泌乳素瘤也是继发性高血压常见病因。

1. 诊断性评估 用于危险分层标准一般包括 4 个内容：①血压升高水平；②是否有影响预后的各种心血管危险因素；③是否存在靶器官损害；④是否存在相关的临床并发症情况。

2. 高血压病的危险分层

表 1-11 高血压患者心血管危险分层标准

危险因素和病史	血压(mmHg)水平		
	1 级	2 级	3 级
无其他危险因素	低危	中危	高危
1~2 个危险因素	中危	中危	很高危
≥3 个危险因素或靶器官损害	高危	高危	很高危
临床并发症或合并糖尿病	很高危	很高危	很高危

四、降压治疗目的与目标值

1. 降压治疗目的 减少高血压患者心、脑血管病的发生率和死亡率。

2. 血压控制目标值 原则上应将血压降到患者能最大耐受的水平。①一般主张血压控制目标值至少<140/90mmHg；②老年收缩期性高血压的血压控制目标值，收缩压 140~150mmHg，舒张压<90mmHg 但不低于 65~70mmHg。

五、主要降压药物的作用特点及副作用

1. 利尿剂 利尿药的主要副作用往往发生在大剂量时，因此现在推荐使用小剂量，以氢氯噻嗪为例，每天剂量不超过 25mg。

(1) 机制：利尿剂使细胞外液容量减低、心排出量降低，并能通过利钠作用使血压下降。

(2) 适用范围：轻、中度高血压、尤其适用于盐敏感性高血压、合并肥胖、更年期女性、老年人高血压、单纯性收缩期高血压和心力衰竭伴高血压的治疗，也是难治性高血压的基础药物之一。

(3) 分类特点：有噻嗪类、袢利尿剂和保钾利尿剂三类。①噻嗪类：应用最普遍，但长期应用可引起血钾降低及血糖、血尿酸、血胆固醇增高，糖尿病及高脂血症患者宜慎用，痛风患者禁用；②保钾利尿剂：可引起高血钾，不宜与 ACEI 合用，肾功能不全者禁用；③袢利尿剂：利尿迅速，肾功能不全者应用较多，但过度作用可致低血钾、低血压。

另有制剂吲达帕胺，同时具有利尿及血管扩张作用，能有效降压而较少引起低血钾。

表 1-12 利尿剂一览表

分类	代表药物	药物特点
噻嗪类	氢氯噻嗪 氯噻酮	①使用最多；②起效平稳，持续时间较长，适于心衰及老年人；③低血钾症；④影响血脂、血糖、血尿酸代谢；⑤痛风患者禁用
袢利尿剂	呋塞米	低血钾症
保钾利尿剂	螺内酯/安体舒通、氨苯蝶啶	①高血钾不宜与 ACEI、ARB 合用；②肾功能不全者禁用

2. β 受体阻滞剂

(1) 机制：降压作用可能通过抑制中枢和周围的 RAAS，以及血流动力学自动调节机制。

(2) 适用范围：适用于各种不同严重程度高血压，尤其是心率较快的中、青年患者或合并心绞痛、心梗或快速心律失常的患者，对老年人高血压疗效相对较差。

(3) 注意事项：①心动过缓：病态窦房结综合征、房室传导阻滞患者禁用；②虽然糖尿病不是 β 受体阻断药的禁忌证，但该类药物能增加胰岛素抵抗，还可能掩盖和延长降血糖治疗过程中的低血糖症，使用时应加以注意；③急性心力衰竭禁用；④支气管哮喘及外周血管病禁用。

3. 钙通道阻滞剂(CCB)

（1）机制：降压作用主要通过阻滞细胞外钙离子（Ca^{2+}）经电压依赖 L 型钙通道进入血管平滑肌细胞内，减弱兴奋-收缩耦联，降低阻力血管收缩反应性。钙通道阻滞剂还能减轻血管紧张素 Ⅱ 和 α_1 肾上腺素能受体的缩血管效应，减少肾小管对 Na^+ 的重吸收。

（2）分类：钙通道阻滞剂分为二氢吡啶类和非二氢吡啶类，前者以硝苯地平为代表，后者有维拉帕米和地尔硫䓬。钙通道阻滞剂又可分为短效和长效。长效钙通道阻滞剂包括长半衰期药物，例如氨氯地平；脂溶性膜控型药物，例如拉西地平和乐卡地平；缓释或控释制剂，例如非洛地平缓释片、硝苯地平控释片。

（3）降压特点：①钙通道阻滞剂降压起效迅速而强效，降压疗效和降压幅度相对较强，剂量与疗效呈正相关关系，疗效的个体差异性较小，与其他类型降血压药物联合治疗能明显增强降压作用；②除心力衰竭外，钙通道阻滞剂较少有治疗禁忌证，对血脂、血糖等代谢无明显影响；③老年患者有较好的降压疗效；适用于变异性心绞痛（冠脉痉挛），高钠摄入不影响降压疗效；非甾体抗炎药不干扰降压作用；在嗜酒的患者也有显著降压作用；可用于合并糖尿病、冠心病或外周血管病患者；长期治疗时还具有抗动脉粥样硬化作用；④主要缺点是开始治疗阶段有反射性交感活性增强，尤其使用短效制剂时引起心率增快、面部潮红、头痛、下肢水肿等。非二氢吡啶类抑制心肌收缩及自律性和传导性，不宜在心力衰竭、窦房结功能低下或心脏传导阻滞患者中应用。

4. 血管紧张素转换酶抑制剂（ACEI）

（1）机制：降压作用主要通过抑制周围和组织的 ACE，使血管紧张素 Ⅱ 生成减少，同时抑制激肽酶使缓激肽降解减少。

（2）优点及适应证：改善胰岛素抵抗和减少尿蛋白的作用，特别适用于伴有心力衰竭、心肌梗死、糖耐量减低或糖尿病肾病的高血压患者。

（3）不良反应：主要是刺激性干咳和血管性水肿。干咳发生与体内缓激肽增多有关。高钾血症、妊娠妇女和双侧肾动脉狭窄患者禁用。血肌酐超过 $265\mu mol/L$（$3mg/dl$）的患者使用时需谨慎。

5. 血管紧张素 Ⅱ 受体阻滞剂（ARB）　降压作用主要通过阻滞组织的血管紧张素 Ⅱ 受体亚型 AT_1，更充分有效地阻断血管紧张素 Ⅱ 的水钠潴留、血管收缩与组织重构作用。不引起刺激性干咳。ARB 在治疗对象和禁忌证方面与 ACEI 相同。

[经典例题 1]

男性，61 岁。患有高血压，同时伴有 2 型糖尿病，尿蛋白（+），选择最佳降压药物为

A. α 受体阻滞剂　　　　　　　　　　　B. β 受体阻滞剂

C. 利尿剂　　　　　　　　　　　　　　D. 钙拮抗剂

E. ACEI

[参考答案] 1. E

六、降压治疗方案

1. 大多数无并发症或合并症患者可以单独或者联合使用上述五类降压药，治疗应从小剂量开始，逐步递增剂量。现在认为，2 级高血压（≥160/100mmHg）患者在开始时就可以采用两种降血压药物联合治疗，处方联合或者固定剂量联合，有利于血压在相对较短时期内达到目标值。

2. 联合治疗　应该采用不同降压机制的药物。合理的降血压药联合治疗方案：利尿药与 β 受体阻断药；利尿药与 ACEI 或 ARB；二氢吡啶类钙通道阻滞剂与 β 受体阻断药；钙通道阻滞剂与 ACEI 或 ARB。三种降压药物联合治疗时必须包括利尿剂（有禁忌证除外）。

3. 高血压患者需要长期降压治疗，尤其是高危或很高危患者。当血压平稳控制 1~2 年后，可以根据需要逐渐减少剂量或药物品种，不宜随意停止治疗或更改治疗方案。中止治疗后高血压仍复发，长期服药治疗者突然停药可发生停药综合征。

表 1-13　β 受体阻滞剂概要

适应证	①心率较快中、青年患者； ②合并冠心病的高血压患者
注意事项	①心动过缓禁用；②虽然糖尿病不是使用 β 受体阻断药的禁忌证，但它增加胰岛素抵抗，还可能掩盖和延长降血糖治疗过程中的低血糖症，使用时应加以注意；③急性心力衰竭禁用；④支气管哮喘禁用；⑤外周血管病慎用；⑥病态窦房结综合征、房室传导阻滞禁用

表 1-14　钙通道阻滞剂概要

二氢吡啶 （地平）	优点：①迅速而强力，剂量与疗效呈正相关；②较少禁忌证，对代谢无影响；③适于老年人；④适用于变异心绞痛（冠脉痉挛）。 不良反应：①心率增快；②面部潮红、头痛、下肢水肿
非二氢吡啶 （维拉帕米） （地尔硫䓬）	使心率减慢（抗心律失常）

表 1-15　ACEI/ARB 重要考点汇总

药物	名称特点	适应证	副作用及注意事项
血管紧张素转换酶抑制剂 ACEI	普利	①心力衰竭；②心肌梗死后；③糖耐量减退；④糖尿病肾病	副作用：刺激性干咳、血管性水肿。 禁忌证：①高钾血症；②妊娠妇女；③双侧肾动脉狭窄；④血肌酐超过 $265\mu mol/L$（3mg/dl）（慎用）
血管紧张素 Ⅱ 受体阻滞剂	沙坦	①同上；②服 ACEI 咳嗽，不能耐受者	除咳嗽外，同上

第七章 冠状动脉性心脏病

第一节 概 述

冠状动脉性心脏病简称冠心病，是指由于冠状动脉结构或功能异常导致心肌缺血缺氧而发生的心脏疾病，也叫缺血性心脏病。

动脉粥样硬化是冠心病的最主要病因，因此动脉粥样硬化的主要危险因素也成为冠心病的主要危险因素。动脉粥样硬化的主要危险因素中，吸烟、高脂/高胆固醇饮食、脂代谢紊乱（高 LDL-C、低 HDL-C、高 TG、高 Lp(a)、高小而密 LDL）、高血压、糖尿病和糖耐量异常、缺乏体力活动、肥胖、高同型半胱氨酸血症属于具有有效干预措施的危险因素；年龄（男≥45 岁，女≥55 岁）、性别、遗传背景（早发动脉粥样硬化家族史，一级男性亲属发病时<55 岁，一级女性亲属发病时<65 岁）属于无干预措施的危险因素。

> 1. 高脂血症用药选择　高胆固醇血症——首选 HMG-CoA 还原酶抑制剂（他汀类）；高甘油三酯血症——苯氧芳酸衍生物（贝特类）。
> 2. 他汀类药物副作用　①肝损害（肝酶高于正常高限 3 倍停药）；②横纹肌损害（激酶 CPK 高于正常高限 10 倍停药）。

第二节 心绞痛

一、临床分类

根据发病的情况分可劳力性心绞痛、自发性心绞痛、混合性心绞痛。劳力性心绞痛又可分为初发型心绞痛（1 个月内新出现）、稳定型心绞痛（劳力性心绞痛发作性质在最近 3 个月内并无改变）、恶化型心绞痛（3 个月内症状加重，活动耐量降低，发作次数增加，程度加重，持续时间延长，含硝酸甘油量增多，症状缓解效果差）。自发性心绞痛包括静息型心绞痛（安静休息时发病）、卧位性心绞痛（平卧时发病）。混合性心绞痛具有劳力性心绞痛和自发性心绞痛的混合特点。临床上多为混合性。

临床上通常采用更简单的分类法，即将心绞痛分为稳定型心绞痛和不稳定型心绞痛两类。

稳定型心绞痛单指稳定型劳力性心绞痛。其他各种类型均属于不稳定型心绞痛，包括初发劳力性心绞痛、恶化劳力性心绞痛、自发性心绞痛、心肌梗死后心绞痛等临床情况。

有一种特殊类型的心绞痛，发作时伴有 ST 段抬高，症状缓解后 ST 段迅速回落到等电位线且心肌损伤标志物不增高，这种类型的心绞痛被称为变异型心绞痛，也属于不稳定型心绞痛。

二、临床表现

1. 症状　心绞痛以发作性胸痛为主要临床表现。

(1)部位：主要在胸骨体之后(最常见、最典型)，可波及心前区，有手掌大小范围，甚至横贯前胸，界限不很清楚。常放射至左肩、左臂内侧达无名指和小指，或至颈、咽或下颌部，或后背部。

(2)性质：压迫感、压榨样、紧缩性，偶伴恐惧、濒死感。

(3)诱因：劳力、情绪激动、饱餐、寒冷。

(4)持续时间：疼痛出现后常逐步加重，常在3~5分钟内消失。注意：时间过长或过短均不是心绞痛。可反复发作。

(5)缓解方式：一般在停止原来诱发症状的活动或舌下含用硝酸甘油，几分钟后可缓解。

2. 体征　心绞痛发作时常见心率增快、血压升高、表情焦虑、皮肤冷或出汗，有时出现第四心音。可有暂时性心尖部收缩期杂音，是乳头肌缺血以致功能失调引起二尖瓣关闭不全所致，第二心音可有逆分裂或出现交替脉。

三、心电图检查

是发现心肌缺血、诊断心绞痛最常用的检查方法。

(1)心绞痛发作时心电图：绝大多数患者可出现以R波为主的导联中，ST段压低或抬高，T波平坦或倒置，发作过后数分钟内逐渐恢复。在平时有T波持续倒置的患者，发作时可变为直立(所谓"假性正常化")。

(2)心电图负荷试验：最常用的是运动负荷试验，主要为分级活动平板或踏车，运动中出现典型心绞痛，心电图改变主要以ST段水平型或下斜型压低≥0.1mV持续2min为运动试验阳性标准。

(3)心电图连续监测：记录24小时动态心电图，可从中发现心电图ST-T改变和各种心律失常。

[经典例题1]

男性，48岁。发作性胸痛1个月，每次发作含硝酸甘油后缓解，考虑冠心病心绞痛。最常用的检查方法是

A. 动态心电图　　　　　　　　　B. 超声心动图

C. 心脏X线摄片　　　　　　　　D. 心电图运动负荷试验

E. 放射性核素检查

[参考答案] 1. D

1. 典型心肌缺血心电图表现　相邻2个以上导联ST段下斜型或水平型下移。

2. 负荷心电图　①最常用的非创伤性检查方法；②阳性标准：ST段水平或下斜型压低≥0.1mV持续2分钟。

3. 冠脉造影

(1)最准确的检查方法。

(2)结果判断：①管腔直径减少>70%重度狭窄。②50%~70%可以诊断冠心病。③<50%不能诊断冠心病。

四、诊断与鉴别诊断

1. 诊断　根据典型的发作特点和体征、含用硝酸甘油后缓解、结合年龄和存在冠心病危险因素，除外其他原因所致的心绞痛，一般即可建立诊断。心绞痛发作时心电图检查可见ST-T改变，症状消失后心电图ST-T改变亦逐渐恢复，支持心绞痛诊断。诊断有困难者可考虑行选择性冠状动脉造影。

2. 鉴别诊断　其他应与心绞痛鉴别的疾病包括：心肌炎、心包炎；气胸、胸膜炎、肺炎；食管炎、胃食管反流病、消化性溃疡、胃炎、胆道疾病；肋软骨炎、肋间神经炎、肌筋膜炎、带状疱疹；焦虑症、抑郁症、心脏神经官能症等神经精神因素所致症状等。

五、治疗

1. 一般治疗　包括健康饮食、适当运动等。

2. 药物治疗

(1)抗血小板：阿司匹林，每日 75～100mg。

(2)抗心绞痛：

1)解除发作诱因，吸氧，舌下含服硝酸甘油 0.5mg；

2)症状发作间期用药包括：①β 受体阻滞剂；②钙拮抗剂；③硝酸酯类。

(3)调节血脂：首选他汀类药物。

(4)控制血压：平稳、持续控制血压，一般患者降压治疗目标是血压不超过 140/90mmHg，合并充血性心力衰竭的患者不超过 130/80mmHg。首选 ACEI、ARB、β 受体阻滞剂和长效钙拮抗剂。

(5)控制血糖：目标是空腹血糖不超过 7mmol/L、餐后 2 小时血糖不超过 10mmol/L、糖化血红蛋白不超过 7.0%。

3. 血运重建治疗　包括介入治疗和旁路移植手术。

1. 阿司匹林、氯吡格雷　①抗血小板聚集；②注意出血风险。

2. β 受体阻滞剂　①适应证：冠心病合并高血压，冠心病合并心律失常。②禁忌证及不良反应：可能减慢心率；哮喘；严重心衰；影响糖脂代谢；外周血管病。

3. 硝酸甘油　①舌下含化或静脉；②注意低血压；③注意耐药性；④青光眼、肥厚性心肌病、主动脉瓣狭窄、右室心梗慎用。

4. 他汀类　调脂治疗，稳定斑块，抗炎。注意肝损害和肌损害。

第三节　急性心肌梗死

一、临床表现

1. 症状

(1)疼痛：是最先出现的症状，多发生于清晨，疼痛部位和性质与心绞痛相同，但诱因多不明显，且常发生于安静时，程度较重，持续时间较长，可达数小时或更长时间，休息和含用硝酸甘油片多不能缓解。患者常烦躁不安、出汗、恐惧或有濒死感，少数患者无疼痛，一开始即表现为休克或急性心力衰竭。部分患者疼痛位于上腹部。

(2)全身症状：有发热、出汗、全身乏力、心动过速、白细胞增高、血沉加快，一般在疼痛发生后 24～48 小时出现，程度与梗死范围常呈正相关。发热由坏死物质吸收所引起。体温一般在 38℃左右，很少超过 39℃，持续约 1 周。

(3)胃肠道症状：恶心、呕吐和上腹胀痛，多见于下壁心梗，与迷走神经受坏死心肌刺激和心排出量降低、组织灌流不足等有关。肠胀气亦不少见。重症者可发生呃逆。

(4)心律失常：见于 75%～95% 的患者，多发生在起病 1～2 周，而以 24h 内最多见。心律失常是急性心梗早期死亡的重要原因之一，各种心律失常中以室性心律失常最多，尤其是室性期前收缩。室速、室颤为致死性原因。前壁心肌梗死易发生室性心律失常，下壁心肌梗死易发生房室传导阻滞。前壁心肌梗死如发生房室传导阻滞则表明梗死范围广泛，情况严重。

（5）低血压和休克：主要是心源性，为心肌广泛（40%以上）坏死，心排血量急剧下降所致，预后差。低血压状态常因迷走神经张力过高或低血容量或右室梗死等因素所致，为良性的可逆过程。

（6）心力衰竭：主要是急性左心衰竭，可在起病最初几天内发生，或在疼痛、休克好转阶段出现，为梗死后心脏舒缩力显著减弱或不协调所致。出现呼吸困难、咳嗽、发绀、烦躁等症状，严重者可发生肺水肿，随后可发生颈静脉怒张、肝大、水肿等右心衰竭表现。右心室心肌梗死者可一开始即出现右心衰竭表现，伴血压下降。

2. 体征

（1）心脏体征：心脏轻～中度扩大，亦可为正常；心率多增快，心律不齐，少数也可减慢；心尖区第一心音减弱；可出现第四心音（心房性）奔马律，少数有第三心音（心室性）奔马律；并发症体征：①二尖瓣乳头肌功能失调或断裂，出现二尖瓣关闭不全，心尖部 Click 音；②反应性纤维性心包炎，AMI 后出现心包摩擦音；③室壁瘤：心尖抬举性搏动、收缩期冲击征；④室间隔穿孔：胸骨左缘下段，粗糙收缩期杂音。

（2）血压：除极早期血压可增高外，几乎所有患者都有血压降低。

（3）心律失常、休克或心力衰竭有关的其他体征。

①心梗胸痛特点：剧烈，时间长，无法缓解；②右室心梗容易血压低，下壁心梗容易心率慢；③前降支更容易堵塞，发生前壁前间壁心梗几率最大，对心功能影响最大；④下壁心梗容易出现胃肠道症状。

二、并发症

1. 乳头肌功能不全或断裂　总发生率可高达 50%，二尖瓣乳头肌因缺血、坏死等使收缩功能发生障碍，造成不同程度的二尖瓣脱垂并关闭不全，心尖区出现收缩中晚期喀喇音和吹风样收缩期杂音，第一心音可不减弱，可引起心力衰竭。腱索、乳头肌断裂听诊除了在心尖部闻及新出现的收缩期吹风样杂音外，还可能闻及短促、高调的鸟鸣样音，称为"海鸥鸣"。

2. 心脏破裂　少见，心梗后第 5~10 天是高峰，多为心室游离壁破裂，偶为心室间隔破裂。在胸骨左缘第 3~4 肋间出现响亮的收缩期杂音，常伴有震颤，可引起心力衰竭和休克而在数日内死亡。心脏破裂也可为亚急性，患者能存活数月。

3. 室壁膨胀瘤　或称室壁瘤，主要见于左心室，发生率 5%~20%，体格检查可见左侧心界扩大，心脏搏动范围较广，可有收缩期杂音。瘤内发生附壁血栓时，心音减弱。心电图 ST 段持续抬高。X 线、超声心动图等可见局部心缘突出，搏动减弱或有反常搏动。

4. 心肌梗死后综合征　发生率约 10%，于心肌梗死后数周至数月内出现，可反复发生，表现为心包炎、胸膜炎或肺炎，有发热、胸痛等症状，可能为机体对坏死物质的过敏反应。

5. 室间隔穿孔　听诊在胸骨左缘下段闻及粗糙的收缩期吹风样杂音。

6. 心源性休克　指由于大面积心肌梗死后，心脏泵功能衰竭导致的外周组织血液灌注不足且补液治疗无效。

[经典例题 1]

男性，58 岁。6 个月前急性心肌梗死，心电图 V_1~V_5 导联 ST 段持续抬高 3mm，近 3 个月偶于快跑时出现胸闷，持续 1 小时。体检：心界向左侧扩大，心尖搏动弥散。该患者最可能的诊断是

A. 梗死后心绞痛　　　　　　　　　　　　B. 急性心肌梗死

    C. 急性心包炎   D. 心室膨胀瘤

    E. 变异型心绞痛

    [参考答案] 1. D

心梗并发症重点强调：

1. 乳头肌功能失调或断裂   ①最常见并发症；②出现二尖瓣脱垂并关闭不全。表现为心尖部收缩期喀喇音或心尖部收缩期杂音+左心衰加重。

2. 心脏破裂   左室游离壁最多见。

3. 室间隔穿孔   心前区(胸骨左缘3~4肋间)出现收缩期杂音+心衰加重。

4. 心室壁瘤   大弱抬。大(左侧心界扩大)，弱(心尖搏动范围弥散，心音减弱)，抬(心电图ST段持续抬高)。

5. 心梗后综合征   心包炎、胸膜炎或肺炎+发热+白细胞增多和血沉增快。

三、心电图及心肌损伤标志物变化

1. 心电图   ST段抬高型心肌梗死者心电图表现特点为：

(1)特征性改变：①ST段抬高呈弓背向上型；②宽而深的Q波(病理性Q波)；③T波倒置。

(2)动态性改变：①起病数小时内，可无异常高大两肢不对称的T波；②数小时后，ST段明显抬高。数小时~2d内出现病理性Q波，同时R波减低，为急性期改变。Q波在3~4d内稳定不变，以后70%~80%永久存在；③ST段抬高持续数日至两周左右，逐渐回到基线水平，T波则变为平坦或倒置，是为亚急性期改变；④数周至数月后，T波呈V形倒置，两肢对称，波谷尖锐，为慢性期改变。T波倒置可永久存在，也可在数月至数年内逐渐恢复。

(3)定位和范围。

表1-16　心肌梗死心电图定位和范围

可能受累的冠脉	导联	梗死范围
左前降支近端、间隔支	$V_1 \sim V_3$	前间壁梗死
左前降支及其分支	$V_2 \sim V_5$	前壁梗死
左前降支近端	$V_1 \sim V_6$	广泛前壁梗死
左前降支中部或左回旋支	$V_4 \sim V_6$	前侧壁梗死
左回旋支	I、aVL	高侧壁梗死
后降支	$V_7 \sim V_8$	正后壁梗死
右冠脉、回旋支或前降支远端	II、III、aVF	下壁梗死

2. 血清心肌损伤标志物

(1)肌红蛋白：是心肌梗死早期诊断的良好指标。起病2小时内升高，12小时达高峰，24~48小时恢复正常。

(2)肌钙蛋白I(cTnI)或肌钙蛋白T(cTnT)：是更具有心脏特异性的标记物，心肌梗死后3~6小时内血cTnI、cTnT水平开始升高，1~2天达高峰，cTnI可持续5~10天，cTnT可持续5~14天。

(3)肌酸激酶同工酶(CK-MB)：诊断的特异性较高，在起病后6小时内增高，16~24小时达高峰，3~4日恢复正常，其增高的程度能较准确地反映梗死的范围，高峰出现时间是否提前有助于判断溶栓治疗的是否成功。

(4)肌酸激酶(CK)：在起病6小时内升高，24小时达高峰，3日左右恢复正常。

1. 再灌注治疗包括　溶栓、介入治疗、冠脉搭桥。
2. 溶栓治疗的最重要指征　相邻两个或更多导联 ST 抬高；发病<12h 者。
3. 溶栓禁忌证　和出血相关的情况。
4. 右室心梗慎用硝酸酯(易错点)。

第八章　病毒性心肌炎

一、临床表现与诊断

约半数于发病前1~3周有病毒感染前驱症状，如发热，全身倦怠感，即所谓"感冒"样症状或恶心、呕吐等消化道症状。然后出现心悸、胸痛、呼吸困难、水肿，甚至阿-斯综合征。体格检查可见与发热程度不平行的心动过速，各种心律失常，可听到第三心音或杂音，或有颈静脉怒张、肺部啰音、肝大等心力衰竭体征。重症可出现心源性休克。

诊断主要依靠患者的前驱感染症状、心肌损伤表现及病原学检查结果综合进行判定。

[经典例题1]

下列不属于急性病毒性心肌炎常见临床表现的是

A. 常出现器质性心脏杂音

B. 心动过速与发热程度平行

C. 先有发热、然后出现心悸、胸闷

D. 恶心、呕吐等消化道症状

E. 可合并各种心律失常

[参考答案] 1. B

病毒性心肌炎临床表现核心特点：前驱感染(1~3周前有上呼吸道感染、腹泻等病毒感染史)+轻重不一的心悸、心衰。

二、实验室检查

1. 胸部X线　可见心影扩大或正常。

2. 心电图　常见ST-T改变和各型心律失常，特别是室性心律失常和房室传导阻滞等，严重心肌损害可见病理性Q波。

3. 超声心动图　可示正常，左心室舒张功能减退，节段性或弥漫性室壁运动减弱，左心室增大或附壁血栓等。

4. 血液检查　血清肌钙蛋白(T或I)、心肌肌酸激酶增高，血沉加快，C反应蛋白增加等有助于诊断。发病后3周内，相隔两周的两次血清病毒抗体滴度呈4倍或以上增高，或一次高达1∶640，特异性血清病毒抗体IgM 1∶320以上，但不能作为确诊依据。

5. 心内膜活检　反复进行心内膜心肌活检有助于本病的诊断、病情和预后判断。

第九章　心肌病

第一节　心肌病概述

一、分类

根据病理生理、病因学和发病因素把心肌病分为：

1. 扩张型心肌病　左心室或双心室扩张，有收缩功能障碍。
2. 肥厚型心肌病　左心室或双心室肥厚，通常伴有非对称性室间隔肥厚。
3. 限制型心肌病　收缩正常，心壁不厚，单或双心室舒张功能低下及扩张容积减小。
4. 致心律失常型右室心肌病　右心室进行性纤维脂肪变。
5. 未定型心肌病

第二节　扩张型心肌病与肥厚型心肌病

一、扩张型心肌病

1. 临床表现

(1)症状：起病缓慢。充血性心力衰竭(最主要表现)，栓塞和猝死。

(2)体征：心脏扩大，心力衰竭和心律失常。

2. 辅助检查

(1)胸部 X 线检查　心影明显增大，肺淤血。

(2)心电图　心律失常，ST-T 改变，QRS 波低电压，R 波低和病理性 Q 波。

(3)超声心动图：心腔大，室壁运动差，房室瓣返流和收缩功能下降。(最重要最常用检查)

[经典例题 1]

诊断心肌病最常用的辅助检查是

A. 心内膜心肌活检

B. 胸部 X 线检查

C. 心电图

D. 超声心动图

E. 冠状动脉造影

[经典例题 2]

男性，32 岁。劳累后心悸、气促、下肢水肿 6 个月。查体心界向两侧扩大，心尖区闻及 2/6 级收缩期杂音，两肺底有小水泡音，超声心动图示左心腔增大，心电图提示完全性左束支阻滞。该患者应诊断为

A. 二尖瓣狭窄

B. 肺心病

C. 心包炎

D. 扩张型心肌病

E. 急性病毒性心肌炎

［参考答案］1. D；2. D

扩心病最核心特点：大（全心扩大）衰（心衰表现）乱（心律失常）栓（血栓）

3. 治疗方法

（1）治疗心衰。

①早期阶段：血管紧张素转换酶抑制剂及β受体拮抗剂。

②中期阶段：有液体潴留者应限盐，监测体重，使用利尿剂，并根据患者的血流动力学状态酌情使用血管扩张药。地高辛可用于协助降低心力衰竭的住院率并控制心房颤动患者的心室率，但本病易发生洋地黄中毒，用量宜小。

③终末期心力衰竭：在上述药物基础上短期应用多巴酚丁胺、米力农。

④双心室起搏治疗。

（2）抗心律失常：β受体拮抗剂、胺碘酮多用于治疗扩张型心肌病患者的心律失常，埋藏式心脏转复除颤仪能降低合并心力衰竭的患者因室性心律失常导致的猝死风险。

（3）预防血栓栓塞：长期使用阿司匹林或华法林。

（4）改善心肌能量代谢：辅酶Q、曲美他嗪。

（5）心脏移植：适于经内外科常规治疗无效的终末期心脏病患者。

二、肥厚型心肌病

1. 临床表现

（1）症状：①可无自觉症状，体检或因猝死发现；②心悸、胸痛、劳力性呼吸困难；③起立或运动时眩晕，神志丧失。

（2）体征：①心脏轻度增大，S_4；②胸骨左缘三四肋间粗糙的喷射性收缩期杂音，心尖收缩期杂音。

杂音减轻：心肌收缩力下降或左室容量增加——β受体阻滞剂，下蹲位、举腿；

杂音增强：心肌收缩力增强或左室容量减少——硝酸甘油，Valsalva动作，洋地黄。

1. 肥厚心肌病最核心特点　室间隔增厚为主的非对称性心肌肥厚。

2. 症状要点　胸痛、晕厥、猝死。

3. 体征　胸骨左缘三四肋间粗糙的喷射性收缩期杂音。

［经典例题3］

肥厚型梗阻性心肌病胸骨左缘的收缩期杂音变化下列哪项是正确的

A. 增加心肌收缩力时减轻

B. 下蹲时增强

C. 左室流出道狭窄加重时减轻

D. 含服硝酸甘油时减轻

E. 左室容积减少时增强

[参考答案] 3. E

2. 治疗原则　治疗原则为改善左室舒张功能，减轻左室流出道梗阻，缓解症状，治疗心律失常，降低猝死风险。β 受体拮抗剂及非二氢吡啶类钙通道阻滞剂可减轻左心室流出道梗阻，并改善左室壁顺应性。梗阻性肥厚型心肌病患者慎用增强心肌收缩力和降低心脏前负荷的药物，如洋地黄、硝酸甘油及利尿剂，以免加重左室流出道梗阻。药物治疗无效患者可考虑外科手术治疗。嘱患者避免剧烈运动、持重及屏气。

第十章　急性心包炎

一、病因

1. 急性非特异性。

2. 病毒、细菌、真菌、寄生虫、立克次体感染。

3. 自身免疫　风湿热及其他结缔组织疾病　如系统性红斑狼疮、结节性多动脉炎、类风湿性关节炎、心肌梗死后综合征、心包切开后综合征及药物性如肼屈嗪、普鲁卡因胺等。

4. 原发性、继发性肿瘤。

5. 代谢疾病如尿毒症、痛风。

6. 外伤、放射性。

7. 邻近器官疾病　急性心肌梗死、胸膜炎、主动脉夹层、肺梗死。

二、临床表现

1. 纤维蛋白性心包炎

(1)症状：心前区疼痛多见，且常为主要症状，如急性非特异性心包炎及感染性心包炎；缓慢发展的结核性或肿瘤性心包炎疼痛症状可能不明显。疼痛性质可尖锐，与呼吸运动有关，常因咳嗽、深呼吸、变换体位或吞咽而加重；位于心前区，可放射到颈部、左肩、左臂及左肩胛骨，也可达上腹部；疼痛也可呈压榨样，位于胸骨后。本病所致的心前区疼痛可能与心肌梗死疼痛类似，需注意鉴别。

(2)体征：心包摩擦音是纤维蛋白性心包炎的典型体征，心前区听到心包摩擦音可作出心包炎的诊断。呈抓刮样粗糙音，与心音的发生无相关性，往往盖过心音又较心音更接近耳边，典型的摩擦音可听到与心房收缩、心室收缩和心室舒张相一致的三个成分，多位于心前区，以胸骨左缘第3、4肋间最为明显；坐位时身体前倾、深吸气或将听诊器胸件加压可容易听到。当积液增多将两层心包分开时，摩擦音即消失。心前区听到心包摩擦音就可作出心包炎的诊断。

2. 渗出性心包炎

(1)症状：呼吸困难是心包积液时最突出的症状，可能与支气管、肺受压及肺淤血有关。呼吸困难严重时，患者呈端坐呼吸，身躯前倾、呼吸浅速、面色苍白，可有发绀。

(2)体征：心脏叩诊浊音界向两侧增大，皆为绝对浊音区；心尖搏动弱，位于心浊音界左缘的内侧或不能扪及；心音低而遥远；在有大量积液时可在左肩胛骨下出现浊音及左肺受压迫所引起的支气管呼吸音，称为心包积液征(Ewart征)；少数病例中，在胸骨左缘第3、4肋间可闻及心包叩击音。大量渗液可使收缩压降低，而舒张压变化不大，故脉压变小。因积液对心脏压塞程度的不同，脉搏可正常、减弱或出现奇脉。大量渗液可累及静脉回流，出现颈静脉怒张、肝大、腹水及下肢水肿等。

[经典例题 1]

下列哪项是纤维蛋白性心包炎的典型体征

A. 心包摩擦音　　　　　　　　　　B. Kussmaul 征

C. Ewart 征　　　　　　　　　　　D. 奇脉

E. 心界扩大

[参考答案] 1. A

> 1. 纤维蛋白性心包炎核心表现　摩擦(心包摩擦音，由心包摩擦导致的疼痛)。
> 2. 渗出性心包炎核心表现　压迫心脏。
> ①影响心脏舒张——肺淤血——呼吸困难——体循环淤血——水肿，积液；
> ②大量快速生成的心包积液引起心脏压塞；
> ③体征：大(心浊音界扩大——心包积液征)；弱(心尖搏动减弱，心音弱)；快(心率快)。

三、心电图和超声心动图表现

1. 心电图　心包本身不产生电动力，急性心包炎时心电图异常来自心包下的心肌，主要表现为：
①ST段抬高，见于除 aVR 导联以外的所有常规导联中，呈弓背向下型，aVR 导联中 ST 段压低；②一至数日后，ST 段回到基线，出现 T 波低平或倒置，持续数周至数月后 T 波逐渐恢复正常；③心包积液时有 QRS 低电压，大量积液时可见电交替；④常有窦性心动过速。

2. 超声心动图　是诊断心包积液简便快捷的可靠方法。M 型或二维超声心动图中均可见液性暗区以明确诊断。

四、诊断和鉴别诊断

常见心包炎病因类型包括急性非特异性心包炎、结核性心包炎、化脓性心包炎、肿瘤性心包炎、心脏损伤后综合征等。根据临床表现、X 线、心电图及超声心动图检查可作出心包炎的诊断，然后需结合不同病因性心包炎的特征及心包穿刺、活体组织检查等资料对其病因学作出诊断。

心包炎鉴别要点：①化脓性心包炎：脓性积液；原发感染病灶，败血症史；②结核性心包炎：血性，结核菌素试验(+)；原发性结核病史；③肿瘤性心包炎：多转移性肿瘤，原发性肿瘤可见间皮瘤；④急性非特异性心包炎：发病前常有上呼吸道感染史；⑤心脏损伤后综合征：心脏手术创伤史。

心包炎与急性冠脉综合征的鉴别：以下鉴别要点支持心包炎诊断：①与呼吸及体位相关疼痛；②心包摩擦音；③心电图 ST 弓背向下抬高。

[经典例题 2]

(共用选项题)

A. 急性非特异性心包炎

B. 尿毒症性心包炎

C. 肿瘤性心包炎

D. 结核性心包炎

E. 化脓性心包炎

(1)常有原发感染病灶，高热，积液性质呈脓性

(2)上呼吸道感染史，胸痛，呼吸时加重，心电图 ST 段弓背向下型抬高

(3)心包腔内大量血性积液，OT 试验阳性

[参考答案] 2. E、A、D

五、心包穿刺术的禁忌证

1. 无心脏压塞或生命体征平稳的少量、包裹性或心脏后部心包积液。

2. 无法纠正的凝血异常、正在接受抗凝治疗且 PT-INR>1.5 或血小板数<50×10⁹/L。

3. 需要紧急手术治疗的胸部创伤、心脏破裂或主动脉夹层引起的心包积液。需要注意的是，由于心包腔穿刺是抢救病人生命的重要措施，在患者生命体征不稳定需要紧急处理时，不存在绝对禁忌证。

[经典例题 3]

急性心脏压塞的主要特征是

A. 颈静脉怒张

B. Beck 三联征

C. 听诊心音减弱

D. 触诊脉搏减弱

E. 收缩期血压下降，舒张压不变

[参考答案] 3. B

第十一章　休　克

一、常见病因和分类

休克系指各种致病因素作用引起有效循环血容量急剧减少，导致器官和组织微循环灌注不足，致使组织缺氧、细胞代谢紊乱和器官功能受损的综合征。休克按病因分类有失血性(低血容量性)、创伤性、感染性、心源性、过敏性、神经性等。以创伤、失血性休克和感染性休克最常见。

二、临床表现及休克程度的判断

1. 诊断标准　患者出现面色苍白、皮肤黏膜发绀、肢冷、外周静脉塌陷、神志障碍，收缩压<90mmHg以下及尿少者，则表示患者已进入休克抑制期。

2. 休克程度

表1-17　休克的临床表现

	程度	神志	口渴	皮肤色泽	皮肤温度	脉搏	血压	周围循环	尿量	失血量(估计)
休克代偿期	轻度	神志清楚，伴有痛苦表情，精神紧张	口渴	开始苍白	开始发凉	100次/分以下，有力	收缩压正常或稍升高，舒张压增高，脉压缩小	正常	正常或开始减少	20%以下(800ml以下)
休克抑制期	中度	神志尚清楚，表情淡漠	很口渴	苍白	发冷	100~200次/分，细速	收缩压为70~90mmHg，脉压缩小	表浅静脉塌陷，毛细血管充盈迟缓	尿少	20%~40%(800~1600ml)
	重度	意识模糊，甚至昏迷	非常口渴可能无主诉	显著苍白，肢端青紫	厥冷(肢端更明显)	细弱或摸不清	收缩压在70mmHg以下或测不到	毛细血管充盈非常迟缓，表浅静脉塌陷	尿少或无尿	40%以上(1600ml以上)

敲黑板

休克临床表现是考试重点，需牢记的几个重要关键词：

1. 神志　紧张(轻度休克)-淡漠(中度)-模糊，昏迷(重度)。

2. 血压　>90mmHg(轻度休克)；70~90mmHg(中度)；<70mmHg(重度)。

3. 脉搏　<100次/分(轻度休克)；100~200次/分(中度)；脉搏细弱(重度)。

4. 失血量　中度休克失血占比20%~40%(800~1600ml)。

3. 血流动力学变化

(1)中心静脉压(CVP)：CVP可反映全身血容量与右心功能之间的关系。其正常值为0.49~0.98kPa(5~10cmH$_2$O)。①CVP<5cmH$_2$O，提示血容量不足；②CVP>15cmH$_2$O，提示心功能不全、静脉血管床过度收缩或肺循环阻力增加；③CVP>20cmH$_2$O，提示有充血性心力衰竭。

(2)肺毛细血管楔压(PCWP)：PCWP正常值为6~15mmHg。①PCWP低于正常值反映血容量不足(较CVP敏感)；②PCWP增高可反映左房压力高、肺循环阻力大(如急性肺水肿时)。若PCWP增高而CVP尚无增高时，即应避免输液过多，并考虑降低肺动脉阻力，以免发生或加重肺水肿。

（3）心排量（CO）和心脏指数（CI）：CO 是心率和每搏排出量的乘积。成人 CO 的正常值为 4~6L/min。CI 是指单位体表面积上的心排出量，CI 正常值为 2.5~3.5L/（min·m²）。

（4）动脉血气分析：动脉血氧分压正常值为 80~100mmHg，动脉血二氧化碳分压正常值为 36~44mmHg，动脉血 pH 正常值为 7.35~7.45。若 $PaCO_2$ 超过 45~50mmHg，常提示肺泡通气功能障碍。$PaO_2<$ 60mmHg，吸入氧后仍无改善者，可能是 ARDS 的先兆。通过监测 pH、碱剩余（BE）、缓冲碱（BB）和标准重碳酸盐（SB）的动态变化有助于了解休克时酸碱平衡的情况。

（5）动脉血乳酸盐测定：休克病人组织灌注不足可引起无氧代谢和高乳酸血症，休克时间越长，动脉血乳酸盐浓度也越高。正常值为 1~1.5mmol/L，危重患者允许到 2mmol/L。乳酸盐浓度持续增高，表示病情严重，预后不佳。

（6）DIC 的检测：当临床上有休克及微血管栓塞症状和出血倾向，下列检测三项以上异常者，可诊断为 DIC。①血小板计数<80×10⁹/L；②凝血酶原时间较正常延长 3 秒以上；③纤维蛋白原<1.5g/L；④血浆鱼精蛋白副凝试验（3P 试验）阳性；⑤血涂片中破碎红细胞>2%。

[经典例题 1]

休克患者治疗过程中中心静脉压为 20cmH₂O，血压 120/80mmHg，处理原则为

A. 补液试验　　　　　　　　　　　B. 充分补液

C. 适当补液　　　　　　　　　　　D. 收缩血管

E. 舒张血管

[参考答案] 1. E

三、治疗

原则是尽早去除休克病因，尽快恢复有效循环血量，纠正微循环障碍，提高心脏功能和恢复人体正常代谢。治疗重点是恢复灌注，对组织提供足够的氧，防止发生多器官功能障碍综合征（MODS）。

1. 紧急治疗　包括：①尽快控制活动性大出血、创伤制动、保持呼吸道通畅等；②采取头和上身抬高 20°~30°、下肢抬高 15°~20°体位，以增加回心血量；③吸氧；④通风、保暖，高热者行物理降温。

2. 补充血容量　是恢复组织灌注、纠正缺氧的关键。BP、CVP、尿量及微循环情况是严密观察的指标，根据其变化来调节补液的量和速度。首先输注晶体液和胶体液，必要时进行成分输血。

3. 积极处理原发病　扩容基础上清除病灶，必要时手术治疗。如腹部损伤，肝脾破裂等。

4. 纠正酸碱平衡失调　休克早期，酸中毒随休克好转而改善，一般不需碱性药物。休克较严重时，经检验证实有酸中毒，可考虑输注碱性药物，常用 5%碳酸氢钠。

5. 血管活性药物的应用　常用于休克的血管收缩药有间羟胺、去甲肾上腺素等。它们能迅速增加周围血管阻力和心肌收缩，借以提高血压。

常用的血管扩张药有硝普钠、酚妥拉明、硝酸甘油、山莨菪碱等，它们的药理作用各异，硝普钠主要作用于血管平滑肌，使周围血管阻力和肺动脉楔压降低。酚妥拉明为 α 受体阻滞药，可使周围阻力降低和心搏增强。硝酸甘油则主要使 PCWP 降低。山莨菪碱为胆碱能受体抑制药。其血管扩张作用不如前三者，但作用时间稍长，心率常见加快。

多巴胺作用于 α 和 β 受体以及多巴胺受体，不同的剂量所起的效应有所不同 3~5μg/（kg·min）的静脉滴注，可使周围（包括肾、肠等）的血管舒张，6~15μg/（kg·min）能使心肌收缩增强，超过 15μg/（kg·min）时主要起血管收缩作用（肾、肠等器官灌流减少）。为抗休克常用药。

6. 给氧　用口罩法吸氧能一般增高吸入氧浓度（FiO₂），从而保持 PaO_2。必要时需用正压性辅助呼吸，如间歇性强制通气、呼气末正压（PEEP）等，以提高肺泡换气功能和 PaO_2。

7. 皮质类固醇　可用于感染性休克和其他较严重的休克。其作用主要有：①阻断 α 受体兴奋作用，使血管扩张，降低外周血管阻力，改善微循环；②保护细胞内溶酶体，防止溶酶体破裂；③增强心肌收缩力，增加心排出量；④增进线粒体功能和防止白细胞凝集；⑤促进糖异生，使乳酸转化为葡萄糖，减轻酸

中毒。一般主张大剂量肾上腺皮质激素（如甲泼尼龙 30mg/kg）应用，静脉滴注，一次滴完。一般只用1~2次。

8. 增强心肌收缩力　包括兴奋 α 和 β 肾上腺素能受体兼有强心功能的药物，如多巴胺和多巴酚丁胺等，可增加心肌收缩力，减慢心率，当在中心静脉压监测下，输液量已充分但动脉压仍低而中心静脉压显示已达 $15cmH_2O$ 以上时，可经静脉注射西地兰行快速洋地黄化（0.8mg/d），首次剂量 0.4mg 缓慢静脉注射，有效时可再给维持量。

9. 抗凝治疗　如患者有出血倾向及内脏功能不全，怀疑合并有 DIC，应在抗休克同时，尽早确诊和治疗。应用肝素、丹参注射液和双嘧达莫（潘生丁）等药物，使试管法凝血时间延长至 15~30 分钟，以阻止 DIC 的发展，改善微循环。在抗凝有效的基础上补充鲜血等凝血因子。

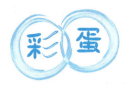

 陛下，向地球播撒伤寒杆菌的计划已经准备好了

很好，我要让地球人知道，他们脆弱的蛋白质结构是多么不堪一击

 哔啵…搜索到地球上的医学书籍，上面详细记载了伤寒的特点和治疗方案，作者是一个叫邵启轩的地球人

去把这个地球人给我抓起来，好好审问！搞清楚他手上还掌握了多少有关"生化武器"的信息

 哔啵…搜索邵启轩的位置，定位中…北京市学院路医学教育网四楼录课室

 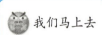 我们马上去

第十二章 下肢静脉疾病

第一节 单纯性下肢静脉曲张

一、病因和发病机制

单纯性下肢静脉曲张是一种常见病，多见于持久站立工作或体力劳动者。下肢浅静脉过于伸长、蜿蜒而曲张，主要是静脉壁软弱、瓣膜有缺陷和静脉压力增高所致。

二、临床表现

主要临床表现为下肢浅静脉扩张、伸长、迂曲。病程进展、交通静脉瓣膜破坏后可出现踝部轻度肿胀和足靴区皮肤营养性变化，包括皮肤萎缩、脱屑、瘙痒、色素沉着、皮肤和皮下组织硬结、湿疹和溃疡形成。单纯性下肢静脉曲张以大隐静脉曲张为多见，单独的小隐静脉曲张较为少见；以左下肢多见，但双侧下肢可先后发病。

三、诊断与鉴别诊断

根据以上临床表现，本病诊断不难，但需明确检查浅静脉和交通静脉瓣膜功能、深静脉回流是否通畅。

表 1-18 Trendelenburg 试验、Perthes 试验及 Pratt 试验

试验	检查方法
大隐静脉瓣膜功能试验（Trendelenburg 试验）	患者平卧，抬高下肢使静脉排空，大腿根部扎止血带，阻断大隐静脉，然后让患者站立，10 秒钟内释放止血带，如出现自上而下的静脉逆向充盈，提示瓣膜功能不全。同样在腘窝部扎止血带，可以检测小隐静脉瓣膜的功能。如在未放开止血带前，止血带下方的静脉在 30 秒内已充盈，则表明有交通静脉瓣膜关闭不全
深静脉通畅试验（Perthes 试验）	用止血带阻断大腿浅静脉主干，嘱患者用力踢腿或做下蹲活动连续 10~20 次。此时，由于小腿肌泵收缩迫使静脉血液向深静脉回流，使曲张静脉排空。如在活动后浅静脉曲张更为明显，张力增高，甚至有胀痛，则表明深静脉不通畅
交通静脉瓣膜功能试验（Pratt 试验）	患者仰卧，抬高受检下肢，在大腿根部扎止血带。然后从足趾向上至腘窝缠缚第一根弹力绷带，再自止血带处向下，缠绕第二根弹力绷带。患者站立，一边向下解开第一根弹力绷带，一边向下继续缠缚第二根弹力绷带，如果在两根绷带之间的间隙内出现曲张静脉，即意味着该处瓣膜有功能不全的交通静脉

其他检查：如多普勒超声、体积描记、静脉压测定和造影，可更准确地判断病变性质、部位、范围和程度，以区别原发性下肢深静脉瓣膜功能不全、下肢深静脉血栓形成后遗综合征、动静脉瘘。

[经典例题 1]

下肢静脉曲张患者手术前应做的深静脉通畅试验，又称

A. Pratt 试验

B. Baerger 试验

C. Perthes 试验

D. Trendelenburg 试验

E. Finkelstein 试验

[参考答案] 1. C

四、治疗原则

1. 非手术治疗　弹力绷带包扎或穿弹力袜，避免过久增高腹压。适用于病变局限、程度轻者、妊娠妇女和不耐受手术者。

2. 硬化剂注射和压迫法　适用于单纯性病变和手术的辅助疗法。

3. 手术治疗　是根本的治疗方法。凡有症状且无禁忌证者都应手术治疗。

4. 并发症及处理　①血栓性浅静脉炎：可用抗生素及局部热敷治疗。②溃疡形成：创面湿敷，抬高患肢以利回流，溃疡愈合后手术。③曲张静脉破裂出血：多发生于足靴区及踝部，抬高患肢和局部加压包扎，择期手术。

第二节　下肢深静脉血栓形成

一、病因

静脉内血液凝结成血栓的三大因素是血流缓慢、静脉壁损伤和高凝状态。①静脉直接损伤时，内膜下层及胶原裸露或创伤造成静脉内皮及其功能损害，均可引起生物活性物质释放，启动内源性凝血系统，同时血小板聚集、黏附，形成血栓；②久病卧床、术中、术后以及肢体固定等制动状态及久坐不动等造成血流缓慢；③妊娠、产后或术后、创伤、长期服用避孕药、肿瘤组织裂解产物等，使血小板数增高，凝血因子含量增加而抗凝血因子活性降低，导致血液高凝状态，血管内异常凝结形成血栓。深静脉血栓形成最常见于下肢深静脉。

二、临床表现

1. 根据急性期血栓形成的解剖部位分型：①中央型，即髂-股静脉血栓形成。左侧发病多于右侧。主要表现为起病急骤，全下肢明显肿胀，患侧髂窝、股三角区有疼痛和压痛，浅静脉扩张，患肢皮温及体温均升高；②周围型，包括股静脉血栓形成及小腿深静脉血栓形成。局限于股静脉的血栓形成，主要表现为大腿肿痛，下肢肿胀一般不严重。局限在小腿部的深静脉血栓形成，表现为突发小腿剧痛，患足不能着地踏平，行走时症状加重，小腿肿胀且有深压痛，做踝关节过度背屈试验可导致小腿剧痛（Homans 征阳性）；③混合型，即全下肢深静脉血栓形成。主要表现为全下肢明显肿胀、剧痛，股三角区、腘窝、小腿肌层都可有压痛，常伴有体温升高和脉率加速（股白肿）。如病程继续进展，肢体极度肿胀，对下肢动脉造成压迫以及动脉痉挛，导致下肢动脉血供障碍，出现足背动脉和胫后动脉搏动消失，进而小腿和足背往往出现水疱，皮肤温度明显降低并呈青紫色（股青肿），处理不及时可发生静脉性坏疽。

2. 下肢深静脉血栓形成后，随着病程的延长，从急性期逐渐进入慢性期。根据病程可以分成以下四型：①闭塞型：疾病早期，深静脉腔内阻塞，以严重的下肢肿胀和胀痛为特点，伴有广泛的浅静脉扩张，一般无小腿营养障碍性改变；②部分再通型：病程中期，深静脉以闭塞为主，伴有早期再通。肢体肿胀与胀痛减轻，但浅静脉扩张更明显，或呈曲张，可有小腿远端色素沉着出现；③再通型：病程后期，深静脉大部分或完全再通，下肢肿胀减轻但在活动后加重，明显的浅静脉曲张、小腿出现广泛色素沉着和慢性复发性溃疡；④再发型：在已经再通的深静脉腔内，再次急性深静脉血栓形成。

三、诊断与鉴别诊断

根据本病起病急、疼痛剧烈、下肢肿胀明显、皮肤色紫、足背动脉搏动消失、高热等特点，结合多普勒血流探测仪检查和静脉造影可区别动静脉瘘。

四、治疗原则

1. 手术治疗　适用于中央型下肢静脉血栓形成、病期不超过 48h 者。对于病情继续加重，或已出现股青肿征象者，即使病期较长，也应采用手术取栓力求挽救肢体。用 Fogarty 导管取栓术，术后仍辅以非手术治疗的措施，防止再发。

2. 非手术治疗　适用于不能手术者。包括一般处理、溶栓、抗凝和祛聚疗法。具体措施包括卧床休息、抬高患肢；应用溶栓药物，如尿激酶；应用抗凝药物，如肝素；应用祛聚药物，如右旋糖酐、阿司匹林、双嘧达莫(潘生丁)、丹参等。

第二篇

呼 吸 系 统

考情分析

历年考情概况

常考知识点	历年常考内容	历年分值
COPD	概念、病理生理、典型症状和体征、诊断、鉴别诊断(与支气管哮喘、支气管扩张)、治疗	2~3
肺源性心脏病	发病机制、临床表现、诊断、治疗	1
支气管哮喘	发病机制、典型表现和体征、支气管激发和舒张试验、血气分析、X线表现、治疗原则	1~2
支气管扩张	典型症状和体征、X线表现及治疗原则	2
肺炎	分类及常见病原菌，各肺炎的鉴别及敏感药物及临床表现	2~4
肺脓肿	临床表现，诊断与鉴别	0
肺结核	临床分型及X线表现，用药原则，各药的杀菌特点和不良反应	2
肺癌	病理、临床表现和X线表现	3
肺血栓栓塞症	危险因素、临床表现、治疗	0
呼吸衰竭	分型、典型症状和体征	2
ARDS	临床表现及治疗	0
胸腔积液	重要体征和X线表现及实验室检查、用药原则；结核胸膜炎、恶性胸腔积液的临床表现；血胸、脓胸的诊断和治疗特点	2~3
胸部损伤	肋骨骨折、闭合性气胸、开放性气胸和张力性气胸的特点和处理原则	1~2
纵隔肿瘤	常见纵隔肿瘤的好发部位	0

关于"听听老师怎么讲"，您需要知道——

　　亲爱的读者，本书自第二篇起，每篇前均附有高频知识点讲解二维码（听听老师怎么讲）。下载并安装"医学教育网"APP，扫描对应二维码，即可获赠知识点概述分析及知识点讲解视频（前10次试听免费），帮助夯实相关考点内容。如需更多视频课程，建议选购医学教育网辅导课程。

易错考点摘要（下述要点从做题角度做了简化）

考点	考查角度
COPD	FEV₁/FVC<70%及FEV₁%预计值<80%，提示不完全可逆的气流受限，是诊断COPD必要条件；RV/TLC≥40%，提示肺气肿
支气管哮喘	支气管激发试验：吸入组胺等激剂后，FEV₁下降≥20%为阳性； 支气管舒张试验：吸入沙丁胺醇后，FEV₁较用药前增加≥12%，且绝对值增加≥200ml为阳性
肺炎	肺炎链球菌肺炎：铁锈色痰，选用青霉素； 葡萄球菌肺炎：脓性痰，选用耐青霉素酶类、头孢菌类抗生素； 克雷伯杆菌肺炎：砖红色胶冻痰，选用氨基糖苷类抗生素； 肺炎支原体肺炎：少量黏痰，以刺激性咳嗽为主，选用红霉素类
肺结核	各型肺结核X线特点总结： 原发型肺结核：哑铃形阴影； 浸润性肺结核：小片状/斑点状阴影，可融合成空洞； 纤维空洞性肺结核："垂柳"征，厚壁空洞和广泛纤维化； 急性血行播散型肺结核：全肺可见大小/密度/分布三均匀的粟粒状结节影； 慢性血行播散型肺结核：上/中肺野可见大小不等/密度不同/分布不均粟粒状阴影；
抗结核药物	常见副作用总结：①异烟肼——周围神经炎；②利福平——肝脏损害；③链霉素——听力损害；④吡嗪酰胺——肝脏损害；⑤乙胺丁醇——球后视神经炎；⑥对氨基水杨酸——胃肠不适、肝功能损害
胸水细胞学特点	各类胸水细胞学特点总结： 以中性粒细胞为主——肺炎、脓胸； 以红细胞为主——肿瘤、外伤、胸穿、肺栓塞等； 以淋巴细胞为主——结核、肿瘤； 以嗜酸性粒细胞为主——结缔组织病、真菌、寄生虫感染； 胸水检出狼疮细胞——系统性红斑狼疮
胸水生化指标	常用胸水英文缩写指标总结： 腺苷脱氨酶(ADA)>45U/L提示结核； 乳酸脱氢酶(LDH)>200U/L，胸水LDH/血清LDH>0.6，提示渗出液；反之漏出液； 癌胚抗原(CEA)升高，提示恶性胸水； 李凡他试验(Rivalta)阴性提示漏出液，阳性提示渗出液
酸碱失衡及电解质紊乱	常用判断指标正常值总结： ①pH：7.35~7.45；②氧分压PaO₂：95~100mmHg；③二氧化碳分压PaCO₂：35~45mmHg；④二氧化碳结合力CO₂CP：22~31mmol/L；⑤标准碳酸氢盐SB：22~27mmol/L；⑥实际碳酸氢盐AB：22~27mmol/L；⑦碱剩余BE：0±2.3mmol/L(诊断学)

本篇学习方法或注意事项

呼吸系统执业助理医师考试的重要考查内容，也是我们复习临床科目中需要重点掌握的内容。建议考生：

1. 首先，认真听课。基础班课程中老师会把考试重点难点知识非常细致且系统地给大家讲解。

2. 其次，突出重点。呼吸系统的重点在临床常见疾病，哪些是临床多见疾病，哪些就是医师考试的内容。例如慢性阻塞性肺疾病，肺源性心脏病，哮喘，肺炎，肺结核都是年年出题的常考点，希望能认真掌握。

3. 第三，学习方法。

理解：好好听课，理解老师所讲的重点、难点、易混点。

记忆：在理解的基础上构建知识体系，注重横向纵向知识的联系对比总结。

训练：做题(同步经典、综合习题)，要注意错题的及时总结。

Learning plan
学习时间规划表

第01天　第　章	第02天　第　章	第03天　第　章	第04天　第　章	第05天　第　章	第06天　第　章
听老师的课　□ 复习讲义　□ 做习题　□	听老师的课　□ 复习讲义　□ 做习题　□	听老师的课　□ 复习讲义　□ 做习题　□	听老师的课　□ 复习讲义　□ 做习题　□	听老师的课　□ 复习讲义　□ 做习题　□	听老师的课　□ 复习讲义　□ 做习题　□
第07天　第　章	第08天　第　章	第09天　第　章	第10天　第　章	第11天　第　章	第12天　第　章
听老师的课　□ 复习讲义　□ 做习题　□	听老师的课　□ 复习讲义　□ 做习题　□	听老师的课　□ 复习讲义　□ 做习题　□	听老师的课　□ 复习讲义　□ 做习题　□	听老师的课　□ 复习讲义　□ 做习题　□	听老师的课　□ 复习讲义　□ 做习题　□
第13天　第　章	第14天　第　章	第15天　第　章	第16天　第　章	第17天　第　章	第18天　第　章
听老师的课　□ 复习讲义　□ 做习题　□	听老师的课　□ 复习讲义　□ 做习题　□	听老师的课　□ 复习讲义　□ 做习题　□	听老师的课　□ 复习讲义　□ 做习题　□	听老师的课　□ 复习讲义　□ 做习题　□	听老师的课　□ 复习讲义　□ 做习题　□
第19天　第　章	第20天　第　章	第21天　第　章	第22天　第　章	第23天　第　章	第24天　第　章
听老师的课　□ 复习讲义　□ 做习题　□	听老师的课　□ 复习讲义　□ 做习题　□	听老师的课　□ 复习讲义　□ 做习题　□	听老师的课　□ 复习讲义　□ 做习题　□	听老师的课　□ 复习讲义　□ 做习题　□	听老师的课　□ 复习讲义　□ 做习题　□
第25天　第　章	第26天　第　章	第27天　第　章	第28天　第　章	第29天　第　章	第30天　第　章
听老师的课　□ 复习讲义　□ 做习题　□	听老师的课　□ 复习讲义　□ 做习题　□	听老师的课　□ 复习讲义　□ 做习题　□	听老师的课　□ 复习讲义　□ 做习题　□	听老师的课　□ 复习讲义　□ 做习题　□	听老师的课　□ 复习讲义　□ 做习题　□
第31天　第　章					
听老师的课　□ 复习讲义　□ 做习题　□					

注意：每天的学习建议按照"听课→做题→复习讲义"三部曲来进行；另：计划一旦制订，请各位同学严格执行。

第一章　慢性阻塞性肺疾病

一、概述

慢性阻塞性肺疾病(COPD)是一种具有不完全可逆气流受限和以持续存在的呼吸系统症状为特征的肺部疾病，呈进行性发展，主要表现为肺功能加速下降。COPD 与慢性支气管炎和肺气肿关系密切。

1. 慢性支气管炎

(1)概述：慢性支气管炎是指气管、支气管黏膜及其周围组织的慢性非特异性炎症。

(2)诊断主要标准：咳嗽、咳痰或伴喘息反复发作，每年持续 3 个月，连续 2 年或 2 年以上，排除其他心肺疾病就可以诊断。如果每次持续不到 3 个月，X 线或肺功能异常也可以诊断。

2. 肺气肿

(1)概述：肺气肿是指由于吸烟、感染、大气污染等有害气体或有害颗粒的异常炎症反应刺激，引起终末细支气管远端的气腔出现异常持久的扩张，并伴有肺泡壁和细支气管的破坏而无明显的肺纤维化。

(2)诊断标准：残气量/肺总量大于 40%。

［经典例题 1］

COPD 的最主要病理生理特征是

A. 气道结构的重塑　　　　　　　　B. 肺泡通气量下降

C. 持续性气流受限　　　　　　　　D. 肺泡回缩力减退

E. 可逆性气流受限

［参考答案］1. C

　　1. 持续气流受限指在使用支气管舒张药之后测定肺功能仍然存在明显阻塞的表现，具体指肺功能：FEV_1/FVC(一秒率)<70%。

　　2. 持续气流受限是 COPD 最重要特点——核心本质。

　　3. 持续气流受限代表疾病：慢阻肺；可逆气流受限代表疾病：哮喘。

二、病因及发病机制

主要是慢性支气管炎的病因。

1. 吸烟　为最重要环境发病因素。

2. 职业性粉尘和化学物质。

3. 空气污染。

4. 感染　是 COPD 发生发展的重要因素之一，也是本病急性加重的重要因素。感染病原体包括病毒、细菌和支原体。病毒主要为流感病毒、鼻病毒、腺病毒和呼吸道合胞病毒等；常见细菌则以肺炎链球菌、流感嗜血杆菌、卡他莫拉菌、肺炎克雷伯杆菌多见。

5. 蛋白酶-抗蛋白酶失衡　蛋白酶和抗蛋白酶维持平衡是保证肺组织正常结构免受损伤和破坏的主要因素。蛋白水解酶对组织有损伤、破坏作用；抗蛋白酶对弹性蛋白酶等多种蛋白酶具有抑制功能。其中 α_1-抗胰蛋白酶(α_1-AT)是活性最强的一种。

6. 其他　氧化应激；炎症机制；机体内在因素、自主神经功能失调、营养、气温突变等都有可能参与 COPD 的发生、发展。

［经典例题 2］

与慢性支气管炎的发生关系最密切的是

A. 吸烟　　　　　　　　　　B. 感染因素

C. 免疫功能　　　　　　　　D. 气候异常

E. 过敏因素

［参考答案］2. A

1. 最常见的阳性球菌　肺炎链球菌。
2. 常见阴性杆菌（局限）　流感嗜血杆菌。
3. 常见的院内感染　肺炎克雷伯杆菌。
4. 蛋白酶和抗蛋白酶不要混淆。α_1-抗胰蛋白酶是活性最强的一种。

三、病理生理

1. 在早期患者可有小气道（直径小于 2mm 的气道）功能异常，但常规通气功能检查如第一秒用力呼气量（FEV_1）、最大通气量、最大呼气中期流速多为正常。随着病情加重，气道狭窄，阻力增加，常规通气功能检查可有不同程度异常。随疾病发展，气道阻力增加、气流受限成为不可逆。

2. 慢性支气管炎并发肺气肿时，随其病情的严重程度可引起一系列病理生理改变。早期病变局限于细小气道，仅闭合容积增大，动态肺顺应性（指在气体流动时测定的肺和胸廓的顺应性）降低。随着病情发展，阻塞性通气功能障碍逐渐出现，最大通气量降低。肺组织弹性日益减退，肺泡持续扩大，回缩障碍，则残气量及残气量占肺总量的百分比增加。肺气肿日益加重，大量肺泡周围毛细血管受膨胀肺泡的挤压而退化，使肺毛细血管大量减少，肺泡壁的血流量减少，此时肺泡虽有通气，但肺泡壁无血液灌流，导致生理无效腔气量增大；也有部分肺区虽有血液灌流，但肺泡通气不良，不能参与气体交换。如此，肺泡及毛细血管大量丧失，弥散面积减少，产生通气与血流比例失调，出现换气功能障碍。通气和换气功能障碍可引起缺氧和二氧化碳潴留，发生不同程度的低氧血症和高碳酸血症，最终出现呼吸衰竭。

1. 主要的病理　支气管壁充血、水肿、炎细胞浸润。
2. 呼吸功能最主要的变化 小气道功能异常（小气道的标准：直径小于 2mm 的气道）。
3. 早期病变局限于细小气道，仅闭合容积增大，动态肺顺应性降低。
4. 疾病进展　COPD 通气障碍引起残气多及 CO_2 潴留。换气障碍引起低氧血症。换气中通气/血流比值很重要，正常通气/血流比值约为 0.8。

四、临床表现和病程分期

1. 临床表现

（1）症状：起病缓慢、病程较长。主要症状有：①慢性咳嗽、咳痰，常晨间咳嗽或夜间阵咳，清晨排痰较多，痰多呈白色黏液或浆液性泡沫性痰，偶可带血丝。急性发作期痰量增多，可有脓性痰；②逐渐加重的气短或呼吸困难，早期在劳力时出现，后逐渐加重，以致在日常活动甚至休息时也感到气短；③喘息和胸闷，重度患者或急性加重时可出现喘息。

(2)体征：早期可无异常，随疾病进展出现肺气肿体征：①视诊桶状胸，呼吸变浅，频率增快；②触诊双侧语音震颤减弱；③叩诊肺部过清音，心浊音界缩小，肺下界和肝浊音界下降；④听诊两肺呼吸音减弱，呼气延长，部分患者可闻及干性啰音和(或)湿性啰音。

2. 病程分期　COPD可分为：①急性加重期(慢性阻塞性肺疾病急性加重)：是指在疾病过程中，短期内咳嗽、咳痰、气短和(或)喘息加重、痰量增多，呈脓性或黏液脓性，可伴发热等症状，需要改变用药方案；②稳定期：是指患者咳嗽、咳痰、气短等症状稳定或症状轻微。

[经典例题 3]

下列哪种情况语颤变强

A. 气胸

B. 血胸

C. 肺气肿

D. 大叶性肺炎实变期

E. 胸膜肥厚

[参考答案] 3. D

1. 慢性咳痰喘　是慢阻肺的核心症状。

(1)痰：一般情况是呈白色黏液或浆液性泡沫性痰，但是当痰变为脓性时提示患者进入急性发作期。

(2)痰早晨多。

(3)咳痰喘中"喘"(呼吸困难)是最特征性症状。

2. 视诊　桶状胸。

3. 触诊　触觉语颤减弱。(语颤增强常见情况：肺炎实变，肺梗死，肺空洞；减弱常见情况：COPD，气胸，胸腔积液，胸膜增厚)。

4. 叩诊　过清音。心浊音界缩小，肺下界和肝浊音界下降。

5. 听诊　呼气延长、呼吸音减弱，干啰音，合并感染出现湿啰音。

五、辅助检查

表2-1　COPD的相关检查

检查项目	临床意义
FEV_1/FVC(用力肺活量)%，简称1秒率	是评价气流受限的敏感指标
一秒钟用力呼气容积占预计值百分比(FEV_1%预计值)	是评估COPD严重程度的良好指标
吸入支气管扩张药后	一秒率<70%及FEV_1<80%预计值者，可确定为不完全可逆的气流受限，作为诊断COPD的必备条件
肺总量(TLC)、功能残气量(FRC)、残气量(RV)	增高(对诊断有参考价值)
肺活量(VC)	减少(对诊断有参考价值)
残气量/肺总量(RV/TLC)	增加(>40%对诊断阻塞性肺气肿有重要意义)
肺部X线检查	早期无改变，对诊断COPD价值不大
血气分析	对确定发生低氧血症、高碳酸血症、酸碱平衡失调及判断呼衰类型有重要价值

1. 最有价值、最敏感的指标—秒率 FEV$_1$/FVC<70%。

2. 判断病情轻重的指标 FEV$_1$% 占预计值。

3. 诊断 COPD 的必要是吸入支气管扩张药后 FEV$_1$/FVC<70% 及 FEV$_1$<80% 预计值者。

4. 诊断肺气肿的"金标准"是 RV/TLC 增高>40%。

5. 在慢阻肺中增高的指标和降低的指标。

六、诊断与严重程度分级、鉴别诊断

1. 诊断　根据吸烟等高危因素史、临床表现及肺功能检查(吸入支气管扩张药后 FEV$_1$/FVC<70% 及 FEV$_1$<80% 预计值——主要标准)等。对少数无咳嗽、咳痰症状的患者,肺功能检查时一秒率<70%,而 FEV$_1$≥80% 预计值,在除外其他疾病后,也可诊断为 COPD。

2. COPD 严重程度分级　根据肺通气功能测定可对 COPD 的严重程度进行判断。

表 2-2　COPD 患者肺功能损害严重程度

肺功能分级	患者肺功能 FEV$_1$ 占预计值的百分比(FEV$_1$%pred)
GOLD 1 级:轻度	FEV$_1$%pred≥80%
GOLD 2 级:中度	50%≤FEV$_1$%pred<80%
GOLD 3 级:重度	30%≤FEV$_1$%pred<50%
GOLD 4 级:极重度	FEV$_1$%pred<30%

3. 急性加重风险评估　上一年发生 2 次或以上急性加重,或 FEV$_1$%pred<0.5,均提示今后急性加重的风险增加。

4. 急性加重期病情严重程度评估　慢性阻塞性肺疾病急性加重(AECOPD)时,需对其严重程度进行评估。

AECOPD 的临床分级:

Ⅰ级:无呼吸衰竭;呼吸频率 20~30 次/分;无应用辅助呼吸肌群;无意识状态改变;低氧血症,能通过鼻导管或文丘里面罩 28%~35% 浓度吸氧而改善;无高碳酸血症。

Ⅱ级:有呼吸衰竭;呼吸频率>30 次/分;有应用辅助呼吸肌群;无意识状态改变;低氧血症,能通过鼻导管或文丘里面罩 28%~35% 浓度吸氧而改善;有高碳酸血症,PaCO$_2$ 增加到 50~60mmHg。

Ⅲ级:有呼吸衰竭;呼吸频率>30 次/分;有应用辅助呼吸肌群;有意识状态改变;低氧血症不能通过文丘里面罩吸氧或>40% 浓度吸氧而改善;有高碳酸血症,PaCO$_2$>60mmHg 或存在酸中毒(pH≤7.25)。

5. 鉴别诊断　主要与支气管哮喘、支气管扩张、肺结核、弥漫性泛细支气管炎、支气管肺癌鉴别。

七、并发症

1. 呼吸衰竭　重症病例在晚期常有慢性呼吸衰竭,以Ⅱ型呼吸衰竭多见。

2. 自发性气胸　表现为突然加重的呼吸困难,并伴有明显的发绀,患侧肺部叩诊为鼓音,听诊呼吸音减弱或消失,通过 X 线检查可以确诊。

3. 慢性肺源性心脏病　由于 COPD 病变引起肺血管床减少及缺氧致肺动脉痉挛、血管重塑,导致肺动脉高压、右心室肥厚扩大,最终发生右心衰竭。

八、治疗

治疗包括急性加重期治疗和稳定期治疗。

(一)急性加重期治疗

1. 确定急性加重期的原因和病情严重程度,应用抗生素。

2. 合理氧疗　低流量吸氧，发生低氧血症者可鼻导管吸氧，一般吸入氧流量 1.0～2.0L/min，氧浓度应为 28%～30%，面罩吸氧。鼻导管吸氧时，其公式为吸入氧浓度(%) = 21+4×氧流量(L/min)。

3. 使用支气管舒张药　如应用沙丁胺醇、异丙托溴铵(对抗迷走神经张力)。

4. 祛痰药　对不易咳出痰者可应用。不建议强烈镇咳。

5. 糖皮质激素应用　主要对重度和极重度(Ⅲ级和Ⅳ级)患者、反复加重患者。

(二)稳定期治疗

1. 首先需要教育和劝导患者戒烟。

2. 药物治疗　包括支气管舒张剂、糖皮质激素和祛痰药。

(1)支气管舒张药：①抗胆碱药：如异丙托溴铵气雾剂，属于抗胆碱药，长效抗胆碱药是目前慢性阻塞性肺疾病治疗的首选药物；②β_2 肾上腺素受体激动剂(包括短效和长效剂)，短效剂可按需应用以暂时缓解症状，主要品种有沙丁胺醇气雾剂、特布他林气雾剂。长效剂可长期规则应用以预防和减轻症状，主要品种有沙美特罗、福莫特罗；③茶碱类药物。

(2)糖皮质激素：对部分高风险患者、反复加重患者，可长期吸入糖皮质激素与长效抗胆碱药(或长效 β_2 肾上腺素受体激动剂)联合制剂。

(3)祛痰药：对不易咳出痰者可应用。

3. 另外，长期家庭氧疗(LTOT)对 COPD 慢性呼吸衰竭者可提高生活质量和生存率。LTOT 指征：① $PaO_2 \leqslant 55mmHg$ 或 $SaO_2 \leqslant 88\%$，有或没有高碳酸血症；② PaO_2 55～60mmHg，或 $SaO_2 < 89\%$，并有肺动脉高压、心力衰竭、水肿或红细胞增多症(血细胞比容>0.55)。一般用鼻导管吸氧，氧流量为 1.0～2.0L/min，吸氧时间 10～15h/d。目的是使患者在海平面，静息状态下，达到 $PaO_2 \geqslant 60mmHg$ 和(或)使 SaO_2 升至 90%。

1. 急性加重期最重要的治疗是抗感染。同时使用支气管扩张药物，氧疗。

2. 合理氧疗(强调低流量，低浓度吸氧)，长期家庭氧疗的指征和方法。

3. 支气管舒张药　β_2 肾上腺素受体激动剂和抗胆碱药(代表药物名称及使用)。

4. 糖皮质激素　代表药物。

九、预防

戒烟是预防 COPD 的重要措施，也是最简单易行的措施，在疾病的任何阶段戒烟都有益于防止 COPD 的发展。

第二章 慢性肺源性心脏病

肺源性心脏病(简称肺心病)是指由支气管-肺组织、胸廓或肺血管病变致肺血管阻力增加,产生肺动脉高压,继而右心室结构或(和)功能改变的疾病。根据起病缓急和病程长短,可分为急性和慢性肺心病两类。临床上以慢性肺心病多见。

一、流行病学
1. 常见诱因　急性呼吸道感染。
2. 好发季节　冬、春寒冷季节。

二、病因
1. 慢性支气管肺疾病　COPD最多见,占80%~90%,其次为支气管哮喘、支气管扩张、重症肺结核、尘肺、特发性肺间质纤维化和各种原因引起的肺间质纤维化等。
2. 胸廓运动障碍性疾病　较少见。
3. 肺血管疾病　如慢性血栓栓塞性肺动脉高压、特发性肺动脉高压等,均可因肺动脉狭窄、阻塞,引起肺血管阻力增加、肺动脉高压和右心室负荷加重,发展成慢性肺心病。

三、发病机制
(一)肺动脉高压的形成机制
肺动脉高压的形成因素包括肺血管阻力增加的功能性、解剖性因素和血容量增多及血液黏稠度增加三类,其中肺血管阻力增加的功能性因素可通过干预而改善,如在肺心病急性加重期经过治疗、缺氧和高碳酸血症得到纠正后,肺动脉压可明显降低,部分患者甚至可恢复到正常范围。

1. 肺血管阻力增加的功能性因素　缺氧、高碳酸血症和呼吸性酸中毒使肺血管收缩、痉挛,其中缺氧是肺动脉高压形成的最重要因素。

(1)缺氧时收缩血管的活性物质增多,如白三烯、5-羟色胺(5-HT)、血管紧张素Ⅱ、血小板活化因子(PAF),可使肺血管收缩,血管阻力增加。另外,内皮源性舒张因子(EDRF)和内皮源性收缩因子(EDCF)的平衡失调,在缺氧性肺血管收缩中也起一定作用。此外,缺氧还可使平滑肌细胞膜对Ca^{2+}的通透性增加,细胞内Ca^{2+}含量增高,肌肉兴奋-收缩耦联效应增强,使肺血管收缩。

(2)高碳酸血症时,酸中毒使血管对缺氧的收缩敏感性增强,致肺动脉压增高。

2. 肺血管阻力增加的解剖性因素　①慢性支气管周围炎累及邻近的肺小动脉,引起血管炎,导致管壁增厚、管腔狭窄或闭塞;②肺气肿时肺泡内压增加,压迫毛细血管;③肺泡壁破裂造成毛细血管网的毁损,严重时导致肺循环阻力增大,肺动脉增高;④慢性缺氧导致肺血管重建,肺小动脉平滑肌细胞肥大,纤维组织增生,血管壁增厚,管腔狭窄。

3. 血容量增多和血液黏滞度增加　慢性缺氧产生继发性红细胞增多,血液黏稠度增加。

4. 缺氧　使醛固酮增加,使水、钠潴留,血容量增多。

(二)心脏病变和心力衰竭
肺循环阻力增加时,右心室扩大及右心室功能衰竭。少数可出现左心室肥大、衰竭。此外,心肌缺氧、乳酸堆积;反复感染,细菌毒素作用;酸碱水电解质失衡所致的心律失常等均可影响心肌,促进心衰。

（三）其他重要器官的损害

缺氧和高碳酸血症还可导致脑、肝、肾、胃肠及内分泌系统、血液系统等重要器官发生病理改变。

【经典例题1】

慢性肺心病引起肺动脉高压最主要的原因是

A. 血液黏稠度增加　　　　　　　　　B. 血容量增加

C. 缺氧性肺血管收缩　　　　　　　　D. 高碳酸血症

E. 慢性炎症所致的肺动脉狭窄

[参考答案] 1. C

1. 肺动脉高压发病机制　包括功能性、解剖性因素和血容量增多及血液黏稠度增加三类。功能性因素最重要。功能性因素包括：缺氧和高碳酸血症。缺氧在功能性因素最重要。

2. 低氧和高碳酸血症纠正后，肺动脉压可明显降低。

四、临床表现

（一）肺、心功能代偿期（包括缓解期）

1. 症状　主要是COPD的表现，急性感染可使上述症状加重。少有胸痛或咯血。

2. 体征　①不同程度的发绀和肺气肿体征。偶有干、湿性啰音；②心脏体征：$P_2 > A_2$，三尖瓣区可出现收缩期杂音或剑突下心脏搏动增强，多提示右心室肥厚与扩大；③部分患者因肺气肿使胸腔内压升高，阻碍腔静脉回流，可有颈静脉充盈。

（二）肺、心功能失代偿期（包括急性加重期）

1. 呼吸衰竭　常见症状有呼吸困难加重，夜间为甚，常有头痛、失眠、食欲下降，但白天嗜睡，甚至出现表情淡漠、神志恍惚、谵妄等肺性脑病的表现。常见体征有明显发绀，球结膜充血、水肿，严重时可有视乳头水肿等颅内压升高的表现。腱反射减弱或消失，出现病理反射。因高碳酸血症可出现周围血管扩张的表现，如皮肤潮红、多汗。

2. 右心衰竭　常见症状有呼吸困难加重，心悸、食欲减退、腹胀、恶心等。常见体征有明显发绀，颈静脉怒张，心率增快，可出现心律失常，三尖瓣区收缩期杂音。肝大且有压痛，肝颈静脉回流征阳性，下肢水肿，重者可有腹水。

补充：负性心尖搏动：心脏收缩时心尖搏动内陷，见于粘连性心包炎、重度右心室肥大致心脏顺钟向转位。心前区隆起，左心室向左侧移位。

1. 肺、心功能代偿期

(1)肺动脉高压：肺动脉瓣区第二音亢进。

(2)右心室肥厚与扩大：三尖瓣区出现收缩期杂音或剑突下可见明显心脏搏动。

2. 肺、心功能失代偿期

(1)呼吸衰竭：肺性脑病。

(2)心力衰竭：肝-颈静脉回流征阳性（最特异性体征）。

五、实验室和其他检查

1. X线检查（首选检查）　除肺、胸基础疾病，急性肺部感染的特征外，还可有肺动脉高压征象：①右下肺动脉干扩张，其横径≥15mm；其横径与气管横径比值≥1.07；②肺动脉段明显突出或其高度≥3mm；③中央动脉扩张，外周血管纤细，形成"残根"样表现；④右心室增大征。

表2-3 比较左右心室肥大X线特点

	右心室增大	左心室增大
心脏形状	心尖圆隆上翘	靴型心
左心室移位	向左侧移位	向左下侧移位

2. 心电图检查

（1）主要条件：①电轴右偏、额面平均电轴≥+90°；②V_1 R/S≥1；③重度顺钟向转位；④RV_1+SV_5≥1.05mV；⑤V_{1-3}导联QRS波呈qR、QS、qr（需除外心肌梗死）；⑥肺型P波。

（2）次要条件：①右束支传导阻滞；②肢体导联低电压。符合1个主要条件或2个次要条件可以诊断。

3. 超声心动图检查 右心室流出道内径≥30mm、右心室内径≥20mm、右心室前壁的厚度，左、右心室内径比值<2、右肺动脉内径或肺动脉干及右心房增大。

4. 血气分析 低氧血症或合并高碳酸血症。

5. 血液检查 红细胞及血红蛋白可升高。合并感染时白细胞总数增高，中性粒细胞增加。部分患者血清学检查可有肾功能或肝功能改变，电解质紊乱。

【经典例题2】

男性，65岁。慢支30年，近3年来下肢水肿，活动后气短，3天前受凉后加重，神志恍惚嗜睡，血气分析：pH 7.15，$PaCO_2$ 80mmHg，PaO_2 45mmHg，BE −10mmol/L。此结果符合

A. 呼吸性酸中毒失代偿期

B. 呼吸性酸中毒代偿期

C. 呼吸性酸中毒+代谢性碱中毒

D. 代谢性碱中毒+代谢性酸中毒

E. 呼吸性酸中毒+代谢性酸中毒

［参考答案］2. E

1. X线检查（首选检查） ①右下肺动脉干横径≥15mm；其横径与气管横径比值≥1.07；②肺动脉段明显突出或其高度≥3mm。

2. 心电图：①心电图检查主要条件。②区别二尖瓣型P波与肺性P波。右房大：肺型P波高；左房大：二尖瓣型P波宽。

3. 超声心动图检查右心室肥大。

4. 血气分析

（1）代偿或失代偿：由pH判定：7.35~7.45（代偿）；<7.35为酸中毒；>7.45为碱中毒。

（2）呼吸性因素（呼酸、呼碱）：由$PaCO_2$判定。正常为35~45mmHg；>45呼吸性酸中毒；<35呼吸性碱中毒。

（3）代谢性因素：由BE、碳酸氢根判定。

BE：正常为−3~+3；>+3代谢性碱中毒；<−3代谢性酸中毒。（注意：诊断学BE指标为0±2.3mmol/L，但做题时建议以±3来记忆。）

HCO_3^-：正常为22~27mmol/L。>27mmol/l代谢性碱中毒；<22mmol/l代谢性酸中毒。

六、诊断和鉴别诊断

1. 诊断　根据患者有慢性阻塞性肺疾病、其他胸肺疾病或肺血管病变病史，并已引起肺动脉高压、右心室增大或右心功能不全的症状体征，心电图、X线胸片、超声心动图有右心增大肥厚的征象，可以作出诊断。

2. 鉴别诊断　本病须与冠心病、风湿性心瓣膜病、心肌病相鉴别。

3. 并发症主要包括：①肺性脑病，是慢性肺心病死亡的首要原因；②酸碱失衡及电解质紊乱；③心律失常，多表现为房性期前收缩及阵发性室上性心动过速，其中以紊乱性房性心动过速最具特征性；④休克；⑤消化道出血；⑥弥散性血管内凝血；⑦深静脉血栓形成。

七、治疗

（一）肺心功能失代偿期

1. 原则　积极控制感染；通畅呼吸道，改善呼吸功能；纠正缺氧和二氧化碳潴留；控制呼吸和心力衰竭；积极处理并发症。

2. 具体措施

(1) 控制感染：是肺心病急性加重期首选的治疗措施。

(2) 氧疗：通畅呼吸道，纠正缺氧和二氧化碳潴留。注意给予持续低浓度低流量吸氧。

(3) 控制心力衰竭：慢性肺心病患者一般在积极控制感染、改善呼吸功能后心力衰竭便能得到改善，只有对治疗后无效的较重患者，可适当选用利尿、正性肌力药或血管扩张药。①利尿药的使用，原则上宜选用作用轻，小剂量的使用，一般不超过4天；尿量多时需加用氯化钾，或用保钾利尿药，如氨苯蝶啶。应用利尿药后可出现低钾、低氯性碱中毒，导致缺氧加重，痰液黏稠不易排痰和血液浓缩，应注意预防；②正性肌力药物的使用，应选择作用快、排泄快的洋地黄类药物，且剂量宜小。由于慢性肺心病患者的慢性缺氧及感染，对洋地黄类药物的耐受性很低，易发生心律失常，因此在用药前应注意纠正缺氧，防治低钾血症，以免发生药物毒性反应，并严格掌握其应用指征，适应证：感染已被控制、呼吸功能已改善、利尿药不能取得良好疗效而反复水肿的心力衰竭患者；其次是以右心衰竭为主要表现而无明显感染的患者，和(或)出现急性左心衰竭者；③血管扩张药的使用，血管扩张药可减轻心脏前、后负荷，降低心肌耗氧量，增强心肌收缩力，对部分顽固性心力衰竭有一定效果。

(4) 并发症的治疗：①肺性脑病，慎用镇静剂；②控制心律失常，一般心律失常经过上述治疗可自行消失，如果持续存在可根据心律失常的类型选用药物；③抗凝治疗，应用普通肝素或低分子肝素防止肺微小动脉原位血栓形成；④加强翻身、拍背排出呼吸道分泌物。

（二）肺心功能代偿期

采用综合措施，如长期家庭氧疗、调整免疫功能等，增强患者免疫功能，减少或避免急性加重期的发生。

1. 急性加重的主要诱因　呼吸道感染。

2. 急性加重期关键性的治疗　抗感染。

氧疗：通畅呼吸道，纠正缺氧和二氧化碳潴留。要点：不能用高浓度吸氧。高浓度吸氧解除了呼吸中枢的兴奋性，影响通气。

3. 控制心力衰竭　利尿药的使用：原则上宜选用作用轻，小剂量的使用。正性肌力药物的使用剂量宜小。一般约为常规剂量的1/2或2/3量。血管扩张药对部分顽固性心力衰竭有一定效果。

[经典例题 3]

慢性肺源性心脏病急性加重期治疗措施中最重要的是

A. 利尿剂

B. 平喘药

C. 抗菌药物

D. 解痉药

E. 化痰药

[参考答案] 3. C

第三章 支气管哮喘

一、概念

支气管哮喘(简称哮喘)是由多种细胞(如嗜酸性粒细胞、肥大细胞、T淋巴细胞、中性粒细胞、气道上皮细胞等)和细胞组分参与的气道慢性炎症性疾病和气道高反应为特征的异质性疾病。这种气道慢性炎症也被认为是哮喘的本质,炎症使易感者对各种激发因子具有气道高反应性,并可引起气道狭窄。临床表现为反复发作性伴有哮鸣音的呼气性呼吸困难,或发作性胸闷和咳嗽,常在夜间和(或)清晨发作、加剧,多数患者可自行缓解或经治疗后缓解。

[经典例题1]

支气管哮喘最有意义的临床特点是

A. 呈反复发作,持续不能缓解
B. 有哮鸣音
C. 呈进行性加重
D. 有肺气肿体征
E. 呈发作性,可缓解

[参考答案] 1.E

1. 概念 一个本质:气道慢性炎症。一个核心特点:可逆性气流受限。
2. 临床表现 反复发作性的喘息、呼气性呼吸困难等症状。
3. 缓解方式 多数患者可自行或经治疗后缓解。
4. 早期气流 受限可逆,不发作时基本正常。

二、病因

哮喘的病因尚不完全清楚,没有明确病因,患者个体特应性体质及环境因素的影响是发病的危险因素。哮喘与多基因遗传有关,同时受遗传因素和环境因素的双重影响。环境因素:尘螨、花粉;药物因素:阿司匹林、心得安;其他:运动、精神等都可能是哮喘的激发因素。

三、发病机制

1. 免疫-炎症机制 体液介导和细胞介导的免疫,均参与哮喘的发病。

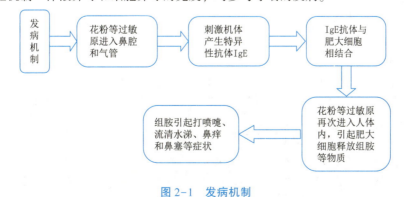

图2-1 发病机制

(1)抗原通过抗原呈递细胞激活 T 细胞，活化的辅助性 T 细胞(主要是 Th2 细胞)产生的白细胞介素进一步激活 B 淋巴细胞，后者合成特异性 IgE，并结合于肥大细胞和嗜碱性粒细胞等表面的 IgE 受体。若变应原再次进入体内，可与结合在细胞表面的 IgE 交联，从而合成并释放多种活性介质导致平滑肌收缩、黏液分泌增加、血管通透性增高和炎症细胞浸润等。

从而产生哮喘的临床症状，这是一个典型的变态反应过程。根据变应原吸入后哮喘发生的时间，分为速发型(IAR)、迟发型(LAR)和双相型(OAR)哮喘反应。①IAR 型：与吸入变应原同时发生，15～30 分钟达高峰，2 小时逐渐恢复正常；②LAR 型：吸入变应原 6 小时后发生；持续时间长，可数天；临床症状重，肺功能损害严重而持久。

(2)活化的 Th2 细胞分泌的细胞因子，直接激活肥大细胞、嗜酸性粒细胞及肺泡巨噬细胞等多种炎症细胞，使之在气道浸润和聚集，这些细胞相互作用后分泌出多种炎性介质(组胺、前列腺素 PG、白三烯 LT、血小板活化因子 PAF 等)和细胞因子，进一步加重气道高反应性和炎症。

(3)各种细胞因子及环境刺激因素可作用于气道上皮细胞和平滑肌细胞，使之增殖而引起气道重塑。气道重塑是最终引起哮喘不可逆性气道阻塞的主要原因。

(4)由血管内皮及气道上皮细胞产生的黏附分子(AMs)可介导白细胞与血管内皮细胞的黏附，加重了气道炎症过程。

2. 神经机制

(1)支气管哮喘与 β 肾上腺素能受体功能低下和迷走神经张力亢进有关，并可能存在有 α 肾上腺素能神经的反应性增加。

(2)非肾上腺素能非胆碱能(NANC)既能释放舒张支气管平滑肌的神经介质如血管活性肠肽(VIP)、一氧化氮(NO)，又能释放收缩支气管平滑肌的介质如 P 物质、神经激肽，若两者平衡失调，即可引起支气管平滑肌收缩。

3. 气道高反应性(AHR)　目前普遍认为气道炎症是导致气道高反应性的重要机制之一，当气道受到变应原或其他刺激后，由于多种炎症细胞、炎症介质和细胞因子的参与，气道上皮的损害和上皮下神经末梢的裸露等而导致气道高反应性。AHR 常有家族倾向，受遗传因素的影响。AHR 为支气管哮喘患者的共同病理生理特征，但是长期吸烟、接触臭氧、病毒性上呼吸道感染、慢性阻塞性肺疾病(COPD)等也可出现 AHR，因此，出现 AHR 者并非仅见于支气管哮喘。

[经典例题 2]

下列有关哮喘特征的描述中不准确的是

A. 凡气道反应性增高者都是支气管哮喘

B. 不同程度的可逆性气道阻塞

C. 反复发作性呼气性呼吸困难

D. 典型发作时可闻及哮鸣音

E. 可自行缓解或经治疗后缓解

[参考答案] 2.A

1. 过敏原作用于患者，产生 IgE(多见于外源性哮喘)。

2. IgE 结合于肥大细胞、嗜碱性粒细胞表面的 IgE 受体。

3. 神经因素　激动 β_2 肾上腺素能受体(兴奋交感)或者抑制胆碱(抑制副交感)使支气管扩张。

4. 气道高反应性是哮喘的一种表现，但并不是只有哮喘才具有。

四、临床表现

1. 症状　发作性伴有哮鸣音的呼气性呼吸困难或发作性胸闷和咳嗽是其主要症状。严重者可出现端坐呼吸，干咳或咳白色黏液痰，甚至发绀等。症状的重要特点是常在夜间及凌晨发作和加重，可在数分钟内发作，经数小时至数天。用支气管舒张药后缓解或自行缓解。咳嗽变异型哮喘以咳嗽为唯一的症状。运动性哮喘则多于运动后出现胸闷、咳嗽和呼吸困难。

2. 体征　非发作期可无异常体征。发作时胸部叩诊呈过清音。可闻及广泛的哮鸣音，呼气延长。重度哮喘发作时，哮鸣音也可消失，被称为寂静胸，常提示病情危重。同时还可出现心率增快、奇脉、胸腹矛盾运动和发绀。

1. 发作特点　年龄小、季节明显。
2. 时间　夜间或凌晨；发作性，间歇期正常。
3. 呼吸困难特点　呼气性。
4. 啰音　干啰音为主。
5. 寂静胸、胸腹矛盾运动　提示病情危重。
6. 特殊类型的哮喘　咳嗽变异型哮喘，运动型哮喘。

五、辅助检查

1. 痰液检查　可见较多嗜酸性粒细胞。

2. 呼吸功能检查　①通气功能检测：在哮喘发作时呈阻塞性通气功能障碍，一秒钟用力呼气量（FEV_1）、一秒钟用力呼气容积占用力肺活量比值（$FEV_1/FVC\%$）、最大呼气中期流速（MMEF）以及最大呼气流量（PEF）均减少。用力肺活量（FVC）降低、残气量（RV）增加、功能残气量（FRV）增加，残气量占肺总量（RV/TLC）百分比增高。缓解期上述指标可逐渐恢复；②支气管激发试验（BPT）：通常适用于通气功能正常的患者，用以测定气道反应性来诊断变异性哮喘。激发试验常用吸入激发剂为乙酰甲胆碱，激发试验阳性是指在激发试验设定的激发剂量范围内，FEV_1下降≥20%。并可通过剂量反应曲线计算使FEV_1下降20%的吸入药物累积剂量（$PD_{20}-FEV_1$）或累积浓度（$PC_{20}-FEV_1$），对气道反应性增高的程度作出定量判断；③支气管舒张试验（BDT）：用以测定气道气流受限的可逆性。常用吸入型的支气管舒张药有沙丁胺醇、特布他林等，如FEV_1较用药前增加≥12%以上，且其绝对值增加≥200ml，可诊断为舒张试验阳性；④PEF及其变异率测定：可反映气道通气功能的变化。哮喘发作时PEF下降。若昼夜（或凌晨与下午）PEF变异率≥20%，则符合气道气流受限可逆性改变特点。

3. 动脉血气分析　是判断病情严重程度最有意义的检查，发作时可有缺氧，PaO_2和SaO_2降低，一般状态下，由于过度通气则$PaCO_2$下降，表现为呼吸性碱中毒；重症哮喘，气道阻塞严重，可有缺氧及CO_2潴留，$PaCO_2$上升，表现为呼吸性酸中毒，严重缺氧时还可以合并代谢性酸中毒。

4. 胸部X线　缓解期多无明显异常。哮喘发作期可见两肺透亮度增加，并发呼吸道感染，可见肺纹理增加及炎性浸润阴影。有并发症时可有肺不张、气胸或纵隔气肿等X线征象。

5. 特异性过敏原的检测　①体外试验测定患者的特异性IgE；②体内试验注意防止发生过敏反应；③皮肤变应原测试；④吸入变应原测试。

1. 支气管激发试验与支气管舒张试验对比。

表 2-4　支气管激发试验与支气管舒张试验

	目的	吸入试剂	阳性指标
支气管舒张试验	可逆性 鉴别 COPD	沙丁胺醇	FEV_1 较用药前增加≥12%，且其绝对值增≥200ml
支气管激发试验	气道反应性，诊断不典型哮喘	乙酰胆碱	FEV_1 下降≥20%

2. 血气分析　一般发作时可有缺氧（PaO_2 降低），并出现过度通气（$PaCO_2$ 下降，pH 上升），严重时 CO_2 滞留（$PaCO_2$ 上升）。

六、诊断

(一)诊断标准　符合 1~4 条或 4、5 条者可诊断为支气管哮喘。

1. 反复发作的喘息、气急、胸闷或咳嗽，多与接触变应原、冷空气、物理、化学性刺激、病毒性上呼吸道感染、运动等有关。

2. 发作时在双肺可闻及散在或弥漫性、以呼气相为主的哮鸣音，呼气相延长。

3. 上述症状可经治疗缓解或自行缓解。

4. 除外其他疾病引起的喘息、气急、胸闷和咳嗽。

5. 临床表现不典型者(如无明显喘息或体征)至少应有以下三项中的一项：①支气管激发试验或运动试验阳性；②支气管舒张试验阳性；③昼夜 PEF 变异率≥20%。

(二)分期和严重度分级

急性发作期症状突然发生或加剧，以呼气流量降低为特征，常因接触过敏原或治疗不当所致。

支气管哮喘可分为急性发作期、非急性发作期(慢性持续期)和临床缓解期。

临床缓解期：患者无喘息、气急、胸闷、咳嗽等症状并维持 1 年以上。

表 2-5　哮喘急性发作期的严重度分级

临床特点	轻度	中度	重度	危重
气短	步行、上楼时	稍事活动	休息时	
体位	可平卧	喜坐位	端坐呼吸	
讲话方式	连续成句	常有中断	单字	不能讲话
精神状态	可有焦虑/尚安静	时有焦虑或烦躁	常有焦虑、烦躁	嗜睡意识模糊
出汗	无	有	大汗淋漓	
呼吸频率	轻度增加	增加	常>30 次/分	
辅助呼吸肌活动及三凹征	常无	可有	常有	胸腹矛盾运动
哮鸣音	散在，呼吸末期	响亮、弥漫	响亮、弥漫	减弱乃至无

续表

临床特点	轻度	中度	重度	危重
脉率	<100 次/分	100~120 次/分	>120 次/分	脉率变慢或不规则
奇脉(收缩压下降)	无(<10mmHg)	可有(10~25mmHg)	常有(>25mmHg)	无
使用 β_2 激动剂后 PEF 预计值或个人最佳值%	>80%	60%~80%	<60% 或 <100L/min 或作用时间<2h	
PaO_2(吸空气)	正常	60~80mmHg	<60mmHg	
$PaCO_2$	<45mmHg	≤45mmHg	>45mmHg	
SaO_2(吸空气)	>95%	91%~95%	≤90%	
pH	—	—	降低	降低

七、鉴别诊断

1. **急性左心衰竭**　亦称心源性哮喘,发作时的症状与哮喘相似,但患者多有高血压、冠状动脉粥样硬化性心脏病、风湿性心脏病和二尖瓣狭窄等病史和体征,以及阵发性咳嗽,咳粉红色泡沫痰,两肺可闻及广泛的湿啰音和哮鸣音,左心界扩大,心率增快,心尖部可闻及奔马律等表现。胸部 X 线检查可见心脏增大,肺淤血征。若一时难以鉴别,可雾化吸入 β_2 肾上腺素受体激动剂作诊断性治疗,若迅速缓解,则可排除心源性哮喘,在未确诊前忌用肾上腺素或吗啡,以免造成生命危险。

注意:肾上腺素可以用于支气管哮喘,但对于心源性哮喘禁用,是因为肾上腺素可以激动 β_2 受体使支气管平滑肌松弛,解除支气管痉挛;同时又可以激动 β_1 受体使心肌收缩力增强,心率增快,增加心肌耗氧量,所以心源性哮喘患者禁用。

而吗啡可以用于心源性哮喘,但对支气管哮喘禁用,是因为吗啡能抑制呼吸中枢,同时能促进组胺的释放,可以导致支气管收缩,故吗啡禁用于支气管哮喘;吗啡在心源性哮喘中则可以起到镇静、降低呼吸中枢对 CO_2 敏感性而缓解呼吸困难等作用。

2. **慢性阻塞性肺疾病**　多见中老年人,有慢性咳嗽史。当两疾病共存时,临床很难鉴别。

3. **气道阻塞**　可见于中央型肺癌、气管支气管结核等。

4. **变态反应性支气管肺曲菌病。**

1. 鉴别左心衰

(1) 氨茶碱适用于两者。

(2) 肾上腺素适用于支气管哮喘。

(3) 吗啡适用于心源性哮喘。

(4) 左心衰鉴别关键词:①年龄大,心脏病基础(高血压,冠心病,糖尿病)。②湿啰音为主,粉红色泡沫痰,心脏扩大,奔马律。③胸片心影大,BNP。

2. 鉴别 COPD　慢阻肺地标词:①年龄偏大,慢性咳痰喘。②支气管舒张试验:FEV_1 仍低。

八、并发症

可并发气胸、纵隔气肿、肺不张；长期反复发作和感染可并发慢性支气管炎、肺气肿和肺源性心脏病。

九、治疗与管理

(一)脱离变应原

(二)药物治疗

1. 支气管舒张药是缓解哮喘急性发作的首选药物。包括：

(1)β_2受体激动剂：①作用机制：主要作用于呼吸道的β_2受体，激活腺苷酸环化酶，使细胞内的环磷腺苷(cAMP)含量增加，游离Ca^{2+}减少，松弛支气管平滑肌；②代表药物：短效β_2受体激动剂有沙丁胺醇、特布他林和非诺特罗，作用时间约为4~6小时。长效β_2受体激动剂有沙美特罗、福莫特罗及丙卡特罗，作用时间约为10~12小时。

其中吸入法作为首选；β_2受体激动剂的缓释型及控释型制剂疗效维持时间较长，用于防治反复发作性哮喘和夜间哮喘；注射用药，用于严重哮喘。

(2)抗胆碱药：①作用机制：M受体拮抗剂，阻断节后神经，降低迷走神经张力而舒张支气管，并减少痰液分泌。与β_2受体激动剂联合使用有协同作用，尤其适应于夜间哮喘和多痰患者。②代表药物：异丙托溴铵。

(3)茶碱类：①作用机制：抑制磷酸二酯酶，使细胞内cAMP增高，还能拮抗腺苷受体，刺激肾上腺分泌肾上腺素，增强呼吸肌收缩，增强纤毛清除功能，抗炎作用；②代表药物：氨茶碱；③主要不良反应：胃肠道-恶心、呕吐，心血管-心动过速、心律失常、血压下降、多尿，神经-兴奋呼吸中枢，严重者抽搐乃至死亡；④用药检测：最好用药中监测血浆氨茶碱浓度，安全浓度为6~15$\mu g/ml$。合用西咪替丁、喹诺酮类、大环内酯类使其排泄减慢。

(4)全身糖皮质激素。

2. 控制哮喘发作药是主要治疗哮喘气道炎症的药物。

(1)糖皮质激素：针对哮喘慢性非特异性炎症机制，是当前防治哮喘最有效的药物。①作用机制：抑制炎症细胞的迁移与活化、抑制细胞因子的生成；抑制炎症介质的释放；增强平滑肌细胞β_2受体的反应性；②用法：吸入治疗是目前推荐长期抗炎治疗的最常用方法，注意联合用药。常用吸入药物有二丙酸倍氯米松、布地奈德、氟替卡松等，后两者生物活性更强，作用更持久。通常需规律吸入一周以上方能生效。根据哮喘病情，吸入剂量(BDP或等效量其他糖皮质激素)在轻度持续者一般200~500$\mu g/d$，中度持续者一般500~1000$\mu g/d$，重度持续者一般>1000$\mu g/d$(不宜超过2000$\mu g/d$)(氟替卡松剂量减半)。重度或严重哮喘发作时应及早应用琥珀酸氢化可的松或甲基强的松龙。

(2)白三烯(LT)调节剂：①作用机制：调节LT的生物活性作用发挥抗炎作用，同时舒张支气管平滑肌，可用于哮喘干预性治疗；②代表药物：孟鲁司特、扎鲁司特。

(3)其他药物：酮替芬和新一代组胺H_1受体拮抗剂如阿司咪唑、曲尼斯特等，对轻症哮喘和季节性哮喘有一定效果。色甘酸钠、抗IgE抗体等。

3. 急性发作期的治疗　目的是尽快缓解气道阻塞，纠正低氧血症，恢复肺功能，预防进一步恶化或再次发作，防止并发症。一般根据病情的分度进行综合性治疗。

表2-6　急性发作期分度治疗

严重程度	治疗
轻度	吸入SABA，第1小时内每20分钟吸入1~2喷，随后轻度急性发作可调整为3~4小时吸入1~2喷，效果不佳时可加服茶碱控释片(200mg/d)，或加用短效抗胆碱药吸入

续表

严重程度	治疗
中度	吸入SABA(雾化吸入)，第1小时内可持续雾化吸入。联合应用雾化吸入短效抗胆碱药、激素混悬液，也可联合静脉注射茶碱类。如果治疗效果不好，尤其是在控制药物治疗基础上发生的急性发作，应尽快口服糖皮质激素，同时吸氧
重度至危重度	持续雾化吸入SABA，或联合雾化吸入短效抗胆碱药、激素混悬液以及加用静脉滴注茶碱类药物，吸氧。尽早静脉滴注糖皮质激素，3~5天改为口服，维持水、电解质平衡，纠正酸碱失衡。病情恶化应及时给予机械通气(有创/无创通气)治疗，其指征包括：呼吸肌疲劳、$PaCO_2 \geq 45mmHg$，意识改变(需进行有创通气)。同时要预防呼吸道感染

4. 慢性持续期的治疗

表2-7　哮喘的治疗方案

治疗方案	第1级	第2级	第3级	第4级	第5级
推荐选择控制药物	不需使用药物	低剂量ICS	低剂量ICS加LABA	中/高剂量ICS加LABA	加其他治疗，如口服糖皮质激素
其他选择控制药物	低剂量ICS	白三烯受体拮抗剂	中/高剂量ICS	中/高剂量ICS加LABA加LAMA	加LAMA
		低剂量茶碱	低剂量ICS加白三烯受体拮抗剂	高剂量ICS加白三烯受体拮抗剂	加IgE单克隆抗体
			低剂量ICS加茶碱	高剂量ICS加茶碱	加IL-5单克隆抗体
缓解药物	按需使用SABA	按需使用SABA	按需使用SABA或低剂量布地奈德/福莫特罗或倍氯米/福莫特罗		

注：推荐选用的治疗方案，但也要考虑患者的实际状况，如经济收入和当地的医疗资源等。低剂量ICS指每日吸入布地奈德(或等效其他ICS)200~400μg，中等剂量为>400~800μg，高剂量为>800~1600μg。

5. 免疫疗法

(1)特异性免疫疗法：对许多花粉、尘螨及少数动物毛屑引起的过敏性哮喘有效。

(2)非特异性免疫性：疗法注射卡介苗、转移因子、疫苗等。

6. 哮喘患者的教育与管理　通过教育与管理应使患者了解或掌握：

①了解哮喘的激发因素，找出各自的激发因素及避免诱因的方法。

②学会哮喘发作时简单的紧急自救方法。

③熟悉哮喘发作先兆表现及相应处理办法。

④学会并掌握峰流速仪的使用方法、哮喘日记的记录，在家中自行监测病情变化，并进行定。

⑤简单了解哮喘的本质和发病机制。

⑥了解常用平喘药物的作用、正确用量、用法、不良反应。

⑦掌握正确的吸入技术。

⑧知道什么情况下应来医院就诊。

⑨与医生共同制订出防止复发，保持长期稳定的方案。

⑩相信通过长期、适当、充分的治疗，完全可以有效地控制哮喘发作。

1. 支气管扩张药物的代表药物。
2. 抗炎药物控制症状　糖皮质激素。

表2-8　支气管哮喘常用药及其特点

类型	代表药物	特点
β_2受体激动剂	短效：沙丁胺醇 长效：沙美特罗	激动呼吸道 β_2 受体
抗胆碱药	异丙托溴铵	降低迷走神经兴奋性(抗胆碱能)
茶碱	氨茶碱	拮抗腺苷引起的支气管痉挛(强调监测血药浓度)
糖皮质激素	布地奈德	抑制炎性细胞介质释放 (两个最：最有效控制症状+最能抗炎)

3. 急性发作期根据严重分度进行治疗。

第四章　呼吸衰竭

一、分类

1. 按照动脉血气分析分为Ⅰ型呼衰与Ⅱ型呼衰。

表2-9　Ⅰ型呼衰与Ⅱ型呼衰鉴别要点

分型	Ⅰ型呼衰(低氧血症型)	Ⅱ型呼衰(高碳酸血症型)
血气结果	$PaO_2<60mmHg$，$PaCO_2$正常或降低	$PaO_2<60mmHg$，$PaCO_2 \geqslant 50mmHg$
机制	肺换气功能障碍	肺泡通气功能障碍
常见疾病	严重肺部感染、炎症，急性呼吸窘迫综合征、急性肺栓塞等	COPD最常见

2. 按照发病机制分　分为通气性呼衰和换气性呼衰，也可分为泵衰竭(神经肌肉病变引起者)和肺衰竭(气道、肺和胸膜病变引起者)。通常泵衰竭主要引起通气功能障碍，表现为Ⅱ型呼吸衰竭。肺组织和肺血管病变常引起换气功能障碍，表现为Ⅰ型呼吸衰竭。

3. 按照发病急缓分　①急性呼衰：由于某些突发致病因素，使肺通气和(或)换气功能迅速出现严重障碍，在短时间内引起呼吸衰竭，如严重肺疾患、创伤、休克、电击、急性气道阻塞等；②慢性呼衰：指一些慢性疾病，造成呼吸功能的损害逐渐加重，经过较长时间发展为呼吸衰竭，如COPD、肺结核、间质性肺疾病、神经肌肉病变等，其中以COPD最常见。

［经典例题1］

某肺源性心脏病患者急性加重2天入院，神志清楚，PaO_2 30mmHg，$PaCO_2$ 72mmHg，吸入40%浓度氧后，测 PaO_2 80mmHg，$PaCO_2$ 98mmHg，出现昏迷，发生上述情况的原因是

A. 气道阻力增加

B. 感染中毒性脑病

C. 心排血量降低

D. 基础代谢率增加

E. 通气受到抑制

［参考答案］1. E

1. 肺通气和(或)换气功能障碍　呼衰(Ⅰ型呼衰：单纯缺氧；Ⅱ型呼衰：缺氧+二氧化碳潴留)。
2. 关键数字　$PaO_2<60mmHg$(Ⅰ型呼衰)；$PaO_2<60mmHg$同时$PaCO_2 \geqslant 50mmHg$(Ⅱ型呼衰)。

二、病因、发病机制

1. 病因

(1)气道阻塞性病变：气管-支气管的炎症、痉挛、肿瘤、异物等。

(2)肺组织病变：各种累及肺泡和(或)肺间质的病变，如肺炎、肺气肿等。

(3)肺血管疾病与心脏疾病：肺栓塞、肺血管炎、心肌病等。

（4）胸廓与胸膜病变：严重的自发性或外伤性气胸等。

（5）神经肌肉疾病：脑血管疾病、颅脑外伤。

2. 发病机制

（1）低氧血症和高碳酸血症的发生机制：①肺通气不足，主要是 CO_2 潴留，是 Ⅱ 型呼衰的主要机制；②弥散障碍，因二氧化碳弥散能力为氧的 20 倍，故弥散障碍小，因此通常以低氧血症为主。是 Ⅰ 型呼衰的发病机制；③通气/血流比例失调，影响肺的有效气体交换，可导致缺氧而无二氧化碳潴留，是 Ⅰ 型呼衰发病的主要机制；④氧耗量增加，发热、寒战、呼吸困难和抽搐均增加氧耗量。

（2）低氧血症和高碳酸血症对机体的影响：①对中枢神经系统的影响：注意力不集中、智力减退、头痛、CO_2 麻醉、肺性脑病等；②对循环系统的影响：急性严重心肌缺氧可导致心室颤动或心脏骤停。缺氧、肺动脉高压可导致肺源性心脏病；③对呼吸系统的影响：低 PaO_2（<60mmHg）作用于颈动脉体和主动脉体化学感受器，可反射性兴奋呼吸中枢，增强呼吸运动。缺氧对呼吸中枢的直接作用是抑制。CO_2 是强有力的呼吸中枢兴奋剂；④对肾功能的影响：氮质血症；⑤对消化系统的影响：消化不良、胃肠黏膜糜烂、坏死、溃疡和出血；⑥对酸碱平衡和电解质的影响：代谢性酸中毒、高钾血症。

三、临床表现

1. 呼吸困难　是呼吸衰竭最早出现的症状。

2. 发绀　缺氧的典型表现。严重休克等原因引起末梢循环障碍的患者，即使血氧动脉分压正常，也可出现发绀，称作外周性发绀；由于动脉血氧饱和度降低引起的发绀，称作中央性发绀。

3. 精神神经症状　急性缺氧可以出现精神错乱，躁狂、昏迷、抽搐等症状。如果合并急性二氧化碳潴留，可出现嗜睡、淡漠、扑翼样震颤，以致呼吸骤停。

4. 循环系统表现　多数患者有心动过速，严重低氧血症、酸中毒可引起心肌损害，还可引起周围循环衰竭、血压下降、心律失常、心搏停止。

5. 消化和泌尿系统表现　严重呼吸衰竭患者可出现丙氨酸氨基转移酶与血浆尿素氮升高；个别病例可出现尿蛋白、红细胞和管型。因胃肠道黏膜屏障功能损伤，导致胃肠道黏膜充血水肿、糜烂渗血或应激性溃疡，引起上消化道出血。

四、辅助检查与诊断

1. 动脉血气分析

表 2-10　常用的动脉血气指标正常值及临床意义

指标	正常值	临床意义
pH	7.35~7.45	视情况而定，超出正常范围即为失代偿
动脉血氧分压（PaO_2）	95~100mmHg	小于 60mmHg 作为呼衰诊断指标
动脉血二氧化碳分压（$PaCO_2$）	35~45mmHg	大于 50mmHg 为通气不足，可以作为呼衰诊断指标；小于 35mmHg 可能为通气过度
动脉血氧饱和度（SaO_2）	97%	对合理氧疗和考核氧疗效果起积极作用
碳酸氢根（HCO_3^-）	22~27mmol/L	缓冲体内固体酸

2. 肺功能检查　通过肺功能的检测能判断通气障碍的性质及是否合并肺换气功能障碍。

3. 胸部影像学检查　包括 X 线胸片、胸部 CT 和放射性核素肺通气/灌注扫描、肺血管造影等。

其主要诊断依靠血气分析。Ⅰ 型呼吸衰竭，血气分析特点是 PaO_2<60mmHg，$PaCO_2$降低或正常；Ⅱ 型呼吸衰竭，血气分析特点是 PaO_2<60mmHg，同时伴有 $PaCO_2$>50mmHg。

五、治疗

呼吸衰竭总的治疗原则　加强呼吸支持，包括保持呼吸道通畅、纠正缺氧、改善通气；呼衰的病因和诱发因素的治疗；加强一般支持治疗和对其他重要脏器功能的监测与支持。

1. 保持呼吸道通畅　是最基本、最重要的治疗措施。

2. 氧疗　确定吸氧浓度的原则是保证 PaO_2 迅速提高到 60mmHg 或脉搏容积血氧饱和度达到 90% 以上的前提下尽量降低吸氧浓度。Ⅰ型呼衰可用较高浓度(>35%)，而Ⅱ型则需低浓度给氧。

3. 增加通气量，改善二氧化碳潴留

(1)呼吸兴奋剂：①使用原则：必须保持气道通畅，否则会促发呼吸肌疲劳，加重二氧化碳潴留；脑缺氧、水肿未纠正而出现频繁抽搐者慎用；患者的呼吸肌功能基本正常；不可突然停药；②适应证：主要适用于以中枢抑制为主、通气量不足引起的呼吸衰竭，对以肺换气功能障碍为主的患者，不宜使用。③常用药物：尼克刹米、洛贝林。近年可用多沙普仑。

(2)机械通气：近年来，无创正压通气(NIPPV)用于急性呼吸衰竭的治疗已取得良好效果。但患者应具备以下基本条件：清醒能合作；血流动力学稳定；不需要气管插管保护；无影响使用鼻面罩的面部损伤；能够耐受鼻面罩。

4. 病因治疗　在解决呼衰本身造成危害的前提下，针对不同病因采取适当的治疗措施十分必要，也是治疗呼衰的根本所在。

5. 一般支持治疗　纠正电解质紊乱和酸碱平衡。加强液体管理和营养支持。

6. 其他重要脏器功能的监测与支持。

[经典例题 2]

男性，65 岁。有慢性支气管炎、肺气肿病史 30 年，咳、痰、喘加重 10 天，血气检查：pH 7.21，$PaCO_2$ 76mmHg，PaO_2 57mmHg，HCO_3^- 27mmol/L，BE −6mmol/L，据此结果该患者酸碱失衡的类型最可能是

　　A. 代谢性酸中毒

　　B. 呼吸性酸中毒合并代谢性碱中毒

　　C. 呼吸性酸中毒

　　D. 代谢性碱中毒

　　E. 呼吸性酸中毒合并代谢性酸中毒

[参考答案] 2. E

氧疗

①目标：PaO_2 提高到 60mmHg 或血氧饱和度达到 90% 以上

②方法：Ⅰ型呼衰可用较高浓度(>35%)，Ⅱ型则需低浓度给氧(<30%)

吸入氧浓度(%)＝21+4×氧流量(L/min)

③易错点辨识：关于高浓度和低浓度吸氧

关键：看患者的 CO_2

CO_2 高——低浓度氧

CO_2 低——高浓度氧

④常见 CO_2 高的疾病小结：COPD(慢支、肺气肿)；肺心病；Ⅱ型呼衰；

常见 CO_2 低的疾病小结：重症肺炎，ALI/ARDS，肺栓塞，Ⅰ型呼衰。

[经典例题 3]

肺炎链球菌肺炎治疗的首选抗生素是

A. 红霉素

B. 庆大霉素

C. 氧氟沙星

D. 青霉素 G

E. 林可霉素

[参考答案] 3. D

第五章　肺　炎

第一节　概　述

肺炎是指终末气道、肺泡和肺间质的炎症，可由病原微生物、理化因素、免疫损伤、过敏及药物所致，细菌性肺炎是最常见的肺炎。肺炎的发生取决于病原体和宿主的因素。

一、肺炎的分类
肺炎可按解剖、病因及患病环境进行分类，以后者分类较多见。

1. 解剖分类

（1）大叶性肺炎：病原体先在肺泡引起炎症，经肺泡间 Cohn 孔向其他肺泡扩散，致使部分或整个肺段、肺叶发生炎症改变。典型者表现为肺实质炎症，通常并不累及支气管。致病菌多为肺炎链球菌。

（2）小叶性肺炎：病原体经支气管入侵，引起细支气管、终末细支气管及肺泡的炎症，常继发于其他疾病，如支气管炎、支气管扩张、上呼吸道病毒感染以及长期卧床的危重患者。

（3）间质性肺炎：以肺间质为主的炎症，多由支原体、衣原体、病毒或肺孢子菌等引起。

2. 病因分类　细菌性、非典型病原体、病毒性、真菌性、其他病原体、理化因素所致。

3. 患病环境分类

（1）社区获得性肺炎（CAP）：即医院外感，致病菌以肺炎链球菌最常见，其次为流感嗜血杆菌、卡他莫拉菌和非典型病原体。

（2）医院获得性肺炎（HAP）：即医院内感染（NP），是指患者入院时不存在、也不处于潜伏期，而于入院48小时后在医院内发生的肺炎。我国 HAP/VAP 的常见病原菌包括鲍曼不动杆菌、铜绿假单胞菌、肺炎克雷伯菌、大肠埃希氏菌、金黄色葡萄球菌等。

二、临床表现
1. 症状　肺炎的症状决定于病原体和宿主的状态。常见症状有咳嗽、咳痰，或原有呼吸道疾病症状加重并出现脓痰或血痰，伴或不伴胸痛。病变范围大者可有呼吸困难、呼吸窘迫。大多数患者有发热。

2. 体征　早期、轻症患者可无明显体征。重症患者可有呼吸频率加快、鼻翼扇动、发绀。典型者出现肺实变体征：叩诊浊音，触诊语颤增强，听诊支气管呼吸音。可闻及湿性啰音。并发胸腔积液者则出现胸腔积液征。

三、肺炎的诊断程序
1. 确定肺炎诊断　需与其他疾病鉴别：①肺结核；②肺癌；③急性肺脓肿；④肺血栓栓塞症；⑤非感染性肺部浸润，还需要排除，如肺间质纤维化、肺水肿、肺不张、肺嗜酸性粒细胞浸润症和肺血管炎等。

2. 评估严重程度　肺炎严重程度取决于：①局部炎症程度；②肺部炎症播散；③全身炎症反应程度。CAP 处理共识指南，其重症肺炎的标准如下，主要标准：①需要有创机械通气；②感染性休克需要血管收缩剂治疗。次要标准：①呼吸频率≥30次/分；②氧合指数 $PaO_2/FiO_2 \leq 250$；③多肺叶浸润；④意识障碍/定向障碍；⑤氮质血症（BUN≥20mg/dl）；⑥白细胞减少（WBC<4.0×10^9/L）；⑦血小板减少<100×10^9/L；⑧低体温（T<36℃）；⑨低血压，需要强力的液体复苏。符合1项主要指标，或3项次要指标以上者可诊断重症肺炎。

目前我国推荐使用 CURB-65 作为判断 CAP 患者是否需要住院的标准。CURB-65 评分内容包括5项：①意识障碍；②尿素氮≥7mmol/L；③呼吸频率≥30次/min；④收缩压≤90mmHg 或舒张压≤60mmHg；

⑤年龄≥65岁。评分判断方法：每项1分，共5分。0~1分，门诊治疗；2分建议住院或严格随访下院外治疗；3~5分应住院治疗。同时应结合患者年龄、基础疾病、社会经济状况、胃肠功能、治疗依从性等综合判断。

3. 确定病原体　目前常用的获取标本的方法有：①痰是最常用的下呼吸道病原学标本；②经纤维支气管镜或人工气道吸引分泌物；③防污染样本毛刷；④支气管肺泡灌洗液；⑤经皮细针抽吸和开胸肺活检；⑥血和胸腔积液培养；⑦尿抗原试验，包括军团菌尿抗原和肺炎链球菌尿抗原；⑧血清学检查。

四、治疗

抗感染治疗是肺炎治疗的最主要环节。抗生素治疗后48~72小时应对病情进行评价。如用药72小时后症状无改善，主要原因可能为：①药物未能覆盖致病菌，或细菌耐药；②特殊病原体感染如结核分枝杆菌、真菌、病毒等；③出现并发症或存在影响疗效的宿主因素（如免疫抑制）；④非感染性疾病误诊为肺炎；⑤药物热。

第二节　肺炎链球菌肺炎

肺炎链球菌肺炎是由肺炎链球菌或称肺炎球菌所引起，约占社区获得性肺炎的半数。

一、病因、发病机制

1. 病因　主要由肺炎球菌感染所致。

（1）形态及分型：肺炎球菌为G^+球菌，多成短链排列，可分为86个血清型。成人致病菌中以第3型毒力最强。

（2）致病性：该菌不产生毒素，致病力在于其荚膜对组织的侵袭作用。

2. 发病机制　当机体免疫功能受损时，细菌入侵下呼吸道而致病。

二、临床表现

1. 症状　典型症状为发热、胸痛、咳铁锈色痰。症状特点表现有：①发病前常有受凉淋雨、疲劳、醉酒、病毒感染等诱因；②起病多急骤，高热、寒战、数小时内体温升至39~40℃，或呈稽留热，全身肌肉酸痛；③胸痛，并可放射至肩部或腹部；④咳嗽、咳痰，但痰少，可带血或呈铁锈色；⑤食欲缺乏，偶有恶心、呕吐、腹痛或腹泻，可被误诊为急腹症。目前典型症状并不多见。

2. 体征　呈急性发热病容，口角及鼻周有单纯疱疹；病变广泛时可出现发绀。有脓毒症者，可出现皮肤、黏膜出血点，巩膜黄染。早期肺部可无明显异常体征。肺实变时叩诊呈浊音、语音震颤增强并可闻及支气管呼吸音。消散期可闻及湿啰音。心率增快，有时心律不齐。重症患者有肠胀气，上腹部压痛多与炎症累及膈肌、胸膜有关。严重感染伴发休克、急性呼吸窘迫综合征等时，可有血压降低、四肢厥冷、多汗、神志模糊、烦躁、呼吸困难、嗜睡、谵妄、昏迷等。病变累及胸膜时可有胸膜炎或胸腔积液体征。

本病自然病程1~2周，使用有效的抗菌药物后体温可在1~3日内恢复正常。

三、辅助检查

1. 实验室检查　①血白细胞计数升高达（10~20）×10^9/L，中性粒细胞多在80%以上，并有核左移，细胞内可见中毒颗粒，提示病情严重。年老、免疫功能低下者白细胞计数可正常或降低，但中性粒细胞的百分比仍高；②痰直接涂片（革兰染色及荚膜染色）镜检，可发现典型的革兰染色阳性、带荚膜的双球菌或链球菌；③痰培养可以确定病原体；④血培养，10%~20%合并菌血症患者可培养出肺炎球菌；⑤合并胸腔积液者宜进行胸腔积液培养；⑥聚合酶链反应（PCR）及荧光标记抗体检测可提高病原学诊断率；⑦尿SP抗原可阳性。

2. X线检查　早期仅见肺纹理增粗或受累的肺段、肺叶稍模糊。随着病情进展，肺泡内充满炎性渗出物，表现为大片炎症浸润阴影或实变影，在实变阴影中可见支气管充气征，肋膈角可有少量胸腔积液。在消散期，X线显示炎性浸润逐渐吸收，可有片状区域吸收较快，呈现"假空洞"征，多数病例在起病3~4

周后才完全消散。老年患者病灶消散较慢，容易出现吸收不完全而成为机化性肺炎。

四、诊断与鉴别诊断

根据典型症状与体征，结合胸部 X 线检查，可做出初步诊断，确诊本病的主要依据是病原菌检测。但由于临床表现常不典型，需与其他疾病鉴别。

五、并发症

主要有感染性休克、胸膜炎、脓胸、心包炎、脑膜炎和关节炎。但目前均较少见。

六、治疗

(一)抗菌药物治疗

1. 首选青霉素 G，重症及并发脑膜炎者需大剂量、静脉给药。

2. 青霉素过敏、耐青霉素肺炎球菌肺炎选用喹诺酮类、第三代头孢菌素等。多重耐药菌株者可选用万古霉素、替考拉宁等。

(二)支持疗法

休息与营养，输氧、镇痛、止咳化痰；退热避免使用阿司匹林，以免过度出汗、脱水、干扰真实热型。烦躁不安、谵妄、失眠者酌情用地西泮或水合氯醛，禁用抑制呼吸的镇静药。

(三)并发症的处理

经抗菌药物治疗后，高热常在 24 小时内消退，或数日内逐渐下降。若体温降而复升或 3 天后仍不降者，应积极寻找可能发生的并发症，如脓胸、心包炎或关节炎等，除此以外，还需考虑存在耐青霉素的肺炎链球菌(PRSP)或混合细菌感染、药物热或并存其他疾病。对伴发胸腔积液的患者，应尽力取胸液检查以确定其性质。对因治疗不当并发脓胸患者，应积极排脓引流。因肿瘤或异物阻塞支气管导致的阻塞性肺炎，经治疗后肺炎虽可消散，但因阻塞因素未除，肺炎可再次出现。

[经典例题 1]

在整个病变过程中没有肺泡壁和其他结构损坏的肺炎是

A. 克雷伯杆菌肺炎   B. 金黄色葡萄球菌肺炎

C. 念珠菌肺炎   D. 铜绿假单胞菌肺炎

E. 肺炎链球菌肺炎

[参考答案] 1. E

1. 肺炎链球菌是最常见的肺炎类型。

2. 致病原因　荚膜。特点：不产生毒素，不破坏肺泡壁及引起肺组织坏死或形成空洞(基本不留后遗症)。

3. 症状　发热、胸痛、咳铁锈色痰(病理改变第二期)。

4. 体征　实变体征——叩诊呈浊音，语颤增强、管状呼吸音。

5. X 线　大片炎症浸润阴影或实变影，在实变阴影中可见支气管充气征。

6. 并发症　感染性休克、胸膜炎、脓胸、心包炎、脑膜炎和关节炎。

7. 首选青霉素治疗。

第六章 肺 癌

一、概述

肺癌大多数起源于支气管黏膜上皮。因此也称支气管肺癌。肺癌的发病率已居男性各种肿瘤的首位，死亡率占我国恶性肿瘤的第一位。发病年龄大多在 40 岁以上。

二、病理

1. 大体分型

（1）中央型肺癌：癌肿位置靠近肺门，起源于段或段以上支气管。癌组织沿管壁浸润生长，然后向周围肺组织直接浸润扩散。

（2）周围型肺癌：起源于肺段支气管以下，在肺叶周边形成球形或结节状无包膜的肿块。与周围组织界限不清。

2. 组织分型

（1）鳞状细胞癌（鳞癌）：患者年龄大多在 50 岁以上，男性占多数。大多起源于肺段以上大的支气管，称为中央型肺癌。虽然鳞癌的分化程度不一，与其他类型肺癌相比生长速度缓慢，病程较长，对放射和化学疗法较敏感。通常经淋巴转移，血行转移发生较晚。

（2）小细胞肺癌（未分化小细胞癌）：发病率比鳞癌低，发病年龄较轻，多见于男性。一般起源于较大支气管，大多数为中央型肺癌。细胞形态与小淋巴细胞相似，形如燕麦穗粒，因而又称为燕麦细胞癌。小细胞癌细胞质内含有神经内分泌颗粒，恶性程度高，生长快，较早出现淋巴和血行广泛转移。对放射和化学疗法虽较敏感，但在各型肺癌中预后较差。

（3）腺癌：发病年龄较小，女性相对多见。多数起源于肺段以下支气管上皮，多为周围型肺癌，少数则起源于大支气管。早期一般没有明显临床症状，往往在胸部 X 线检查时发现，表现为圆形或椭圆形分叶状肿块。一般生长较慢，但有时在早期即发生血行转移，淋巴转移则较晚发生。

（4）大细胞癌：甚为少见，约半数起源于大支气管。细胞大，胞浆丰富，胞核形态多样，排列不规则。大细胞癌分化程度低，预后很差。

此外，少数肺癌病例同时存在不同类型的癌组织，如腺癌内有鳞癌组织。鳞癌内有腺癌组织或鳞癌与小细胞癌并存，这一类肺癌称为混合型肺癌。

3. 扩散转移

（1）直接扩散：肺癌形成后，癌肿沿支气管壁向支气管腔内生长，可以造成支气管腔阻塞。癌肿的中心部分可以坏死液化形成癌性空洞。

（2）淋巴转移：是常见的转移途径。

（3）血行转移：是肺癌的晚期表现。小细胞癌和腺癌的血行转移较鳞癌更为常见，常见的有肝、骨骼、脑、肾上腺等。

4. 肺癌分期

（1）非小细胞肺癌 TNM 分期中 T 原发肿瘤、N 区域淋巴结、M 远处转移。

（2）小细胞肺癌分为：①局限期：肿瘤局限于一侧胸腔内，包括有锁骨上或前斜角肌淋巴结转移和同侧胸腔积液；②广泛期：病变超过局限期。

［经典例题 1］

关于肺鳞癌的描述不正确的是

A. 常为中央型　　　　　　　　　　　B. 肺癌中最常见
C. 对放疗，化疗较敏感　　　　　　　D. 生长迅速，病程短
E. 血行转移发生晚
[参考答案] 1. D

1. 大体分型——中央型(鳞癌，小细胞癌)，周围型(腺癌)。
2. 转移方式
①转移早：腺癌(血行转移早)；小细胞癌(淋巴道和血行转移都早)。
②转移晚：鳞癌；肺泡癌。
3. 各型核心特点
①鳞癌：男性占多数；中央型；转移晚(淋巴转移为主)；吸烟相关。
②腺癌：女性；周围；血行转移早；与吸烟无关。
③小细胞癌：年龄较轻；中央型；转移早(淋巴，血运)；吸烟相关。

三、临床表现

1. 早期肺癌　特别是周围型肺癌往往没有任何症状，大多在胸部 X 线检查时发现。癌肿在较大的支气管内长大后，常出现刺激性咳嗽，极易误认为是上呼吸道感染。另一个常见症状是血痰，通常为痰中带血点、血丝或断续地少量咯血；大量咯血较少见。有些肿瘤阻塞较大支气管，患者可以出现胸闷、气促、发热和胸痛等症状。

2. 晚期肺癌　压迫、侵犯邻近器官、组织或发生远处转移时，可以产生下列征象：①压迫或侵犯膈神经，引起同侧膈肌麻痹；②压迫或侵犯喉返神经，引起声带麻痹，声音嘶哑；③压迫上腔静脉，引起面部、颈部、上肢和上胸部静脉怒张，皮下组织水肿，上肢静脉压升高；④侵犯胸膜，可引起胸膜腔积液，往往为血性；大量积液，可以引起气促；有时癌肿侵犯胸膜及胸壁，可以引起持续性剧烈胸痛；⑤癌肿侵入纵隔，压迫食管，可引起吞咽困难；⑥上叶顶部肺癌，亦称 Pancoast 肿瘤，可以侵入纵隔和压迫位于胸廓上口的器官或组织，如第 1 肋骨、锁骨下动脉和静脉、臂丛神经、颈交感神经等，产生剧烈胸肩痛、上肢静脉怒张、水肿、臂痛和上肢运动障碍，同侧上眼睑下垂、瞳孔缩小、眼球内陷、面部无汗等颈交感神经综合征；⑦肺癌血行转移后，按侵入的器官而产生不同症状；⑧少数病例，由于癌肿产生内分泌物质，临床上呈现非转移性的全身症状；⑨近期出现的头痛、恶心、眩晕或视物不清等神经系统症状和体征，应当考虑脑转移的可能；⑩持续固定部位的骨痛、血浆碱性磷酸酶或血钙升高，应当考虑骨转移的可能；右上腹痛、肝大、碱性磷酸酶、谷草转氨酶、乳酸脱氢酶或胆红素升高，应当考虑肝转移的可能；肺癌远处转移时，可有锁骨上窝或其他部位浅表淋巴结肿大，或者皮下触及结节。

3. 肿瘤所引起肺外表现　①肥大性肺骨关节病　长骨远端受累，杵状指(趾)和肥大性骨关节病；②分泌促性腺激素　男性乳房发育；③分泌促肾上腺皮质激素样物质　库欣综合征；④分泌抗利尿激素　稀释性低钠血症；⑤神经肌肉综合征；⑥类癌综合征　5-羟色胺增多，哮喘、阵发性心动过速、水泻、皮肤潮红等。

四、辅助检查

1. 痰细胞学检查　肺癌表面脱落的癌细胞可随痰液咳出，痰细胞学检查找到癌细胞，可以明确诊断，是目前肺癌简单方便的无创诊断方法。

2. 血生化及肿瘤标志物检查　目前尚无特异性项目，不作为常规检查。

3. 影像学及其他
(1) X 线检查：是诊断肺癌的一个重要手段。大多数肺癌可以经胸部 X 线摄片和 CT 检查获得临床

诊断。

①中央型肺癌X线胸片：早期可无异常征象。当癌肿发展到一定大小，可出现肺门阴影，表现为靠近肺门的类圆形或不规则团块，可有毛刺或分叶。由于肿块阴影常被纵隔组织影所掩盖，需作胸部CT检查才能显示清楚。当癌肿阻塞支气管，排痰不畅，受累的肺段或肺叶可出现局限性肺气肿或肺炎征象。若支气管完全阻塞，可产生肺叶或一侧全肺不张。

②周围型肺癌X线表现：最常见的是肺野周围孤立性圆形或椭圆形块影，直径从0.5cm到5~6cm或更大。块影轮廓不规则，常呈现小的分叶或切迹，边缘模糊毛糙，常显示细短的毛刺影。周围型肺癌长大阻塞支气管管腔后，可出现节段性肺炎或肺不张。癌肿中心部分坏死液化，可见厚壁偏心性空洞，内壁凹凸不平，很少有明显的液平面。

（2）CT：对于中央型肺癌、周围型肺癌的诊断均有重要价值。CT还可以显示肺门及纵隔淋巴结转移的情况，是否侵犯胸膜、胸壁及其他脏器，少量的胸膜腔积液，癌肿空洞内部情况以及对肺血管和纵隔内器官组织侵犯的程度等，都可提供详细的信息，便于TNM分期，可作为制定手术或非手术治疗方案的重要依据。

（3）放射性核素肺扫描检查：在癌变部位显现放射核素浓集影像，阳性率可达90%左右。但肺部炎症和其他一些非癌病变也可呈现阳性现象，因此必须结合临床表现和其他检查资料综合分析。

（4）纤维支气管镜检查：对中央型肺癌诊断的阳性率较高，可在支气管腔内直接看到肿瘤，并可采取小块组织(或穿刺病变组织)作病理切片检查，亦可经支气管刷取肿瘤表面组织或吸取支气管内分泌物进行细胞学检查。

（5）CT引导下经胸壁穿刺活组织检查：对周围型肺癌阳性率较高。

（6）超声检查：主要用于发现腹部重要器官及腹腔、腹膜后淋巴结有无转移。

（7）骨扫描：对肺癌骨转移检出的敏感性较高。

（8）剖胸检查：肺部肿块经多种方法检查，仍不能明确病变的性质，而肺癌的可能性又不排除时，如病人全身情况许可，应作剖胸探查术。

1. 纤维支气管镜检查是肺癌诊断中最重要的检查手段。

2. 中央型肺癌X线特点　出现肺门阴影，表现为靠近肺门的类圆形或不规则团块，受累的肺段或肺叶可出现局限性肺气肿或阻塞性肺炎征象；若支气管完全阻塞，可产生肺叶不张。

3. 周围型肺癌X线特点　肺野周围轮廓不规则，常呈现小的分叶或切迹，边缘模糊毛糙，常显示毛刺影。癌肿中心部分坏死液化，可见厚壁偏心性空洞，内壁凹凸不平。

五、诊断

早期诊断具有重要意义。40岁以上成人，应定期胸部X线普查。久咳不愈或出现血痰，应做周密的检查；胸部X线检查发现肺部肿块阴影，应首先考虑肺癌的可能，需进一步详细检查。

六、鉴别诊断

1. 肺部良性肿瘤　一般病程较长，生长缓慢，临床上大多没有症状。在X线片上呈现接近圆形的块影，密度均匀，可以有钙化点，轮廓整齐，多无分叶状，如错构瘤、纤维瘤、软骨瘤等有时需与周围型肺癌鉴别。

2. 结核性病变　是最容易与肺癌相混淆的病变，包括：①肺结核瘤；②支气管旁淋巴结结核；③急性粟粒型肺结核。

3. 支气管肺炎　发病较急，感染症状比较明显。X线检查显示为边界模糊的片状或斑点状阴影，密度不均匀，且不局限于一个肺段或肺叶。

4. 肺脓肿　急性期有明显感染症状，痰量多，呈脓性，X线检查显示空洞壁较薄，内壁光滑，常有液平面，脓肿周围的肺组织或胸膜常有炎性变。支气管造影空洞多可充盈，并常伴有支气管扩张。肺癌中央部分坏死液化形成癌性空洞时，X线表现易与肺脓肿混淆。

5. 支气管腺瘤　是低度恶性的肿瘤。发病年龄比肺癌轻，女性发病率较高。临床表现可以与肺癌相似，常反复咯血。X线片的表现，有时也与肺癌相似。经支气管镜检查，诊断未能明确者宜尽早作剖胸探查术。

6. 胸水　结核性胸膜炎可表现为血性胸水，伴结核中毒症状，ADA升高。

七、治疗原则

1. 手术治疗　是肺癌最重要和最有效的治疗手段。

(1) 非小细胞肺癌：无远处转移，未侵犯胸内邻近器官或组织(胸膜、心血管、神经、食管)，心、肺、肝肾功能及全身情况可耐受手术，应尽量手术。

(2) 小细胞癌：常在较早阶段就已发生远处转移，手术很难治愈。以化疗和放疗为主。

2. 放疗　局部治疗未分化癌最敏感，鳞癌次之，腺癌最差。

3. 化疗　全身治疗有些分化程度低的肺癌，特别是小细胞癌，疗效较好。

4. 靶向治疗和介入治疗。

八、预防

避免接触与肺癌发病有类的因素。如控烟、减少大气污染是预防肺癌发生发展的关键。由于目前尚无有效的肺癌化学预防措施，不吸烟和及早戒烟可能是预防肺癌最有效的方法。

第七章　支气管扩张

一、概述

支气管扩张是指各种原因导致的支气管结构破坏，引起支气管异常和持久性扩张。支气管扩张大多继发于急、慢性呼吸道感染和支气管阻塞。主要临床表现为慢性咳嗽，咳大量脓性痰和(或)反复咯血。

二、病因和发病机制

1. 病因　主要病因是支气管-肺组织感染和支气管阻塞，两者互相影响。

2. 发病机制　上述因素可损伤宿主气道清除功能和防御功能，使支气管管壁平滑肌和弹性纤维破坏，管腔内分泌物引流不畅，逐渐发展成支扩。

[经典例题1]

反复感染的支气管扩张患者，在抗感染治疗时抗生素应覆盖的病原是

A. 军团菌　　　　　　　　　　　　B. 金黄色葡萄球菌

C. 肺炎球菌　　　　　　　　　　　D. 白色念珠菌

E. 铜绿假单胞菌

[参考答案] 1. E

　　支扩常见病因：感染和阻塞。感染方面以婴幼儿麻疹、百日咳、支气管肺炎等感染为最常见。常见细菌为铜绿假单胞菌、金黄色葡萄球菌、流感嗜血杆菌、肺炎链球菌。

三、临床表现

1. 症状　临床症状轻重与支气管病变轻重及感染程度有关，其典型症状为慢性咳嗽伴大量脓痰和(或)反复咯血。

(1)慢性咳嗽、大量脓痰，并随体位改变而加重：急性感染时，痰为黄绿色脓痰，若合并有厌氧菌感染则咳脓性臭痰。

(2)反复咯血：因病变部位支气管壁毛细血管扩张，或支气管动脉和肺动脉的终末支气管吻合，形成血管瘤，而反复咯血。咯血量与病情严重程度、病变范围有时不一致。有些患者仅有反复咯血，而无咳嗽、脓痰等症状，临床上称为干性支气管扩张，其支气管扩张多位于引流良好的部位而不易发生感染。

(3)反复肺部感染：主要表现为同一肺段反复发生肺炎并迁延不愈，部位相对较固定。

(4)慢性感染中毒症状：发热，消瘦，贫血等，儿童可影响发育。

2. 体征　早期可无；病变较重，反复感染时下胸背部可闻及湿性啰音，有时闻及干性啰音，病变部位比较固定，病程较长的慢性患者可有杵状指(趾)。

[经典例题2]

女性，40岁。今晨起咯血约100ml，无发热。幼年起反复咳嗽、咳痰。查体：T 36.8℃，BP 120/70mmHg，左下肺可闻及固定湿性啰音。该患者最可能的诊断是

A. 慢性支气管炎　　　　　　　　　B. 肺结核

C. 支气管肺癌   D. 支气管扩张

E. 肺炎链球菌肺炎

[参考答案] 2. D

1. 支扩核心表现 慢性咳嗽，咳大量脓性痰和(或)反复咯血；支扩好发部位：左下肺。
2. 支气管扩张的一般情况是大量脓痰，痰分层。合并厌氧菌为臭痰。
3. 干性支扩特点 ①无痰，只有咳血；②多位于引流良好的部位。
4. 支扩啰音关键词 固定、局限、下胸背部。

四、辅助检查

1. 影像学 是诊断支气管扩张的重要检查，包括：①胸部 X 线片，早期轻症患者常无特殊发现，或仅有一侧或双侧下肺纹理局部增多及增粗现象。支气管柱状扩张典型的 X 线表现是轨道征，为增厚的支气管壁影。囊状扩张特征性改变为卷发样阴影，表现为粗乱肺纹理中有多个不规则的蜂窝状透亮阴影，感染时阴影内出现液平面；②胸部 CT，可显示管壁增厚的柱状扩张或成串成簇的囊状改变。高分辨 CT (HRCT)较常规 CT 具有更高的空间和密度分辨力，它能够显示次级肺小叶为基本单位的肺内细微结构，已基本取代支气管造影。

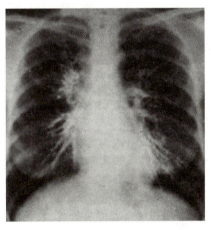

图 2-2 支气管扩张

2. 纤维支气管镜(纤支镜) 纤支镜镜下可见弹坑样改变，并可发现部分患者的出血部位或阻塞原因。还可进行局部灌洗，取灌洗液作细菌学和细胞学检查，有助于诊断与治疗。

3. 细菌学检查 包括痰液涂片染色以及痰液细菌培养，有利于指导抗生素治疗。

支扩影 X 线特点：柱状扩张——轨道征；囊状扩张——卷发样阴影，蜂窝状透亮阴影。

五、诊断和鉴别诊断

1. 诊断 根据慢性咳嗽、大量脓痰、反复咯血和既往有诱发支气管扩张的呼吸道反复感染病史，肺部闻及固定而持久的局限性粗湿啰音体征，结合影像学检查，尤其是胸部 CT 或 HRCT 可明确诊断。

2. 鉴别诊断

(1)慢性支气管炎：多发生于中老年吸烟者，在气候多变的冬春季节咳嗽、咳痰明显，多为白色泡沫黏液痰，感染急性发作时出现脓性痰。痰量不多，无反复咯血史，两肺可有散在的干湿啰音。

(2)先天性肺囊肿：X线检查可见多个边界纤细的圆形或椭圆形阴影，壁较薄，周围组织无炎症浸润，胸部CT检查和支气管造影可助诊断。

(3)弥漫性泛细支气管炎：有慢性咳嗽、咳痰、活动时呼吸困难，常伴有慢性鼻窦炎史，胸片和CT上有弥漫分布的边界不太清楚的小结节影，大环内酯类抗生素持续治疗2个月以上有效，但确诊需病理学证实。

(4)其他：肺脓肿、肺结核、支气管肺癌。

六、治疗

1. 治疗基础疾病。

2. 控制感染　在急性感染发作时，如痰量增加，或黄绿色脓痰时需应用抗生素治疗。

3. 改善气流受限　支气管扩张剂可改善气流受限，并协助清理气道分泌物。

4. 清除气道分泌物　给予祛痰药的同时，加以振动、拍背及体位引流等物理治疗有利于清除气道分泌物，保持呼吸道引流通畅，可减少继发感染和减轻全身中毒症状。雾化吸入重组脱氧核糖核酸酶，可通过阻断中性粒细胞释放DNA降低痰液黏稠度。

5. 外科治疗　反复感染、反复大咯血、内科治疗不理想，但范围局限，全身情况良好者。

6. 咯血的治疗。

治疗原则：抗感染+引流(注意采取健侧卧位)。

七、并发症
反复的肺部感染、肺脓肿、脓胸、气胸加肺心病。

八、预防
体位引流，保持气道通畅。尽可能减少继发感染的各种因素。

第八章　肺结核

由于结核菌侵犯肺组织所致。全身各系统器官均可受累，但以肺部受累最为常见。特征性病理改变为结核结节和干酪样坏死。临床上可有低热、盗汗、纳差、乏力、消瘦等全身结核中毒症状及咳嗽、咯血、胸痛等呼吸系统表现。肺结核是国人咯血的常见原因。

痰菌阳性的患者为传染源，主要通过呼吸道传播，其次是消化道、皮肤。

一、临床表现

1. 症状　常见有全身结核中毒症状，如低热、盗汗、乏力、食欲缺乏和体重减轻等，育龄女性可有月经不调或闭经。主要呼吸道症状为咳嗽、咳痰和咯血。以干咳为主，有空洞形成时，痰量增多，若合并细菌感染，痰可呈脓性。若合并支气管结核，表现为刺激性咳嗽。约一半患者有咯血，但多为少量咯血，少数为大咯血。

2. 体征　病变范围较小时，肺部可无体征。渗出性病变范围较大或干酪样坏死时，可有肺实变体征：触诊语音震颤增强、叩诊呈浊音、听诊可闻及支气管呼吸音或细湿啰音。当有较大范围的纤维条索形成时，气管向患侧移位，患侧胸廓塌陷、叩诊呈浊音、听诊呼吸音减弱并可闻及湿啰音。结核性胸膜炎时有胸腔积液体征。支气管结核可有局限性哮鸣音。

1. 症状小结　结核中毒症状+咳痰+咯血。

2. 结核中毒症状　低热、盗汗、乏力、食欲缺乏和体重减轻(注意不要忽略：育龄女性可有月经不调或闭经)。

二、辅助检查

1. 胸部 X 线检查　早期发现肺结核及肺结核分型，不同类型肺结核有不同胸部 X 线表现。后面与肺结核的分型一起详述。

2. 痰结核分枝杆菌检查　包括痰涂片(抗酸染色)和痰结核分枝杆菌培养等，是确诊肺结核的金标准。

3. 结核菌素试验　目前，世界卫生组织和国际防痨和肺病联合会推荐使用的结核菌素是纯蛋白衍生物(PPD)。

(1)注射方法：选择 PPD 0.1ml(5U)于左或右前臂内侧行皮内注射，在穿刺处周围皮肤将出现红晕、硬结反应，注射 48～72h 后测量和记录反应面积，观察反应结果。

(2)结果判断：标准硬结直径≤5mm 为阴性(−)，5～9mm 为一般阳性(+)，10～19mm 为中度阳性(++)，≥20mm 或不足 20mm，但有水泡或坏死为强阳性(+++)。

(3)临床意义：①阴性：常见于未曾感染过结核分枝杆菌或还处于结核感染早期(4～8 周)或血型播散型肺结核等重症结核患者、使用免疫抑制剂或糖皮质激素者、HIV(+)或恶性肿瘤者以及结节病者等；②阳性：成人如果结合菌素试验强阳性，说明体内有活动性结核，3 岁以下儿童，+～+++均表明活动性结核。

4. 纤维支气管镜检查　纤维支气管镜检查用于支气管结核和淋巴结支气管瘘的诊断。

[经典例题 1]

PPD 试验假阴性常见于

A. 患麻疹 3 个月后　　　　　　　　B. 急性粟粒性肺结核

C. 接种卡介苗 8 周后　　　　　　　D. 患支气管肺炎时

E. 未接种卡介苗

[参考答案] 1. B

1. PPD 试验方法。

2. 结果评判标准(注意:是以硬结直径为准)。

3. 阳性不一定就是正在感染结核;阴性也不一定没有结核感染。

三、诊断与鉴别诊断

(一)诊断方法

1. 病史及症状体征　对肺结核的诊断没有特异性,而与肺结核患者的接触史,尤其是接触时间、接触密切程度等对诊断有一定意义。

2. 影像学检查　胸部 X 线检查是诊断肺结核的重要方法。

3. 痰菌检查　是确诊肺结核病主要方法,也是制定化疗方案和考核治疗效果主要依据。

4. 纤维支气管镜检查　主要用于支气管结核和淋巴结支气管瘘的诊断。

5. 结核菌素试验　已广泛应用于检出结核分枝杆菌的感染,并非检出结核病,但对儿童、少年和青年的结核病诊断有参考意义。

(二)诊断程序

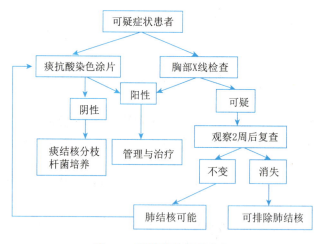

图 2-3　肺结核的诊断流程

(三)肺结核分类标准和诊断要点

1. 原发型肺结核　包含原发综合征及胸内淋巴结结核。多见于少年儿童,无症状或症状轻微,多有结核病家庭接触史,结核菌素试验多为强阳性,胸部 X 线片呈现哑铃形阴影,即原发病灶、引流淋巴管炎和肿大的肺门淋巴结,形成典型的原发综合征。原发病灶一般吸收较快,可不留任何痕迹。

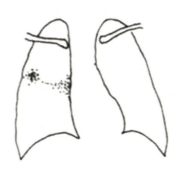

图 2-4　原发综合征

2. 血行播散型肺结核　包含急性血行播散型肺结核(急性粟粒型肺结核)及亚急性、慢性血行播散型肺结核。急性粟粒型肺结核多见于婴幼儿和青少年，特别是营养不良、患传染病和长期应用免疫抑制剂导致抵抗力明显下降的小儿，多同时伴有原发型肺结核。成人也可发生急性粟粒型肺结核，可由病变中和淋巴结内的结核分枝杆菌侵入血管所致。起病急，持续高热，中毒症状严重，半数以上的小儿和成人合并结核性脑膜炎。虽然病变侵及两肺，但极少有呼吸困难。全身浅表淋巴结肿大，肝和脾大，有时可发现皮肤淡红色粟粒疹，可出现颈项强直等脑膜刺激征，眼底检查少数患者可发现脉络膜结核结节。部分患者结核菌素试验阴性，随病情好转可转为阳性。X线胸片和CT检查开始为肺纹理重，在症状出现两周左右可发现由肺尖至肺底呈大小、密度和分布三均匀的粟粒状结节阴影，结节直径2mm左右。亚急性、慢性血行播散型肺结核起病较缓，症状较轻，X线胸片呈双上、中肺野为主的大小不等、密度不同和分布不均的粟粒状或结节状阴影，新鲜渗出与陈旧硬结和钙化病灶共存。慢性血行播散型肺结核多无明显中毒症状。

3. 继发型肺结核　多发生在成人，病程长，易反复。常有活动性渗出病变、干酪样病变和愈合性病变共存。因此，继发型肺结核X线表现特点为多样性，好发在上叶尖后段和下叶背段。痰结核分枝杆菌检查常为阳性。继发型肺结核包括：①浸润性肺结核：多发生在肺尖和锁骨下。常表现为浸润渗出性结核病变和纤维干酪增殖病变。浸润渗出性结核病变多为小片状或斑片状阴影，可融合形成空洞，渗出性病变易吸收；而纤维干酪增殖病变吸收很慢，可长期无改变；②空洞性肺结核：主要特点是临床症状较多，发热、咳嗽、咳痰和咯血等。空洞性肺结核患者常痰中排菌，在应用有效的化学治疗后，可出现空洞不闭合，但又长期多次查痰阴性，空洞壁由纤维组织或上皮细胞覆盖，称为"净化空洞"。另一些患者空洞内残留一些干酪组织，长期多次查痰阴性，临床上称为"开放菌阴综合征"，对此类患者必须随访；③结核球：病灶直径在2~4cm之间，多小于3cm，多由干酪样病变吸收和周边纤维膜包裹或干酪空洞阻塞性愈合而形成。结核球内有钙化灶或液化坏死形成空洞，同时80%以上结核球有卫星灶；④干酪样肺炎：病灶呈大叶性密度均匀磨玻璃状阴影，逐渐出现溶解区，呈虫蚀样空洞。多发生在机体免疫力和体质衰弱，又受到大量结核分枝杆菌感染的患者，或有淋巴结支气管瘘，淋巴结中的大量干酪样物质经支气管进入肺内而发生。痰中能查出结核分枝杆菌；⑤纤维空洞性肺结核：病灶呈纤维厚壁空洞，肺门抬高和肺纹理呈垂柳样，纵隔向患侧移位，胸膜粘连和代偿性肺气肿。病变特点是病程长，反复进展恶化，肺组织破坏重，肺功能严重受损，并发肺心病。结核分枝杆菌长期检查阳性且常耐药。是重要的社会传染源。

4. 结核性胸膜炎　含结核性干性胸膜炎、结核性渗出性胸膜炎、结核性脓胸。

5. 其他肺外结核　按部位和脏器命名，如骨关节结核、肾结核、肠结核等。

6. 菌阴肺结核　菌阴肺结核为三次痰涂片及一次培养阴性的肺结核，其诊断标准为：①典型肺结核临床症状和胸部X线表现；②抗结核治疗有效；③临床可排除其他非结核性肺部疾患；④PPD(5TU)强阳性，血清抗结核抗体阳性；⑤痰结核菌PCR和探针检测呈阳性；⑥肺外组织病理证实结核病变；⑦BALF检出抗酸分枝杆菌；⑧支气管或肺部组织病理证实结核病变。具备①~⑥中3项或⑦~⑧条中任何1项可确诊。

(四)鉴别诊断

应注意与肺炎、COPD、支气管扩张、肺癌肺脓肿以及纵隔疾病相鉴别。

1. 原发综合征　原发病灶+引流淋巴管炎+肿大的肺门淋巴结。

2. 急性粟粒性肺结核

症状特点：急；重——高热；淋巴结、皮肤粟粒状影；

影像特点：大小、密度和分布三均匀的粟粒状结节阴影。

3. 亚急性粟粒性肺结核　起病较缓，症状较轻，X线胸片呈大小不等、密度不同和分布不均的粟粒状或结节状阴影。

4. 浸润性肺结核　最常见的类型；好发部位：上叶尖后段和下叶背段。

5. 空洞性肺结核　患者常痰中排菌；结核球内有钙化灶或液化坏死形成空洞，同时80%以上有卫星灶；干酪样肺结核胸片呈磨玻璃样；纤维空洞性肺结核的特点是：①纤维化明显，肺功能严重受损；②结核分枝杆菌长期检查阳性且常耐药；③纵隔气管牵拉向患侧；④胸片呈垂柳样改变。

四、并发症

常见并发症有结核性脓胸、自发性气胸、支气管扩张、肺气肿、肺心病等。

五、治疗

（一）化疗

1. 原则　早期、规律、全程、适量、联合(防止耐药菌产生)。

2. 化疗药物

表2-11　常用抗结核药物成人剂量和主要不良反应

药名	缩写	剂量(g/d)	间歇疗法(g/d)	制菌作用机制	主要不良反应
异烟肼	H，INH	0.3	0.3~0.6	DNA合成	周围神经炎、偶有肝功能损害
利福平	R，RFP	0.45~0.6*	0.6~0.9	mRNA合成	肝功能损害、过敏反应
链霉素	S，SM	0.75~1.0△	0.75~1.0	蛋白质合成	听力障碍、眩晕、肾功能损害
吡嗪酰胺	Z，PZA	1.5~2.0	2~3	吡嗪酸抑制	胃肠道不适、肝功能损害、高尿酸血症、关节痛
乙胺丁醇	E，EMB	0.75~1.0**	1.5~2.0	DNA合成	视神经炎
对氨基水杨酸钠	P，PAS	8~12***	10~12	中间代谢	胃肠道不适、过敏反应、肝功能损害
丙硫异烟胺	1321Th	0.5~0.75	0.5~1.0	蛋白质合成	胃肠道不适、肝功能损害
卡那霉素	K，KM	0.75~1.0△	0.75~1.0	蛋白质合成	听力障碍、眩晕、肾功能损害
卷曲霉素	Cp，CPM	0.75~1.0△	0.75~1.0	蛋白质合成	听力障碍、眩晕、肾功能损害

注：* 体重<50kg用0.45，≥50kg用0.6；S、Z、Th用量亦按体重调节；** 前2个月25mg/kg，其后减至15mg/kg；*** 每日分2次服用(其他药均为每日1次)；△ 老年人每次0.75g。

3. 统一标准化学治疗方案

表2-12　肺结核治疗的化疗方案

阶段	痰涂片抗酸杆菌染色	每日用药	间歇用药
初治	涂(-)三	2HRZ/4HR	$2H_3R_3Z_3/4H_3R_3$
初治	涂(+)四	2HRZE/4HR	$2H_3R_3Z_3E_3/4H_3R_3$
复治	涂(+)五	2HRZSE/4~6HRE	$2H_3R_3Z_3S_3E_3/6H_3R_3E_3$

注：2、4分别代表2、4个月；小3代表：每周3次；三、四、五分别代表三种药、四种药、五种药。

4. 耐药肺结核　耐药结核病，特别是MDR-TB(至少耐异烟肼和利福平)和广泛耐多药结核病(XDR-TB)。

表2-13　常用抗结核药物

常用药物	作用	不良反应
异烟肼(INH，H)，基础用药0.3g	杀菌	周围神经炎
利福平(RFP，R)	杀菌	肝功能损害，过敏反应
吡嗪酰胺(PZA，Z)	杀菌	高尿酸，关节痛
乙胺丁醇(EMB，E)注意儿童不用	抑菌	视神经炎、视力下降、视野缺损
链霉素(SM，S)	杀菌	听力障碍、眩晕，肾功能损害

(二)其他治疗

1. 对症治疗　咯血处置的目的是预防和抢救因咯血所致的窒息并防止肺结核播散。少量咯血，多以安慰患者、消除紧张、卧床休息为主。大咯血时先用垂体后叶素5~10U加入25%葡萄糖液40ml中缓慢静脉注射。垂体后叶素收缩小动脉，使肺循环血量减少而达到较好止血效果。高血压、冠状动脉粥样硬化性心脏病、心力衰竭患者和孕妇禁用。对支气管动脉破坏造成的大咯血可采用支气管动脉栓塞法。在大咯血时，患者突然停止咯血，并出现呼吸急促、面色苍白、口唇发绀、烦躁不安等症状时，常为咯血窒息，应及时抢救。置患者头低足高45°的俯卧位，同时拍击健侧背部，尽快使积血和血块由气管排出。

2. 糖皮质激素在结核病的应用　仅用于结核中毒症状严重者。使用时必须确保在有效抗结核药物治疗的情况下。

3. 肺结核外科手术治疗　主要适应证是经合理化学治疗后无效、多重耐药的厚壁空洞、大块干酪灶、结核性脓胸、支气管胸膜瘘和大咯血保守治疗无效者。

(三)结核病控制策略与措施

1. 全程督导化学治疗　是指肺结核患者在治疗过程中，每次用药都必须在医务人员的直接监督下进行，因故未用药时必须采取补救措施以保证按医嘱规律用药。督导化疗的重点对象是痰涂阳的肺结核患者。肺结核属于乙类传染病。

2. 卡介苗接种　对预防由血型播散引起的结核性脑膜炎和粟粒型结核有一定作用。

3. 预防性化学治疗　主要应用于受结核分枝杆菌感染易发病的高危人群。

第九章　胸腔积液

胸膜腔是位于肺和胸壁之间的一个潜在的腔隙。正常情况下胸腔内有一层很薄的液体，在呼吸运动时起润滑作用。任何因素使胸膜腔内液体形成过快或吸收过缓，则导致胸腔积液。依据胸腔积液的液体性状可分为：浆液性、血性(血胸)、脂性(乳糜胸)、脓性(脓胸)。

一、病因

1. **胸膜毛细血管静水压增高**　是产生胸腔漏出液的主要机制。临床上常见于充血性心力衰竭、缩窄性心包炎、血容量增加、上腔静脉受阻等。

2. **胸膜通透性增加**　是产生胸腔渗出液的主要机制。临床可见于肺结核、肺炎、肺梗死和结缔组织病所致胸膜炎，恶性肿瘤转移等。

3. **胸膜毛细血管胶体渗透压降低**　常见于低蛋白血症、肝硬化、肾病综合征、急性肾小球肾炎，黏液性水肿等。

4. **壁层胸膜淋巴管引流障碍**　常见于癌性淋巴管阻塞、发育性淋巴管引流异常等。

5. **损伤**　是产生血胸、脓胸和乳糜胸的主要机制。常见于主动脉瘤破裂、食管破裂、胸导管等。

6. **医源性**　包括药物(甲氨蝶呤、苯妥英、呋喃妥因等)、放射治疗、消化内镜检查和治疗、支气管动脉栓塞术、中心静脉置管和腹膜透析等均可引起渗出液或漏出液。

[经典例题 1]

导致肝硬化患者出现胸腔积液的主要原因是

A. 胸膜炎

B. 真菌感染

C. 门静脉高压

D. 充血性心力衰竭

E. 低蛋白血症

[参考答案] 1. E

胸水产生因素
1. 静水压增高(毛细血管血压)——漏出液
常见于充血性心力衰竭、缩窄性心包炎
2. 胶体压下降(蛋白低)——漏出液
常见于肝病、肾病
3. 通透性增加(胸膜破坏)——渗出液
炎症、肿瘤
4. 淋巴管回流障碍
5. 脏器损伤

二、临床表现

1. **症状**　胸腔积液少于300ml时可无症状，少量炎性积液可有刺激性干咳，患侧胸痛，于吸气时加重，当积液增多时，胸痛可减轻或消失。胸腔积液大于500ml时，可出现呼吸困难。除此以外，可有其他基础疾病的表现，如炎症引起的渗出液者，可有发热等中毒症状，而非炎症所致的漏出液者，常伴有心力衰竭、腹水或水肿等症状。恶性胸腔积液可有胸痛、消瘦和呼吸道或原发部位肿瘤的症状。

2. 体征　少量积液者，常无明显体征，或仅见患侧胸廓呼吸动度减弱。中至大量积液时，可见呼吸浅快，患侧呼吸运动受限，肋间隙丰满，心尖冲动及气管移向健侧，语音震颤和语音共振减弱或消失，在积液区可叩得浊音或实音，积液区上方有时可听到支气管呼吸音。肺外疾病引起的胸腔积液多有基础疾病相应的体征。

三、实验室和其他检查
1. 胸腔积液检查

表 2-14　渗出液与漏出液的鉴别

鉴别要点	漏出液	渗出液
外观	清，常呈淡黄色，为浆液性	混浊，可为草黄色，脓性、血性、乳糜性
比重	<1.018	>1.018
Rivalta 试验	阴性	阳性
蛋白定量试验	<25g/L	>30g/L
细胞数	<100×10^6/L	>500×10^6/L
细胞分类	以淋巴细胞和间皮细胞为主	各种细胞增多(以中性、淋巴为主)
葡萄糖	同血液含量相近	低于血液含量
积液/血清总蛋白	<0.5	>0.5
LDH	<200U/L	>200U/L
血 LDH/胸水 LDH	<0.6	>0.6
致病菌	无	可找到致病菌

2. 胸部 X 线检查　少量游离性胸腔积液，胸部 X 线仅见肋膈角变钝；积液量增多时显示向外、向上的弧形上缘的积液影。大量积液时患侧胸部有致密影，气管和纵隔推向健侧。液气胸时有气液平面。包裹性积液不随体位改变而变动，边缘光滑饱满多局限于叶间或肺与膈之间。CT 检查可显示少量胸腔积液、肺内结核病变影。

3. 超声检查　超声探测是确定有无胸腔积液的首选检查，并用于协助胸腔穿刺定位和用于包裹性和少量胸腔积液的引导下胸腔穿刺。

4. 胸膜活检　经皮闭式胸膜活检对胸腔积液的病因诊断有重要意义，可发现肿瘤、结核和其他胸膜病变。

5. 胸腔镜或开胸活检　对上述检查不能确诊者，必要时可经胸腔镜或剖胸直视下多处活检。但临床上仍有少数胸腔积液的病因虽经上述诸种检查仍难以确定，如无特殊禁忌，可考虑开胸探查。

[经典例题 2]

胸水性质的鉴别下列哪项最重要
A. 胸腔积液的 pH 测定　　B. 胸腔积液常规检查
C. 胸腔积液中胆固醇结晶　D. 胸水的蛋白定性检测
E. 胸腔积液中红细胞数
[参考答案] 2.B

1. 最有价值的检查是胸腔穿刺后——抽出胸水进行常规检查。

2. 渗出液总体特点　①内含物多，比重>1.018；细胞>500×10⁶/L；蛋白>30g/L；②破坏导致消耗大(葡萄糖低)，产酸多(pH低)。

四、诊断与鉴别诊断

1. 诊断　胸腔积液的诊断和鉴别诊断分 3 个步骤。

(1)确定有无胸腔积液：超声探测、胸部 CT 检查可确定有无胸腔积液。

(2)确定胸腔积液性质：诊断性胸腔穿刺抽出液通过常规检测，可确定积液是渗出液还是漏出液。

(3)寻找胸腔积液的病因：引起胸腔积液病因很多。

表 2-15　胸腔积液常见病因及临床特点

胸液性质	疾病	临床特点
渗出液	结核性胸膜炎	多有结核中毒症状，胸液 ADA 多增高
	类肺炎性胸腔积液(肺炎、肺脓肿和支气管扩张症等所致)	多有不同疾病所致感染征象，葡萄糖和 pH 降低
	恶性肿瘤侵犯胸膜(肺癌、乳腺癌、淋巴瘤等)或胸膜间皮瘤	有血痰、发热、胸痛、呼吸困难、体重下降明显等症状。胸液生长速度快，CEA 可明显升高
	风湿性疾病(SLE、类风湿性关节炎等)	多为双侧胸腔积液，有风湿性疾病自身特点
漏出液	充血性心力衰竭	多为双侧胸腔积液
	肝硬化	多伴腹水
	肾病综合征	多为双侧
	低蛋白血症	多伴有全身水肿

2. 胸腔积液病因的鉴别诊断　最重要的是区别良性胸腔积液还是恶性胸腔积液。

(1)良性胸腔积液仍以结核性最为常见。可用来诊断的临床表现为：①发热、盗汗、乏力、全身不适等结核中毒症状；②可有干咳、胸痛；③大量胸腔积液使可有胸闷、气促；④胸水常规检查符合以淋巴细胞为主的渗出液、胸水 ADA>50U/L；⑤胸水找到结核菌，胸膜活检或胸腔镜检查组织病理诊断结核病变；⑥诊断性抗结核治疗，体温迅速下降，胸水明显吸收，甚至完全消失。

(2)恶性胸腔积液：①原因：原发性恶性胸膜间皮瘤、肺癌、乳腺癌及其他部位恶性肿瘤胸膜转移所致；②临床表现：胸水生长速度快，积液量大，常出现呼吸困难，胸液呈血性；③诊断：胸液中肿瘤细胞标志物显著升高或胸膜活检组织学及原发肿瘤的发现有确诊意义。

五、治疗原则

1. 一般治疗　包括休息、营养支持和对症治疗。

2. 抽液治疗　大量胸腔积液者每周抽液 2~3 次，直至胸液完全消失。抽液的主要并发症有：①复张后肺水肿：表现为剧咳、气促、咳大量泡沫状痰，双肺满布湿啰音，PaO_2 下降，X 线显示肺水肿征，此时应立即吸氧，酌情应用糖皮质激素及利尿药，控制液体入量，严密监测病情与酸碱平衡，必要时需机械通气；②胸膜反应或过敏反应：表现在抽液时发生头晕、冷汗、心悸、面色苍白、脉细、四肢发凉，此时应立即停止抽液，使患者平卧，必要时皮下注射 0.1% 肾上腺素 0.5ml，密切观察病情，注意血压，防止

医学教育网 www.med66.com

休克。

3. 抗结核治疗　见本书肺结核治疗。

4. 糖皮质激素　使用糖皮质激素不是结核性胸膜炎的常规治疗方案，只有在有全身严重中毒症状、大量胸腔积液致呼吸困难时，可考虑在抗结核药物治疗的同时加用。常用药物为泼尼松。停药速度不宜过快，否则易出现反跳现象，一般疗程约 4~6 周。

第十章　气　胸

胸膜腔是不含气体、密闭、潜在性的腔隙。当气体进入胸膜腔造成积气时，称为气胸。

一、病因及分类

1. 依据发病原因　气胸可以分成自发性气胸、继发性自发性气胸、医源性气胸等。

2. 依据胸腔内压力　气胸又可分为：闭合性气胸，交通、开放性气胸和张力性气胸。

（1）闭合性气胸：常常是自发性气胸，也可以称为单纯性气胸。测定胸膜腔内压时可以为负压也可以为正压，抽气后压力下降而不复升，表明破裂口不再漏气。根据临床表现把自发性气胸分成稳定型：呼吸频率<24次/分；心率60~120次/分；血压正常；呼吸室内空气时 SaO_2>90%；两次呼吸之间说话成句。不符合这些条件的为不稳定型。

（2）交通性、开放性气胸。

①交通性气胸：破裂口较大或因两层胸膜间有粘连或牵拉，使破口持续开放，吸气与呼气时空气自由进出胸膜腔。

②开放性气胸：胸壁外伤破损，外界空气经胸壁伤口缺损处，随呼吸自由进出胸膜腔，胸膜腔内压同样几乎等于大气压。

交通性、开放性气胸使纵隔在吸气时向健侧移位，呼气时向患侧移位，形成纵隔扑动。

（3）张力性气胸：亦称为高压性气胸，气管、支气管及肺损伤处或者胸壁伤口处形成单向活瓣，吸气时胸廓扩大，胸膜腔内压变小，空气进入胸膜腔；呼气时胸膜腔内压升高，压迫活瓣使之关闭，致使胸膜腔内空气越积越多，内压持续升高，导致胸膜腔压力在短时间内高于大气压，使肺脏迅速受压，纵隔向健侧移位，影响心脏血液回流，迅速出现严重呼吸循环障碍。

[经典例题 1]

张力性气胸造成呼吸、循环障碍的机理是

A. 严重皮下气肿，肺内气体流失　　　　　B. 肺组织挫伤通气受阻

C. 肺泡间质水肿换气受阻　　　　　　　　D. 胸壁软化反常呼吸

E. 患侧肺萎陷，纵隔向健侧移位

[参考答案] 1.E

1. 闭合性气胸　气体不进不出；开放性气胸：气体自由进出；张力性气胸：气体只进不出。

2. 开放性气胸特点　纵隔扑动。

3. 张力性气胸特点　压力大引起脏器受压(肺，心脏，大血管)。

二、临床表现

1. 症状　大多数起病急骤，患者突感一侧胸痛，针刺样或刀割样，持续时间短暂，继之胸闷和呼吸困难，可伴有刺激性咳嗽，系气体刺激胸膜所致。

2. 体征

（1）大量气胸时，气管、纵隔向健侧移位，患侧胸部隆起；呼吸运动与触觉语颤减弱；叩诊呈过清音

或鼓音，心或肝浊音界缩小或消失；听诊呼吸音减弱或消失。

（2）左侧少量气胸或纵隔气肿时，有时可在左心缘处听到与心跳一致的气泡破裂音，称 Hamman 征。液气胸时，胸内有振水声。

（3）血气胸：如失血量过多，可使血压下降，甚至发生失血性休克。

（4）开放性气胸：胸壁伤口可闻及气体进出胸腔发出声音，气管向健侧移位。

（5）张力性气胸：患侧肺完全被压缩萎陷，气管、纵隔向健侧显著移位，使健侧肺同时受压，腔静脉回流障碍，心率快、血压低、颈静脉怒张。

1. 症状　突发胸痛+气短呼吸困难。
2. 体征　①触诊：语颤减低，气管向健侧移位；②叩诊：鼓音；③听诊：呼吸音低。
3. 开放性气胸　胸壁伤口可闻及气体进出胸腔发出声音。
4. 张力性气胸　纵隔皮下气肿，穿刺有胸腔内高压气体。
5. 小结气管移位　①移向健侧——气胸，胸腔积液。②移向患侧——肺不张，慢性纤维空洞性肺结核。

三、检查方法

X 线胸片检查是诊断气胸的重要方法。气胸的典型 X 线表现为外凸弧形的细线条形阴影，称为气胸线。

胸片：气胸线以外透亮度增高，无肺纹可见。

四、气胸并发症

可并发脓气胸、血气胸、纵隔气肿与皮下气肿。

五、诊断和鉴别诊断

1. 根据典型症状、体征及影像学检查，气胸的诊断通常并不困难。
2. 应注意与哮喘、COPD、心梗、肺栓塞以及肺大疱相鉴别。

六、治疗

1. 少量气胸　尤其是首次发生的气胸无需特殊处理，酌情予镇静、镇痛等药物。

2. 大量气胸或者复发性气胸　需要进行胸膜腔穿刺，抽尽积气或行胸腔闭式引流术，促使肺尽早膨胀。

3. 开放性气胸急救处理原则

院前急救：使用无菌敷料如凡士林纱布、纱布、棉垫或清洁器材如塑料袋、衣物、碗杯等制作不透气敷料和压迫物，在伤员用力呼气末封盖吸吮性伤口，并加压包扎。转运途中如伤员呼吸困难加重或有张力性气胸表现，应在伤员呼气时开放密闭敷料，排出高压气体。

送达医院后：

(1)给氧，补充血容量，纠正休克。

(2)清创、缝合胸壁伤口。

(3)尽快做胸腔闭式引流。

(4)怀疑有胸腔内脏器损伤或进行性出血时，则需开胸探查手术。

(5)给予抗生素，鼓励患者咳嗽排痰，早期活动，预防感染。

4. 张力性气胸急救处理原则　迅速解除胸腔内正压，紧急时亦需立即胸腔穿刺排气，进一步再放置胸腔闭式引流。

5. 胸腔闭式引流术的适应证

（1）不稳定型气胸，呼吸困难明显、肺压缩程度较重。

（2）交通性开放性气胸或张力性气胸。

（3）反复发生气胸、胸腔穿刺术治疗后气胸无改善的患者。

（4）需使用机械通气或人工通气的气胸或血气胸患者。

（5）拔除胸腔引流管后气胸或血胸复发患者。无论其气胸容量多少，均应尽早行胸腔闭式引流。

6. 胸腔闭式引流术的方法

（1）确定插管引流的部位，引流气体一般在前胸壁锁骨中线第 2 肋间隙，引流液体则在腋中线与腋后线间第 6~8 肋间隙。

（2）引流管的侧孔应深入胸腔内 2~5cm。

（3）胸膜粘连疗法的主要适应证为：①持续性或复发性气胸；②交通性气胸经胸腔闭式引流及负压吸引失败者；③肺功能不全，不能耐受手术者。

7. 手术治疗　经内科治疗无效的气胸应该手术治疗，主要适用于开放性气胸、血气胸、双侧气胸、复发性气胸、张力性气胸引流失败者、胸膜增厚致肺膨胀不全或影像学有多发性肺大疱者。手术治疗成功率高，复发率低。手术方式有：

（1）胸腔镜直视下粘连带烙断术促使破口关闭。

（2）开胸手术。

第十一章 血 胸

胸膜腔积血称为血胸，可与气胸同时存在，称为血气胸。

一、病因机制及病理生理

1. 体循环血管出血 心脏、胸内大血管(如主动脉)及其分支等体循环血管出血。

2. 肺循环血管出血 一般出血较缓慢，出血量少，可以自行停止，常伴血痰或血气胸。

3. 病理生理改变

(1)发生血胸时因出血导致血容量丢失；同时积血压迫肺组织导致肺萎陷，纵隔推向健侧。

(2)短时间大量出血时，超过去纤维蛋白作用，积血将发生凝固形成凝血块，进一步机化后形成纤维板限制胸廓活动。

(3)经伤口侵入的细菌会在积血中繁殖，进一步导致感染性血胸，最终可导致脓胸的发生。

二、临床表现

1. 成人血胸量≤500ml 为少量血胸，500~1000ml 为中量血胸，>1000ml 为大量血胸。

2. 循环功能障碍、失血征象，因积血增加，可压迫肺组织影响呼吸功能。进行性血胸具备以下征象：

(1)脉搏逐渐加快、血压降低。

(2)虽经补充血容量血压仍不稳定；或血压升高后又逐渐下降。

(3)血红蛋白量、红细胞计数和血细胞比容进行性降低。

(4)检测胸腔积存血的血红蛋白和红细胞计数与周围血相接近，且离体后迅速凝固。

(5)胸腔闭式引流量每小时超过 200ml，持续 3 小时。

(6)虽然胸穿或引流均无液体流出，但是 X 线检查胸腔积液影像继续增大。

3. 当胸腔在短时间内迅速积聚大量血液，超过肺、心包和膈肌运动所起的去纤维蛋白作用时，胸腔内积血发生凝固，形成凝固性血胸。凝固型血胸具备以下征象：

(1)胸穿抽出血液确诊血胸，但是引流不出积血。

(2)X 线检查胸腔仍有大量积液。

(3)超声检查胸腔内有大量非积液暗区。

4. 感染性血胸具备以下征象：

(1)有畏寒、高热等感染的全身表现。

(2)有抽出胸腔积的液出现浑浊或絮状物提示感染。

(3)检测胸腔积存液白细胞计数明显增加，红细胞白细胞比例达100∶1，可以确定为感染性血胸。

(4)胸腔积液涂片和细菌培养发现致病菌有助于诊断，并可依据药物敏感试验选择有效的抗生素。

三、诊断方法

1. 胸部 X 线 可见患侧透过度减低、肋膈角变钝或外高内低的抛物线影。

2. CT 可见积液弧形影。

3. B 超 可见液性暗区。

4. 胸膜腔穿刺 抽出血液可确诊。

四、治疗

非进行性血胸可根据积血量多少，采用胸腔穿刺或胸腔闭式引流术治疗并使用抗生素预防感染。进行性血胸应及时开胸探查手术。凝固性血胸应待患者情况稳定后尽早手术。感染性血胸应及时改善胸腔引流，排尽感染性积血积脓。

[经典例题 1]

胸部损伤血胸后血液不凝固的原因是

A. 凝血酶减少
B. 血小板减少
C. 严重损伤引起弥漫性失血
D. 胸廓内脏器运动的去纤维蛋白作用
E. 各种凝血因子减少

[参考答案] 1. D

1. 血胸临床表现　失血表现+压迫表现+感染。

2. 一般情况下胸腔内积血不凝固；大量，快速出血——凝固性血胸。

3. 凝固性血胸具备的征象　①胸穿抽出血液确诊血胸，但是引流不出积血；②X线检查胸腔仍有大量积液；③超声检查胸腔内有大量非液性暗区。

4. 进行性血胸的特点　血压/脉搏差；血细胞低；积血凝固；引流多。

5. 感染性血胸特点　高热；积液浑浊；白细胞高。

6. 治疗

（1）非进行性血胸：①小量血胸：无需特殊处理；②中量以上血胸：抗休克，胸腔闭式引流，抗生素预防感染。

（2）进行性血胸：抗休克同时剖胸止血手术。

第十二章　肋骨骨折

一、概述

1. 解剖特点

(1)第1~3肋骨粗短,且有锁骨、肩胛骨保护,不易发生骨折。

(2)第4~7肋骨长而薄,最易折断。

(3)第8~10肋前端肋软骨形成肋弓与胸骨相连。

(4)第11~12肋前端游离,弹性较大,均不易骨折。

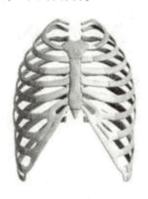

图 2-5　肋骨解剖

2. 多根多处肋骨骨折　两根以上肋骨各自发生2处或以上骨折,使局部胸壁失去完整肋骨支撑而软化,出现反常呼吸运动,即吸气时软化区胸壁内陷,呼气时外突,又称为连枷胸。常伴有广泛肺挫伤、挫伤区域的肺间质或肺泡水肿导致氧弥散障碍,出现低氧血症。同时可以使伤侧肺受到塌陷胸壁的压迫,呼吸时两侧胸腔压力的不均衡造成纵隔扑动,影响肺通气,导致体内缺氧和二氧化碳滞留,并影响静脉血液回流,严重时可发生呼吸和循环衰竭。

[经典例题1]

能导致反常呼吸的肋骨骨折是

A. 两根肋骨骨折　　　　　　　　B. 两根以上肋骨骨折

C. 双侧肋骨单根骨折　　　　　　D. 多发性肋软骨骨折

E. 多根多处肋骨骨折

[参考答案] 1. E

多根多处肋骨骨折特点:反常呼吸运动(连枷胸)。

二、临床表现

1. 症状　局部疼痛,在深呼吸、咳嗽或转动体位时加剧。尚可出现不同程度的呼吸困难。

2. 体征　局部压痛,骨擦音,骨擦感,肋骨异常活动。按压胸骨或肋骨的非骨折部位(胸廓挤压试验)而出现骨折处疼痛(间接压痛)。多根多段肋骨骨折,伤侧胸壁可有反常呼吸运动。或伴有皮下气肿、气胸、血胸等并发症。

三、诊断方法

1. 胸部 X 线　可显示肋骨骨折断裂线或断端错位，但前胸肋软骨骨折常无明显 X 线征象。

2. CT 胸廓成像　可显示肋软骨。

四、诊断要点

1. 依据临床表现、体征、影像学检查结果。

2. 查体明确是否为开放性肋骨骨折。

3. 明确肋骨骨折的根数、部位、单处或多处，是否存在连枷胸。

4. 综合判定是否合并血胸、气胸、肺不张等。

五、治疗

肋骨骨折的原则为有效控制疼痛、肺部物理治疗和早期活动。

1. 闭合性单处肋骨骨折　多能自行愈合，处理的原则是镇痛，可酌情使用肠内或肠外途径的镇痛剂和镇静剂，或肋间神经阻滞，甚至硬膜外置管镇痛。

2. 多根单处肋骨骨折并伴有明显上下或内外移位或血胸、血气胸　可以采用肋骨钉、肋骨爪固定。

3. 闭合性多根多处肋骨骨折　胸壁软化范围大、反常呼吸运动明显的连枷胸病人，常常咳嗽无力、不能有效排痰，从而引起感染，甚至呼吸衰竭，应施行纤支镜吸痰和肺部物理治疗，出现呼吸功能不全的伤员，需要作气管插管或气管切开，以利于抽吸痰液、给氧和辅助呼吸。

4. 开放性肋骨骨折　胸壁伤口需要彻底清创，用不锈钢丝或可吸收肋骨钉固定肋骨断端，缝合伤口。如果胸膜已经穿破，则需要作胸膜腔闭式引流术，术后用抗生素，预防感染。

1. 闭合性单处肋骨骨折处理　止痛、固定胸廓和预防肺并发症。

2. 闭合性多根多处肋骨骨折急救　加压包扎固定手术。

3. 开放性肋骨骨折　清创，固定，缝合，引流。

第十三章　脓　胸

第一节　急性脓胸

脓胸是指脓性渗出液积聚于胸膜腔内的化脓性感染。

一、病因及入侵途径

1. 病因　急性脓胸主要是由于胸膜腔的继发性感染所致。脓胸的致病菌多来自肺内感染灶，多与未能有效控制肺部感染有关。致病菌以肺炎球菌、链球菌多见。但由于抗生素的应用，这些细菌所致肺炎和脓胸已较前减少，而葡萄球菌特别是耐药性金黄色葡萄球菌却大大增多。尤以小儿更为多见，且感染不易控制。此外还有大肠埃希菌、铜绿假单胞杆菌、真菌等，虽略少见，但亦较以前增多。若为厌氧菌感染，则成腐败性脓胸。

2. 主要途径　有以下几种：①直接扩散；②淋巴管扩散；③血行性播散。

二、临床表现

1. 症状　常有高热、脉快、呼吸急促、食欲缺乏、胸痛、全身乏力、白细胞增高等征象。积脓较多者尚有胸闷、咳嗽、咳痰症状。

2. 体征　体检患侧语颤减弱，叩诊呈浊音，听诊呼吸音减弱或消失。严重者可伴有发绀和休克。

三、诊断

1. 胸部 X 线检查　患部显示有积液所致的致密阴影。若有大量积液，患侧呈现大片浓密阴影，纵隔向健侧移位。如脓液在下胸部，可见一由外上向内下的斜行弧线形阴影。脓液不多者，有时可同时看到肺内病变。伴有气胸时则出现液平面。若未经胸腔穿刺而出现液平面者，应高度怀疑有气管、食管瘘。

2. 超声波检查　所示积液反射波能明确范围和准确定位，有助于脓胸诊断和定位穿刺。

3. 胸腔穿刺　抽得脓液是最确切的诊断措施。同时要观察脓液外观性状，质地稀稠，有无臭味。并作涂片镜检、细菌培养及药物敏感试验，以指导临床用药。

4. 胸腔镜检查及组织活检　更有助于明确病变性质。

四、治疗

1. 依据致病菌对药物的敏感性，选用有效抗生素，足量使用，至体温正常后 2 周以上。

2. 控制原发感染，全身支持治疗，给予高热量、高蛋白及富含维生素的饮食。

3. 彻底排净脓液，使肺早日复张。排净脓液的方法有：

(1)反复胸腔穿刺：并向胸膜腔内注入抗生素。

(2)胸膜腔闭式引流术：若脓液稠厚不易抽出，或经过治疗脓量不见减少，患者症状无明显改善，或发现有大量气体，疑伴有气管、食管瘘或腐败性脓胸等，均宜及早施行。

第二节　慢性脓胸

一、病因(了解)

1. 急性脓胸未及时治疗或 6~8 周未愈，逐渐进入慢性期。

2. 脓腔内有异物存留或有特殊病原菌存在。

3. 合并支气管或食管瘘而未及时处理，或胸膜腔毗邻慢性病灶。

二、慢性脓胸的特征

1. 脏、壁层胸膜纤维性增厚。由于脓腔壁坚硬肥厚，肺不能膨胀，脓腔不能缩小，感染也不能控制。

2. 壁层胸膜增厚的纤维板使肋骨聚拢，肋间隙变窄，胸廓塌陷。

3. 脓腔壁收缩使纵隔向患侧移位。

4. 这些都严重影响呼吸功能，部分患者有杵状指(趾)。

三、临床表现(了解)

1. 长期低热，食欲减退、消瘦、贫血、低蛋白血症等慢性全身中毒症状。

2. 气促、咳嗽、咯脓痰等症状。

四、诊断方法

根据病史、体检和X线胸片可诊断慢性脓胸。脓腔造影或瘘管造影可明确脓腔范围和部位。

五、治疗原则

1. 改善全身情况，消除中毒症状和营养不良。

2. 消灭致病原因。

3. 消除脓腔，尽力使受压的肺复张，恢复肺功能。

4. 若是未做过引流的患者，需作胸腔穿刺，化验、培养脓液，明确致病菌。

六、常用手术

1. 改进引流 针对引流不畅的原因，如引流管过细、引流位置不在脓腔最低位等予以改进，使脓腔逐渐缩小，为根治手术创造条件，是手术前的准备措施。

2. 胸膜纤维板剥除术 最大限度地恢复肺功能，是治疗慢性脓胸的主要手术之一，也是较为理想的手术。适用于病程短，无明显肺内病变。

3. 胸廓成形术 目的是去除胸廓局部的坚硬组织，使胸壁内陷，以消灭两层胸膜间的死腔。适用于病程长，有明显肺内病变。

4. 胸膜肺切除术 慢性脓胸合并肺内严重病变，如支气管扩张或结核性空洞或纤维化实变毁损或伴有不易修补成功的支气管胸膜瘘，可将纤维板剥除术与病肺切除术一次完成。

[经典例题1]

男性，38岁。急性肺炎经抗生素治疗后症状控制，昨起突发高热，剧烈胸痛，呼吸困难，血象：WBC $16×10^9/L$，N 89%，X线提示胸膜腔中等量积液。

(1)患者目前最可能的原因是

A. 肺癌   B. 并发脓胸

C. 肺炎加重   D. 全身抵抗力降低

E. 脓毒血症

(2)确诊的最好办法是

A. 胸膜腔穿刺   B. 胸部CT

C. 胸部X线摄片   D. 胸部B超检查

E. 胸腔镜

(3)最适宜的治疗措施为

A. 联用抗生素   B. 改善全身情况

C. 剖胸探查   D. 对症治疗观察

E. 选用敏感抗生素加胸膜腔穿刺抽脓，必要时行胸膜腔闭式引流

[参考答案] 1. B、A、E

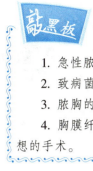

1. 急性脓胸是指脓性渗出液积聚于胸膜腔内的化脓性感染所致。

2. 致病菌　肺炎球菌、链球菌多见。抽出脓液有臭味考虑厌氧菌感染。

3. 脓胸的确诊必须做胸腔穿刺抽得脓液(是诊断脓胸最主要的依据)。

4. 胸膜纤维板剥除术　最大限度地恢复肺功能，是治疗慢性脓胸的主要手术之一，也是较为理想的手术。

第三篇

血 液 系 统

听听老师怎么讲

考 情 分 析

历年考情概况

常考知识点	历年常考内容	历年分值
贫血	分类及临床表现，贫血的治疗要点及鉴别	3~4
白血病	分型、临床表现及化疗方案	3~4
白细胞减少和粒细胞缺乏症	病因、临床表现、诊断、治疗	0~1
出血性疾病	过敏性紫癜、特发性血小板减少性紫癜、弥散性血管内凝血	1~2
输血	血液成分、输血不良反应	3

易错考点摘要（下述要点从做题角度做了大量简化，具体内容见正文）

考点	考查角度
不同人群贫血指标	男性 Hb<120g/L 女性 Hb<110g/L 孕妇 Hb<100g/L 新生儿 Hb<145g/L
铁的代谢	吸收部位：十二指肠、空肠上段； 吸收形式：以 Fe^{2+} 的形式吸收；维生素 C 能将 Fe^{3+} 还原为 Fe^{2+} 而促进吸收；铁在酸性环境中易溶解而利于吸收； 储存形式：铁蛋白(最敏感)和含铁血黄素
白血病	常考化疗方案 急粒——DA 方案(柔红霉素+阿糖胞苷)； 急淋——VP 方案(长春新碱+波尼松)；成人常用：VDP 方案(VP+柔红霉素)/VDLP 方案(VDP+左旋门冬酰胺酶)； 早幼粒——全反式维甲酸； 慢粒——羟基脲、伊马替尼(首选药)； 中枢神经系统白血病——鞘内注射(甲氨蝶呤、阿糖胞苷、糖皮质激素)

本篇学习方法或注意事项

　　血液系统属于次重点内容，虽然血液系统的题目不是很多，但都比较难，尤其是白血病的分类和治疗。建议考生：

　　1. 血液系统的题目多数要结合英文单词的缩写学习，例如急性早幼粒细胞白血病英文为 M_3，急性淋巴细胞白血病的缩写是 ALL；还有白血病和淋巴瘤的放化疗方案都是英文为主，所以这些需要大家花点时

医学教育网 www.med66.com

间掌握。

2. 考试的重点集中在缺铁性贫血、再生障碍性贫血、白血病的诊断和治疗。对血液病的诊断标准要严格掌握，例如贫血、白血病的诊断标准。

3. 白血病是本章的难点，而且很抽象，这主要是同学们没有系统学习过血液细胞学知识的原因，尤其是髓系白血病的八个分型不好掌握，常考的是 M_3 和 M_5，以及重要的融合基因需掌握。

4. 血液病需要背诵记忆内容比较多，建议大家多注重本系统列出的表格，进行对比记忆。

5. 输血内容较多，以记忆为主。主要掌握重点提示。

Learning plan
学习时间规划表

第01天　第　章	第02天　第　章	第03天　第　章	第04天　第　章	第05天　第　章	第06天　第　章
听老师的课 □ 复习讲义 □ 做习题 □	听老师的课 □ 复习讲义 □ 做习题 □	听老师的课 □ 复习讲义 □ 做习题 □	听老师的课 □ 复习讲义 □ 做习题 □	听老师的课 □ 复习讲义 □ 做习题 □	听老师的课 □ 复习讲义 □ 做习题 □
第07天　第　章	第08天　第　章	第09天　第　章	第10天　第　章	第11天　第　章	第12天　第　章
听老师的课 □ 复习讲义 □ 做习题 □	听老师的课 □ 复习讲义 □ 做习题 □	听老师的课 □ 复习讲义 □ 做习题 □	听老师的课 □ 复习讲义 □ 做习题 □	听老师的课 □ 复习讲义 □ 做习题 □	听老师的课 □ 复习讲义 □ 做习题 □
第13天　第　章	第14天　第　章	第15天　第　章	第16天　第　章	第17天　第　章	第18天　第　章
听老师的课 □ 复习讲义 □ 做习题 □	听老师的课 □ 复习讲义 □ 做习题 □	听老师的课 □ 复习讲义 □ 做习题 □	听老师的课 □ 复习讲义 □ 做习题 □	听老师的课 □ 复习讲义 □ 做习题 □	听老师的课 □ 复习讲义 □ 做习题 □
第19天　第　章	第20天　第　章	第21天　第　章	第22天　第　章	第23天　第　章	第24天　第　章
听老师的课 □ 复习讲义 □ 做习题 □	听老师的课 □ 复习讲义 □ 做习题 □	听老师的课 □ 复习讲义 □ 做习题 □	听老师的课 □ 复习讲义 □ 做习题 □	听老师的课 □ 复习讲义 □ 做习题 □	听老师的课 □ 复习讲义 □ 做习题 □
第25天　第　章	第26天　第　章	第27天　第　章	第28天　第　章	第29天　第　章	第30天　第　章
听老师的课 □ 复习讲义 □ 做习题 □	听老师的课 □ 复习讲义 □ 做习题 □	听老师的课 □ 复习讲义 □ 做习题 □	听老师的课 □ 复习讲义 □ 做习题 □	听老师的课 □ 复习讲义 □ 做习题 □	听老师的课 □ 复习讲义 □ 做习题 □
第31天　第　章					
听老师的课 □ 复习讲义 □ 做习题 □					

注意：每天的学习建议按照"听课→做题→复习讲义"三部曲来进行；另：计划一旦制订，请各位同学严格执行。

第一章　贫　血

第一节　贫血概述

贫血是指人体外周血液在单位体积中的血红蛋白浓度、红细胞计数和(或)血细胞比容，低于正常范围下限，不能运输足够的氧至组织而产生的综合征。临床常用血红白(Hb)浓度来测定，我国成年男性 Hb<120g/L，成年女性(非妊娠)Hb<110g/L，孕妇 Hb<100g/L 诊断为贫血。

一、分类

1. 根据细胞学分类

表 3-1　贫血的红细胞形态学分类

类型	MCV(fl)	MCHC/(g·L^{-1})	常见疾病
大细胞性贫血	>100	320~360	巨幼细胞贫血、伴网织红细胞大量增生的溶血性贫血、骨髓增生异常综合征、肝疾病
正常细胞性贫血	80~100	320~360	再生障碍性贫血、溶血性贫血、骨髓病性贫血、急性失血性贫血
小细胞低色素性贫血	<80	<320	缺铁性贫血、铁粒幼细胞性贫血、珠蛋白生成障碍性贫血

备注：MCV：红细胞平均体积；MCHC：红细胞平均血红蛋白浓度。

[经典例题 1]

属于正常细胞性贫血的是

A. 急性失血性贫血　　　　　　　B. 骨髓增生异常综合征

C. 缺铁性贫血　　　　　　　　　D. 慢性失血性贫血

E. 铁粒幼细胞性贫血

[参考答案] 1. A

2. 根据严重程度分类

表 3-2　贫血的严重程度分类

血红蛋白浓度	>90g/L	60~90g/L	30~59g/L	<30g/L
贫血严重程度	轻度	中度	重度	极重度

3. 根据病因及发病机制分类

(1)红细胞生成减少。

①干细胞增生和分化异常：再生障碍性贫血、纯红细胞再生障碍性贫血、肾衰引起的贫血。

②造血原料缺乏或利用障碍：维生素 B$_{12}$ 缺乏，叶酸缺乏或利用障碍所致的巨幼细胞贫血。铁缺乏或失利用障碍影响血红蛋白的合成所致的缺铁性贫血。

③原因不明或多种机制：骨髓病性贫血(如白血病、骨髓增生异常综合征)、慢性病性贫血。

(2)红细胞破坏过多：溶血性贫血、遗传性球形细胞增多症、蚕豆病(葡萄糖-6-磷酸脱氢酶缺乏症)、地中海贫血。

（3）丢失过多（失血性贫血）：急性失血性贫血，慢性失血性贫血（往往合并有缺铁性贫血）。

二、临床表现

表3-3　贫血的临床表现

一般表现	疲乏、困倦、软弱无力是最常见和最早出现的症状
皮肤黏膜	皮肤黏膜苍白是贫血最常见的体征
呼吸系统	呼吸加快，活动时气促
循环系统	心率加快、心悸、脉压增大、心脏扩大、贫血性心脏病
神经系统	头痛、眩晕、萎靡、耳鸣、记忆力减退、注意力不集中
消化系统	消化功能减低、消化不良、食欲减退、腹胀
泌尿系统	血管外溶血出现胆红素尿和高尿胆原尿，血管内溶血出现游离血红蛋白和含铁血黄素尿
生殖系统	男性特征减弱、女性月经过多
内分泌系统	孕妇分娩时，因大出血，可导致垂体缺血性坏死而发生席汉综合征，长期贫血可影响甲状腺、性腺、肾上腺等功能

[经典例题2]

贫血的临床表现不包括

A. 呼吸困难

B. 食欲减退、恶心呕吐

C. 心脏扩大、心力衰竭

D. 脉压缩小

E. 低热

[参考答案] 2. D

三、诊断

1. 诊断　①确立贫血的诊断。②明确贫血的类型。③病因学诊断最为关键。

2. 诊断方法

（1）病史及体格检查。

（2）实验室检查：①血常规检查；②周围血涂片检查；③网织红细胞计数：判断骨髓增生程度；④骨髓检查：骨髓细胞形态学、铁染色等；⑤其他检查：有关贫血和发病机制方面的检查。

四、治疗原则

1. 对因治疗　针对贫血发病机制进行治疗。缺铁性贫血者用铁剂治疗、缺乏维生素 B_{12} 或叶酸引起的巨幼细胞贫血者补充维生素 B_{12} 或叶酸，肾性贫血者用红细胞生成素；免疫机制发生的贫血可选用肾上腺皮质激素（温抗体型自身免疫性溶血性贫血）；遗传性球形细胞增多症脾切除有肯定疗效；造血干细胞质异常性贫血可采用干细胞移植。

2. 对症治疗　目的是减轻重度血细胞减少对患者的致命影响，例如重度贫血患者、老年人合并心功能不全的贫血患者应输红细胞，纠正贫血；急性大出血应及时输血或红细胞及血浆。一般急性失血性贫血当血容量减少大于20%、慢性贫血当血红蛋白低于60g/L时应输血治疗。

第二节　缺铁性贫血

一、铁代谢

1. 来源　正常人须每天摄铁 1~1.5mg，孕、乳妇 2~4mg。内源性铁主要来自衰老和破坏的红细胞。

2. 铁的吸收、运输与利用　动物食品铁吸收率高，植物食品铁吸收率低。食物中的铁以三价铁为主，必须在酸性环境中或有还原剂存在下还原成 Fe^{2+} 才能有助于吸收，铁吸收部位主要在十二指肠及空肠上段。吸收入血的二价铁经铜蓝蛋白氧化成三价铁，与转铁蛋白结合后转运到组织中，再与转铁蛋白分离并还原成二价铁，参与形成血红蛋白。生理状态下转铁蛋白仅 1/3 与铁结合呈饱和状态（即转铁蛋白铁饱和度为 33%～35%）。多余的铁以铁蛋白和含铁血黄素形式贮存于肝、脾、骨髓等器官的单核–巨噬细胞。

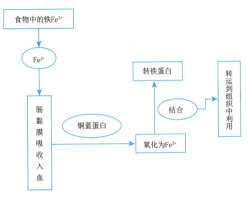

图 3-1　铁的代谢

3. 排泄　人体每天排铁男性 0.5～1.0mg，女性 1.0～1.5mg，主要通过肠黏膜脱落细胞随粪便排出，少量通过尿、汗液、哺乳妇女还通过乳汁。

[经典例题 1]

人体铁的主要吸收部位

A. 十二指肠及空肠上段

B. 空肠及回肠上段

C. 升结肠及横结肠上段

D. 胃及十二指肠上段

E. 回肠及升结肠上段

[经典例题 2]

下列属于贮存铁的是

A. 血红蛋白铁

B. 肌红蛋白铁

C. 转铁蛋白结合的铁

D. 乳铁蛋白结合的铁

E. 含铁血黄素

[参考答案] 1. A；2. E

二、病因和发病机制

1. 需铁量增加而铁摄入不足　多见于婴幼儿、青少年、妊娠和哺乳期妇女。

2. 铁吸收障碍　常见于胃大部切除术后，胃酸分泌不足且食物快速进入空肠，绕过铁的主要吸收部位（十二指肠），使铁吸收减少。此外，多种原因造成的胃肠道功能紊乱，如长期不明原因腹泻、慢性肠炎等。

3. 铁丢失过多　各种原因引起的慢性失血是最常见的原因。

三、临床表现

1. 缺铁原发病表现　如消化性溃疡、肿瘤或痔疮等。

2. 贫血表现　常见症状为乏力、易倦、头晕、头痛、眼花、耳鸣、心悸、气短、纳差等；有苍白、心率增快。

3. 组织缺铁表现　精神行为异常，如烦躁、易怒、注意力不集中、异食癖；体力、耐力下降；易感染；儿童生长发育迟缓、智力低下；口腔炎、舌炎、舌乳头萎缩、口角皲裂、吞咽困难、毛发干枯、脱落；皮肤干燥、指（趾）甲脆薄、反甲（匙状甲）。

四、实验室检查

表3-4　缺铁性贫血实验室检查

检查项目	临床结果
血象	小细胞低色素性贫血，网织红细胞计数正常或轻度增高
外周血涂片	红细胞体积较小，并大小不等，中心淡染区扩大
骨髓象和骨髓铁染色	骨髓增生活跃或明显活跃，以红系增生为主，有核红细胞体积小，胞浆少偏蓝色，呈"核老浆幼"现象；骨髓涂片用普鲁士蓝染色后，骨髓小粒中的铁称细胞外铁，幼红细胞内的铁颗粒称细胞内铁，该细胞称铁粒幼细胞。缺铁性贫血时细胞外铁消失、细胞内铁或铁粒幼细胞减少
铁代谢	血清铁降低（<500μg/L或<8.95μmmol/L），转铁蛋白饱和度降低（<15%），总铁结合力升高（>3600μg/L或>64.44μmmol/L）；血清铁蛋白，是体内储存铁的指标，低于12μg/L可作为缺铁的依据

[经典例题3]

诊断缺铁性贫血早期的实验室依据是

A. 血清铁降低

B. 血清铁蛋白降低

C. 血清总铁结合力增高

D. 外周血呈小细胞低色素性贫血

E. 骨髓象红细胞胞浆成熟落后于胞核

[参考答案] 3. B

五、诊断与鉴别诊断

1. 诊断　根据病史、红细胞形态（小细胞、低色素），血清铁蛋白和铁降低，总铁结合力升高，骨髓检查及骨髓铁染色作出诊断。

2. 鉴别诊断　应与下列小细胞性贫血鉴别。

表3-5　贫血的鉴别

	缺铁性贫血	铁粒幼细胞性贫血	海洋性贫血	慢性病性贫血
血清铁	↓	↑	常增高	↓
血清铁蛋白	↓	↑	常增高	↑
转铁蛋白饱和度	↓	↑	常增高	↓
总铁结合力	↑	不低	—	↓
骨髓铁粒幼细胞	↓	↑	—	—

六、治疗

治疗原则：根除病因；补足贮铁。

表3-6　缺铁性贫血的治疗

病因治疗	最基本的治疗，是缺铁性贫血能否根治的关键
口服铁剂	硫酸亚铁、富马酸亚铁、琥珀酸亚铁（速力菲）。口服铁剂后5～10天网织红细胞上升达高峰，2周后血红蛋白开始上升，一般2个月左右恢复正常，待血红蛋白正常后，至少再服药4～6个月
注射铁剂	适应证：不能口服铁剂；口服吸收障碍者

第三节　再生障碍性贫血

再生障碍性贫血（AA），简称再障，是一种由不同病因和机制引起的骨髓造血功能衰竭症。主要表现为骨髓造血功能低下、全血细胞减少和贫血、出血、感染综合征，免疫抑制治疗有效。

一、病因和发病机制

1. 病因　发病原因不明确，可能为：

①化学因素，特别是氯霉素类抗生素、磺胺类药物、抗肿瘤化疗药物以及苯等；②病毒感染，特别是肝炎病毒、微小病毒 B19 等。临床上可见到乙型肝炎相关的再生障碍性贫血病例；③长期接触 X 射线、镭及放射性核素等可影响 DNA 的复制，抑制细胞有丝分裂，干扰骨髓细胞生成，造血干细胞数量减少。

2. 发病机制

包括：①造血干细胞受损；②造血微环境异常；③免疫异常。

[经典例题 1]

再生障碍性贫血的主要原因是

A. 骨髓造血功能衰竭　　　　　　　B. 红细胞破坏过多

C. 红细胞寿命缩短　　　　　　　　D. 造血原料缺乏

E. 红细胞内在缺陷

[参考答案] 1. A

二、临床表现

再生障碍性贫血主要表现为骨髓造血功能低下，全血细胞减少和贫血、出血、感染，肝脾一般不大。按起病缓急和病情轻重临床分为重型再障（急性）和非重型再障（慢性）两型。

1. 重型再障　起病急骤，出血、感染严重，常发生内脏感染和败血症，贫血多呈进行性加重。

2. 非重型再障　起病缓慢，贫血常为首发症状，出血较轻，以皮肤黏膜出血为主，感染偶有发生，病程较长。

三、实验室检查

1. 血象　全血细胞减少，三系细胞减少程度不一定平行。贫血呈正常细胞型，淋巴细胞比例相对增高，网织红细胞绝对值减少。重型再障血象具备下述三项中两项：①网织红细胞多数在 0.005 以下，绝对值 $<15\times10^9/L$；②中性粒细胞绝对值 $<0.5\times10^9/L$；③血小板 $<20\times10^9/L$。

2. 骨髓象　重型再障多部位增生极度减低，造血细胞极度减少，慢性再障增生程度不一，多数减低，但非造血细胞（如淋巴细胞、浆细胞、组织嗜碱性粒细胞、网状细胞）增多，巨核细胞均明显减少或缺如。

四、诊断与鉴别诊断

1. 诊断　再障的诊断：全血细胞减少，网织红细胞 <0.01，淋巴细胞比例增高。体检一般无肝、脾大。骨髓多部位增生减低或重度减低。除外引起全血细胞减少的其他疾病，一般抗贫血药物治疗无效。重型再障的诊断见上述实验室检查。

2. 鉴别诊断

表 3-7　再障的鉴别

	相同点	鉴别要点
再生障碍性贫血（AA）	全血细胞减少，一般无肝、脾大	骨髓多部位增生减低或重度减低

	相同点	鉴别要点
阵发性睡眠性血红蛋白尿(PNH)	典型患者有血红蛋白尿发作,易鉴别。不典型者无血红蛋白尿发作,全血细胞减少	酸溶血试验(Ham试验)、蛇毒因子溶血试验(CoF)和微量补体溶血敏感试验可呈阳性。骨髓或外周血可发现CD55⁻、CD59⁻的各系血细胞
骨髓增生异常综合征(MDS)	难治性贫血有全血细胞减少	骨髓多增生活跃或以上,有病态造血表现,可有染色体核型异常等
急性白血病(AL)	白细胞减少和低增生性急性白血病,全血细胞减少	原始粒、单或原(幼)淋巴细胞明显增多。部分急性早幼粒细胞白血病可全血细胞减少,但骨髓细胞形态学检查、染色体易位 t(15;17) 和 PML-RARα 基因存在可帮助鉴别

五、治疗原则

再障的治疗包括去除病因、支持疗法和恢复造血功能的治疗。急性再障应尽早进行骨髓移植或抗淋巴细胞球蛋白等免疫抑制治疗,慢性再障则以雄激素为主综合性治疗。

1. 对症治疗 控制感染、输血、止血等。

2. 免疫抑制治疗 ①抗胸腺细胞球蛋白(ATG)或抗淋巴细胞球蛋白(ALG),主要用于重型再障。②环孢素A可选择性作用于T淋巴细胞而治疗再障,适用于所有再障。

3. 促进造血 ①雄激素,适用于所有再障,常选用4种中的一种:丙酸睾酮、司坦唑醇(康力龙)、达那唑、十一酸睾酮(安雄)。不良反应有男性化作用、肝损害、肝内胆汁淤积、水钠潴留等。②造血生长因子:适用于全部再障尤其是重型再障。

4. 造血干细胞移植 一般年龄在40岁以下、输血较少者成功率较高。

第二章　白血病

第一节　急性白血病

急性白血病的细胞分化停滞在较早阶段，多为原始细胞及早期幼稚细胞(白血病细胞)，这些细胞大量增殖并抑制正常造血，可广泛浸润肝、脾、淋巴结等各种脏器。根据主要受累的细胞系类分为急性淋巴细胞白血病(ALL)和急性髓系白血病(AML)。

一、FAB 分型

1. 急性淋巴细胞性白血病(ALL)分为 3 个亚型。

(1)L_1 型：原始和幼稚细胞以小细胞(直径≤12μm)为主。

(2)L_2 型：原始和幼稚细胞以大细胞(直径>12μm)为主。

(3)L_3 型：原始和幼稚细胞以大细胞为主，大小较一致，细胞内有明显空泡，胞浆嗜碱性，染色深。

2. 急性髓系白血病(AML)分为八个亚型。

表 3-8　急性髓系白血病(AML)的亚型

分型	中文名	特点
M_0	急髓微分化型	骨髓原始细胞>30%，无嗜天青颗粒及 Auer 小体，过氧化酶(MPO)阳性细胞<3%；CD33 及 CD13 阳性，淋系抗原及血小板抗原阴性
M_1	急粒未分化型	原始细胞占骨髓非红系有核细胞(NEC)>90%，其中 MPO 阳性细胞>3%
M_2	急粒部分分化型	原粒细胞占 NEC 的 30%~89%，其他粒细胞≥10%，单核细胞<20%
M_3	急性早幼粒	骨髓中以颗粒增多的早幼粒为主，早幼粒在 NEC 中≥30%
M_4	急粒-单	骨髓中原始细胞占 NEC>30%，各阶段粒细胞≥20%，各阶段单核细胞≥20%
M_5	急单	骨髓 NEC 中原单核、幼单核≥30%，原单核+幼单核+单核细胞≥80%
M_6	红白血病	骨髓中幼红细胞≥50%，NEC 中原始细胞≥30%
M_7	急性巨核细胞白血病	骨髓中原始巨核细胞≥30%，血小板抗原阳性，血小板过氧化酶阳性

[经典例题 1]

男性，35 岁。1 周来发热伴皮肤出血点，化验血呈全血细胞减少，骨髓检查增生极度活跃，原始细胞占骨髓非红系有核细胞的 40%，各阶段粒细胞占 50%，各阶段单核细胞占 30%，诊断急性白血病，其 FAB 分类的类型是

A. M_1 　　　　　　　　　　　　B. M_2

C. M_4 　　　　　　　　　　　　D. M_5

E. M_6

[参考答案] 1. C

二、临床表现

(一)正常骨髓造血功能受到抑制表现

表 3-9　白血病正常骨髓造血功能受到抑制表现

贫血	往往是首发症状(由于红系增殖受白血病细胞干扰),进行性加重,部分患者因病程短,可无贫血
发热	虽然白血病本身可以发热,但高热往往提示有继发感染;最常见感染部位为口腔、牙龈、咽峡;最常见的致病菌为革兰阴性杆菌
出血	全身各部位,以皮肤瘀点、瘀斑、鼻出血、牙龈出血、月经过多为多见。白血病最常见死因为颅内出血。急性早幼粒(M_3)以出血多见,易并发 DIC

(二)白血病细胞增殖浸润的表现

表 3-10　白血病细胞增殖浸润的表现

淋巴结肿大	多见于 ALL,纵隔淋巴结肿大常见于 T 细胞 ALL
肝脾大	巨脾见于慢粒白血病急性变
骨骼和关节	常有胸骨下段局部压痛。可出现关节、骨骼疼痛,尤其儿童多见
眼部	部分 AML 患者可出现粒细胞肉瘤或绿色瘤,眼眶部位最常见
口腔和皮肤	白血病细胞浸润可使牙龈增生,肿胀;皮肤可出现蓝灰色斑丘疹,局部皮肤隆起、变硬,呈现紫蓝色结节,多见于 M_4 和 M_5 型
中枢神经系统	机制:由于化疗药物很难通过血脑屏障,不能有效的杀灭隐藏在中枢神经系统的白血病细胞,因而引起的中枢神经系统白血病。 表现:头痛、头晕、呕吐、颈项强直,甚至抽搐、昏迷可发生在疾病的各个时期,尤其是治疗后的缓解期,以 ALL 最常见
睾丸	多为一侧睾丸无痛性肿大;多见于 ALL 化疗缓解后的幼儿和青年

[经典例题 2]

易发生 DIC 的急性白血病类型是

A. 急性单核细胞白血病

B. 红白血病

C. 急性淋巴细胞白血病

D. 急性粒细胞白血病部分分化型

E. 急性早幼粒细胞白血病

[参考答案] 2. E

三、实验室检查

1. 血象　大多数患者白细胞增多,超过 $10 \times 10^9/L$ 以上者可称为白细胞增多性白血病;也有白细胞计数正常或减少,低者可 <$1.0 \times 10^9/L$,称为白细胞不增多性白血病。

2. 骨髓象　是诊断急性白血病的主要依据和必做检查。FAB 协作组提出原始细胞占全部骨髓有核细胞≥30% 为急性白血病的诊断标准(WHO 分型规定骨髓原始细胞≥20%)。多数病例骨髓象有核细胞显著增生,以原始细胞为主,而较成熟中间阶段的细胞缺如,并残留少量成熟粒细胞,形成所谓"裂孔"现象。Auer 小体仅见于急非淋白血病,有独立诊断意义。

四、诊断及鉴别诊断

根据临床表现、血象和骨髓象特点,白血病诊断不难。注意与以下疾病相鉴别:

1. 骨髓异常增生综合征(MDS)　①MDS 突出表现为病态造血;②骨髓中原始细胞占非红细胞 <20%;

医学教育网 www.med66.com

③骨髓活检出现 ALIP，有利于辅助诊断，且与预后有关，有 ALIP 者预后差，易转为白血病。

2. 急性再障　急性再障可表现为三系减少，但不会出现胸骨压痛，肝、脾、淋巴结不大，骨髓检查容易鉴别。

五、治疗

1. 一般治疗　防治感染、纠正贫血、控制出血、防止高尿酸血症肾病、维持营养。

2. 化疗原则　主要采用联合化疗。化疗策略是尽早尽快杀灭白血病细胞，使机体恢复正常造血，达到完全缓解，称诱导缓解治疗。所谓完全缓解，即白血病的症状和体征消失，血象和骨髓象基本正常，血片中找不到白血病细胞，骨髓中原始和(早)幼细胞<5％。

3. 常用化疗方案

（1）ALL(急淋)：诱导缓解治疗方案常用 VP 方案(长春新碱加泼尼松)。成人常用 VDP 方案(长春新碱、柔红霉素加泼尼松)或 VDLP 方案(长春新碱、柔红霉素、左旋门冬酰胺酶加泼尼松)等。

（2）AML(急性髓细胞白血病)：诱导缓解方案常用 DA 方案(柔红霉素加阿糖胞苷)或 HA 方案(高三尖杉酯碱加阿糖胞苷)；M_3(APL)应选用全反式维甲酸(AT-RA)治疗。

4. 中枢神经系统白血病防治方法　主要采用鞘内注射甲氨蝶呤，预防可以每周 2 次共 3 周，治疗可 2 次/周直到脑脊液检查恢复正常，然后 1 次/6 周重复一次。也可应用阿糖胞苷鞘内注射或颅脑脊髓放疗。

5. 骨髓移植　异基因骨髓移植的适应证为成人急淋、高危型儿童急淋、除急性早幼粒细胞白血病以外的急非淋，第一次完全缓解期内，有 HLA 配型相合的供髓者，患者年龄控制在 50 岁以下，如无合适供髓者亦可选择自体干细胞移植。

[经典例题 3]

治疗急性髓细胞白血病普遍采用的标准化疗方案是

A. VP
B. DA
C. CHOP
D. MOPP
E. MP

[参考答案] 3. B

第二节　慢性髓系白血病

慢性髓系白血病(简称慢粒)是一种发生在多能造血干细胞的恶性骨髓增生性肿瘤(获得性造血干细胞恶性克隆性疾病)，主要涉及髓系。

一、临床表现及分期

表 3-11　慢性髓系白血病的分期表现

分期	临床特点
慢性期	①主要症状为乏力、低热、多汗、体重下降等代谢亢进表现； ②脾明显肿大，常呈现巨脾，导致左上腹不适； ③血象：白细胞显著增高，常>20×10⁹/L； ④中性粒细胞碱性磷酸酶(NAP)活性减低或呈阴性反应； ⑤骨髓象：粒细胞显著增多，可见各阶段粒细胞，以中性中晚幼和杆状粒细胞居多，原始粒细胞<10%，嗜酸性、嗜碱性粒细胞增多； ⑥细胞遗传学和分子生物学：白血病细胞中有 Ph 染色体，t(9；22)(q34；q11)，形成 BCR/ABL 融合基因

分期	临床特点
加速期	①常有发热、虚弱、进行性体重下降，逐渐出现贫血和出血； ②脾持续或进行性肿大； ③骨髓原始细胞≥10%，外周血嗜碱性粒细胞>20%，不明原因的血小板减少或增多；除 Ph 染色体外又出现了其他染色体
急变期	①临床表现同急性白血病，多数为急粒变、少数为急淋变或急单变； ②骨髓中原始细胞或原淋+幼淋>20%

二、实验室检查

1. 血象　白细胞显著增高，常>20×10^9/L，WBC 极度增高时（>100×10^9/L）可发生"白细胞淤滞症"。血象分类粒细胞显著增多，可见各阶段粒细胞，以中性中、晚幼和杆状粒细胞居多。原始粒细胞<10%，嗜酸、嗜碱性粒细胞增多。

2. 骨髓象　骨髓增生明显至极度活跃，粒/红比例明显升高，以中性中、晚幼和杆状粒细胞居多。（慢性期）原始粒细胞<10%，嗜酸、嗜碱性粒细胞增多。

3. 中性粒细胞碱性磷酸酶（NAP）　（慢性期）活性减低或呈阴性反应。

4. Ph 染色体及分子生物学标记　95% 以上患者白血病细胞中有 Ph 染色体，t(9；22)(q34；q11)，9 号染色体长臂上 c-ABL 原癌基因异位到 22 号染色体长臂的断裂点集中区 BCR，形成 BCR/ABL 融合基因。其编码的蛋白为 P$_{210}$，在慢粒白血病发病中起重要作用。

三、诊断及鉴别诊断

1. 诊断　不明原因脾大，血及骨髓中粒系或中晚幼粒明显升高，伴嗜酸、嗜碱性粒细胞升高，外周血 NAP(-)，骨髓细胞 Ph 染色(+)或 BCR/ABL 融合基因阳性(+)可作出诊断。

2. 慢粒与类白血病反应鉴别要点　类白血病反应常并发于严重感染、恶性肿瘤等基础疾病，并有相应原发病的临床表现。白细胞数可达 50×10^9/L，粒细胞胞浆中常有中毒颗粒和空泡。嗜酸性粒细胞和嗜碱性粒细胞不增多。中性粒细胞碱性磷酸酶反应强阳性。Ph 染色体阴性。血小板和血红蛋白大多正常。原发病控制后，类白血病反应亦随之消失。

四、治疗原则

1. 分子靶向治疗

甲磺酸伊马替尼为酪氨酸激酶抑制剂（TKI），可使患者达到血液学缓解，并可获得长期细胞遗传学缓解，是目前治疗该病最重要和理想的药物。

2. 干扰素（IFN-α）用于不适合 TKI 和异基因骨髓移植患者。

3. 其他药物治疗　羟基脲、阿糖胞苷、高三尖杉酯碱。

4. 骨髓移植　异基因造血干细胞移植（allo-HSCT）是唯一可治愈 CML 的方法。

[经典例题 1]

男性，25 岁。乏力、消瘦、腹胀 2 个月。查体：心肺未见异常，肝肋下 1cm，脾肋下 8cm。化验：Hb 138g/L，WBC 96×10^9/L，Plt 385×10^9/L。分子生物学检查可见 BCR/ABL 融合基因。

(1) 该患者的诊断是

A. 慢性粒细胞白血病　　　　　　　　　B. 急性淋巴细胞白血病

C. 急性粒细胞白血病　　　　　　　　　D. 肝硬化，门静脉高压症

E. 慢性淋巴细胞白血病

(2) 该患者应出现的染色体异常是

A. t(9；11)　　　　　　　　　　　　　B. t(15；17)

C. t(9；22)　　　　　　　　　　　　　D. inv(16)

E. t(8；21)

(3)该患者最有效的治疗是

A. 口服伊马替尼

B. VLDP 方案治疗

C. 脾切除

D. DA 方案化疗

E. 口服苯丁酸氮芥

[参考答案] 1. A、C、A

第三章　白细胞减少和粒细胞缺乏症

外周血白细胞数低于 $4×10^9/L$ 称为白细胞减少症；外周血中粒细胞绝对数低于 $0.5×10^9/L$ 称为粒细胞缺乏症。

一、病因

1. 生成减少

（1）理化因素：物理因素如放疗；化学因素如苯、二甲苯等；药物包括抗肿瘤药、解热镇痛药、抗生素、抗甲状腺药、降血糖药、抗癫痫药等。

（2）血液病无效造血：如巨幼细胞贫血、骨髓增生异常综合征；正常造血受抑制：如白血病、恶性肿瘤骨髓移植等。

（3）病毒感染：如病毒性肝炎等。

（4）其他：周期性粒细胞减少症、家族性良性粒细胞减少症、慢性增生低下性粒细胞减少症。

2. 破坏过多

（1）免疫性：如药物和自身免疫性疾病（如系统性红斑狼疮、类风湿关节炎、Felty 综合征）引起免疫性粒细胞减少。

（2）其他：如脾功能亢进，严重败血症等。

3. 分布异常　转移性或假性粒细胞减少等。

4. 释放障碍　惰性白细胞综合征等。

[经典例题 1]

周期性中性粒细胞减少症是由于粒细胞

A. 破坏过多

B. 释放障碍

C. 分布异常

D. 在脾脏滞留

E. 生成减少

[参考答案] 1. E

二、临床表现

根据中性粒细胞减少的程度可分为轻度 $≥1.0×10^9/L$、中度 $(0.5～1.0)×10^9/L$ 和重度 $<0.5×10^9/L$。轻度患者临床上不出现特殊症状；中度和重度患者易并发感染、疲乏、无力、头晕、食欲减退等非特异性症状。常见的感染部位为呼吸道、消化道及泌尿生殖道，可出现高热，严重时出现败血症等。

三、诊断

根据上述临床表现和下述实验室检查结果即可做出诊断。关键是做出可能的病因诊断。

1. 白细胞减少症　血常规化验白细胞数低于 $4×10^9/L$，而红细胞和血小板大致正常。骨髓检查粒系统受抑或代偿性增生伴有粒细胞"成熟障碍"。

2. 粒细胞缺乏症　血常规化验中性粒细胞绝对数低于 $0.5×10^9/L$，而红细胞和血小板大致正常，骨髓检查粒系统严重抑制。

四、治疗

1. 病因治疗　积极寻找并去除引起白细胞减少的原因，如药物等。

医学教育网 www.med66.com

2. 促白细胞生成药物　如碳酸锂、维生素 B_4、B_6、利血生、鲨肝醇等，但疗效尚不确定；重组人粒细胞集落刺激因子(rhG-CSF)疗效明确。

3. 预防及控制感染　有感染者应及时应用抗生素。

4. 免疫抑制剂治疗。

第四章 出血性疾病概述

第一节 概 述

一、发病机制分类

(一)血管壁异常

1. 先天性或遗传性 ①遗传性出血性毛细血管扩张症;②家族性单纯性紫癜。

2. 获得性 ①感染:如败血症;②过敏:如过敏性紫癜;③化学物质及药物;④维生素 C 及维生素 PP 缺乏症;⑤代谢及内分泌障碍:如糖尿病、Cushing 病;⑥其他如机械性紫癜等。

(二)血小板异常

1. 血小板数量异常

(1)血小板减少:①血小板生成减少:如再生障碍性贫血、白血病、放疗及化疗后的骨髓抑制;②血小板破坏过多:原发免疫性血小板减少症;③血小板过度消耗:弥散性血管内凝血;④血小板分布异常:脾功能亢进等。

(2)血小板增多:原发性血小板增多症。

2. 血小板质量异常 ①遗传性:血小板无力症,巨大血小板综合征,血小板病;②获得性:可由抗血小板药物、感染、尿毒症、异常球蛋白血症等起。

(三)凝血异常

1. 先天性或遗传性 ①血友病 A、B 及遗传性 FXI 缺乏症;②遗传性凝血酶原、FV、Ⅶ、X 缺乏症,遗传纤维蛋白原缺乏及减少症,遗传性 FⅧ缺乏及减少症。

2. 获得性 ①肝病性凝血障碍;②维生素 K 缺乏症;③尿毒症性凝血异常等。

二、辅助检查

1. 束臂试验 正常人≤10 个出血点,为阴性。>10 个出血点为阳性,可见于:①血小板减少;②血小板功能异常:如血小板无力症、服用抗血小板药物等;③血管壁功能异常:如坏血病、败血症、过敏性紫癜等血管性紫癜;④其他:血管性血友病等。但束臂试验阳性也可见于正常人,尤其是妇女,因而,其诊断价值有限。

2. 出血时间(BT) 将皮肤毛细血管刺破后,血液自然流出到自然停止所需要的时间称为出血时间。BT 的长短主要受血小板的数量和功能以及受血管壁的通透性和脆性的影响,受血浆凝血因子的影响比较少。>9 分钟为异常。出血时间延长见于:①血小板明显减少;②血小板功能异常:如服用乙酰水杨酸、双嘧达莫等抗血小板药物;③血管性血友病;④血管壁功能异常,如遗传性出血性毛细血管扩张症。

3. 血小板计数 正常参考值$(100\sim300)\times10^9$/L,血小板计数$<100\times10^9$/L 为血小板减少,见于因血小板生成障碍、破坏增多、消耗增多、分布异常所致的各种疾病。血小板$<50\times10^9$/L 时,轻度损伤可有皮肤紫癜,手术后可出血,$<20\times10^9$/L 时,可有自发性出血。

4. 血块收缩试验 在正常情况下,血液凝固后 2 小时血块开始回缩,于 18~24 小时回缩完全。

5. 凝血时间(CT)试管法 将静脉血放入玻璃试管中,观察自采血开始到血液凝固所需要的时间。目前基本不用,已被活化的部分凝血活酶时间(APTT)取代。正常参考值 4~12 分钟。

6. 活化的部分凝血活酶时间(APTT)

正常参考值 30~45 秒，与正常对照相差 10 秒以上为异常。部分激活的凝血活酶时间为内源凝血系统的一项有价值的筛选试验。活化的部分凝血活酶时间延长见于：①遗传性凝血因子缺陷：如 A、B 型血友病和因子Ⅺ缺乏症；②慢性肝病、维生素 K 缺乏、纤溶亢进、DIC 等所致的多种凝血因子缺乏；③抗凝物质增多和应用肝素等抗凝药物，故活化的部分凝血活酶时间是肝素抗凝治疗的常用监测指标。活化的部分凝血活酶时间缩短见于各种高凝状态。

7. 凝血酶原时间（PT） 在被检者血浆中加入 Ca²⁺ 和组织因子（组织凝血活酶），观察血浆的凝固时间。它反映了外源凝血系统各凝血因子总的凝血状况的一项有价值的筛选试验。正常参考值 11~13 秒，与正常对照相差 3 秒以上有临床意义。凝血酶原时间延长见于：①遗传性凝血因子缺陷：如因子Ⅱ、Ⅶ、Ⅹ 缺乏和纤维蛋白原缺乏症；②获得性凝血因子缺陷：如慢性肝病、维生素 K 缺乏、纤溶亢进、弥散性血管内凝血等；③抗凝物质增多和应用双香豆素等抗凝治疗，故 PT 是双香豆素抗凝治疗的常用监测指标。PT 缩短见于各种高凝状态。

8. 凝血酶时间（TT） 受检血浆中加入"标准化"凝血酶溶液，测定开始出现纤维蛋白丝所需的时间，即为血浆凝血酶时间。正常参考值为 16~18s，较正常对照延长 3 秒以上有临床意义，常见于：①肝素或肝素样物质增多；②纤维蛋白（原）降解产物（FDP）增多；③异常纤维蛋白原副凝固试验为阴性。

9. 血浆鱼精蛋白副凝固试验（3P 试验） 是检测可溶性纤维蛋白单体的试验。正常人血浆鱼精蛋白副凝固试验为阴性。

10. 血浆 D-二聚体测定

继发性纤溶症（如 DIC）为阳性或增高，而原发性纤溶症为阴性或不升高，此是两者鉴别的重要指标。但是本实验在血栓形成和临床出血时也可出现阳性。

三、诊断

病史和体格检查。

表 3-12　常见出血性疾病的临床鉴别

项目	血管性、血小板性疾病	凝血障碍性疾病
皮肤黏膜出血	多见(小、分散)	少见(大、片状)
内脏出血	较少	较多见
肌肉出血	少见	多见
关节腔出血	罕见	多见(血友病)
出血诱因	自发性多见	外伤较多
性别	女性较多	男性较多
家族史	少有	多有
疾病过程	病程较短、可反复发作	遗传性者常为终身性

［经典例题 1］

血管壁异常所致出血的特点是

A. 内脏出血　　　　　　　　　　B. 迟发出血

C. 皮肤黏膜出血　　　　　　　　D. 关节腔出血

E. 肌肉出血

[经典例题 2]

下列临床表现不属于凝血机制障碍所致的出血是

A. 迟发出血　　　　　　　　　　　　　B. 深部血肿

C. 皮肤出血点、紫癜　　　　　　　　　D. 关节腔出血

E. 肌肉出血

[参考答案] 1. C；2. C

四、治疗原则

1. 病因治疗　适于后天获得性出血性疾病，主要包括防治基础疾病（如控制感染，治疗肝肾疾病等）和避免接触、使用可加重出血的物质和药物。

2. 止血治疗

（1）补充血小板和（或）相关凝血因子：输入新鲜血浆或新鲜冰冻血浆可补充除凝血因子Ⅲ（组织因子）和Ⅳ（钙离子）外的全部凝血因子。另外可根据出血原因分别给予输注血小板悬液、纤维蛋白原（凝血因子Ⅰ）、凝血酶原复合物（含凝血因子Ⅱ、Ⅶ、Ⅸ、Ⅹ）、冷沉淀物、凝血因子Ⅷ等。

（2）止血药物：包括：①收缩血管、增加毛细血管致密度、改善毛细血管通透性的药物；如曲克芦丁、维生素 C、糖皮质激素等；②合成凝血因子的药物；如维生素 K；③抗纤溶药物；如氨基己酸、氨甲苯酸等；④促进止血因子释放的药物；如去氨加压素（DDAVP）；⑤局部止血药物；如凝血酶、巴曲酶和吸收性明胶海绵等。

3. 其他治疗　包括基因治疗（如血友病）、应用抗凝和抗血小板药物（如对 DIC 的肝素抗凝、对 TTP 的抗血小板药物等）、血浆置换（如对 ITP 的治疗等）、手术治疗（如切脾治疗难治性 ITP 等）及中医中药治疗等。

第二节　过敏性紫癜

过敏性紫癜是一种常见的血管变态反应性出血性疾病（血管壁功能异常所致的出血性疾病）。临床主要表现为皮肤紫癜、黏膜出血，也可伴有皮疹、关节痛、腹痛及肾损害。本病以儿童及青少年多见，男性多于女性。

一、常见病因

1. 感染　常见于细菌（β溶血性链球菌），以呼吸道感染最常见，病毒和寄生虫感染。

2. 食物　人体对异性蛋白过敏所致。如鱼、虾、蟹、蛋、鸡、牛奶及其他类食物。

3. 药物　如抗生素、解热镇痛药等。

4. 其他　如花粉、尘埃、菌苗或疫苗接种、虫咬、受凉及寒冷刺激等。

[经典例题 1]

引起过敏性紫癜最多见的感染因素是

A. 金黄色葡萄球菌　　　　　　　　　　B. β溶血性链球菌

C. 大肠杆菌　　　　　　　　　　　　　D. 抗酸杆菌

E. 表皮葡萄球菌

[参考答案] 1. B

二、临床表现

多数发病前 1~3 周有全身不适、低热、乏力及上呼吸道感染等前驱症状。

1. 单纯型（紫癜型）　为最常见的类型。主要表现为皮肤紫癜，局限于四肢，尤其是下肢及臀部，躯

干极少累及。紫癜常成批反复发生、对称分布，按之不褪色，可同时伴发皮肤水肿、荨麻疹。

2. 腹型(Henoch 型)　除皮肤紫癜外，因消化道黏膜及腹膜脏层毛细血管受累而产生一系列消化道症状及体征，如恶心、呕吐、呕血、腹泻及黏液便、便血等。其中腹痛最为常见，常为阵发性绞痛，多位于脐周、下腹或全腹。

3. 关节型(Schönlein 型)　除皮肤紫癜外，因关节部位血管受累出现关节肿胀、疼痛、压痛及功能障碍等表现。多发生于膝、踝、肘、腕等大关节，部位不固定，呈游走性、反复性发作，经数日而愈，不遗留关节畸形。

4. 肾型　病情最严重，在皮肤紫癜基础上，因肾小球毛细血管祥炎症反应而出现血尿、蛋白尿及管型尿，偶见水肿、高血压及肾衰竭等表现。肾损害多发生于紫癜出现后 2～4 周，亦可延迟出现。多在 3～4 周内恢复，少数病例因反复发作而演变为慢性肾炎或肾病综合征。

5. 混合型

[经典例题 2]

下列不符合关节型过敏性紫癜临床表现的是

A. 关节肿胀　　　　　　　　　　B. 多发生于大关节

C. 部位固定，非游走性　　　　　　D. 呈反复性发作

E. 不遗留关节畸形

[参考答案] 2. C

三、实验室检查

1. **毛细血管脆性试验**　半数以上阳性。

2. **尿常规检查**　肾型或合并肾型表现的混合型可有血尿、蛋白尿、管型尿。

3. **粪常规**　腹型或合并腹型表现的混合型可见红细胞，潜血可阳性。

4. **血小板计数、功能及凝血相关检查**　除 BT 可能延长外，其他均为正常。

5. **肾功能**　肾型或合并肾型表现的混合型，可能有肾功能受损。

四、诊断与鉴别诊断

1. **诊断要点**　主要诊断依据如下：①发病前 1～3 周有低热、咽痛、全身乏力或上呼吸道感染史；②典型四肢皮肤紫癜，可伴腹痛、关节肿痛及血尿；③血小板计数、功能及凝血相关检查正常；④排除其他原因所致的血管炎及紫癜。

2. **鉴别诊断**　①血小板减少性紫癜；②风湿性关节炎；③肾小球肾炎、系统性红斑狼疮；④外科急腹症等。由于本病的特殊临床表现及绝大多数实验室检查正常，鉴别一般无困难。

[经典例题 3]

男孩，14 岁。因腹痛来院就诊，查体：双下肢出现对称性成片状小出血点，尿常规发现血尿(+++)，该患者最可能的诊断是

A. 肾血管畸形　　　　　　　　　　B. 过敏性紫癜肾炎

C. 肾绞痛　　　　　　　　　　　　D. 急性肾盂肾炎

E. 肾下垂

[参考答案] 3. B

五、治疗

1. **消除致病因素**　是治疗过敏性紫癜的关键。

2. **一般治疗**　可给以抗组胺药，如异丙嗪、氯苯那敏(扑尔敏)等；改善血管通透性药物，如维生素 C、曲克芦丁等。

3. **糖皮质激素**　糖皮质激素有抑制抗原-抗体反应、减轻炎症渗出、改善血管通透性等作用。

4. 对症治疗　腹痛较重者可予阿托品或山莨菪碱(654-2)口服或皮下注射；关节痛可酌情用止痛药；呕吐严重者可用止吐药；伴发呕血、血便者，可用奥美拉唑等治疗。

5. 其他　可酌情使用免疫抑制剂。

[经典例题 4]

关于 ITP 治疗下述错误的是

A. 血小板 $<10\times10^9/L$ 时应紧急输注血小板

B. 慢性型 ITP 首选免疫抑制剂

C. 脾脏切除是有效方法之一

D. 使用糖皮质激素

E. 对糖皮质激素效果不佳可选择免疫抑制剂治疗

[经典例题 5]

治疗过敏性紫癜的关键是

A. 消除病因

B. 抗组胺类药物治疗

C. 使用肾上腺糖皮质激素

D. 使用免疫抑制剂

E. 使用止血药物

[参考答案] 4. B；5. A

第三节　原发免疫性血小板减少症(ITP)

ITP 是一种复杂的多种机制共同参与的获得性自身免疫性疾病。2007 年 ITP 国际工作组将本病更名为原发免疫性血小板减少症。ITP 属于自身免疫性血小板减少性紫癜，为最常见的一种血小板减少性紫癜，急性型多见于儿童，慢性型好发于青年女性。

一、临床表现

1. 急性型　发病前 1~2 周多有感染史，临床出血表现重，除有皮肤、黏膜出血外，还有内脏出血。

2. 慢性型　起病隐袭，多数出血较轻，但可因感染而突然加重，女性长期月经过多可出现失血性贫血。

表 3-13　IPT 的分型

	急性型	慢性型
年龄	半数以上为儿童	成人多见
诱因	发病前 1~2 周多有感染史	不明显
起病	急骤	隐袭
出血症状	严重，常有黏膜与内脏出血	皮肤紫癜，月经过多
血小板计数	常 $<20\times10^9/L$	常在 $(30\sim80)\times10^9/L$ 间
巨核细胞	增多或正常，幼稚型比例增高，无血小板形成	明显增多或正常，颗粒型比例增高，血小板形成减少
血小板生存时间	约 1~6 小时	约 1~3 天
病程	2~6 周，80%以上病例可自行缓解	反复发作，甚至迁延数年，未见自行缓解

二、实验室检查

1. 血小板检查　①血小板计数减少，均<100×10⁹/L；②血小板平均体积偏大；③血小板功能一般正常；④血小板寿命90%以上明显缩短。

2. 骨髓象　①巨核细胞数量：急性型轻度增加或正常，慢性型显著增加；②巨核细胞发育成熟障碍。幼稚型增加，以急性型更明显，产板型巨核细胞减少；③粒系、红系、单核系和淋巴系均正常。

3. 出、凝血功能检查　出血时间延长，血块收缩不良，一般凝血功能均正常。

4. 血小板相关抗体(PAIg)和血小板自身抗体　多数阳性。

5. 其他　可有与出血程度一致的贫血(ITP 造成慢性失血性贫血属于缺铁贫)，少数可伴发自身免疫性溶血性贫血，称 Evans 综合征。

[经典例题 1]

ITP 可有

A. 骨髓巨细胞消失　　　　　　　　　B. 凝血时间延长

C. 血小板寿命缩短　　　　　　　　　D. 网织红细胞绝对值降低

E. Coombs 试验(+)

[参考答案] 1. C

三、诊断及鉴别诊断

1. 诊断

(1)多次检查血小板计数减少。

(2)脾不大或轻度肿大。

(3)骨髓巨核细胞增多或正常，有成熟障碍。

(4)需排除继发性血小板减少症。

2. 鉴别诊断　①血小板减少性紫癜；②风湿性关节炎；③肾小球肾炎、系统性红斑狼疮；④外科急腹症等。由于本病的特殊临床表现及绝大多数实验室检查正常，鉴别一般无困难。

[经典例题 2]

下列哪项能鉴别 ITP 和过敏性紫癜

A. 皮肤黏膜出血的多少　　　　　　　B. 泼尼松治疗是否有效

C. 是否有贫血　　　　　　　　　　　D. 血小板数量有否减少

E. 束臂试验是否阳性

[参考答案] 2. D

四、治疗

1. 一般治疗　出血严重者应注意休息。

2. 糖皮质激素　一般情况下为首选治疗，近期有效率约为80%。

(1)作用机制：①减少血小板相关抗体生成及减轻抗原抗体反应；②抑制单核-巨噬细胞系统对血小板的破坏；③改善毛细血管通透性；④刺激骨髓造血及血小板向外周血的释放。

(2)剂量与用法：常用泼尼松 1mg/kg，一次顿服。带血小板升至正常或接近正常后，逐步减量，最后以 5~10mg/d 维持治疗。

3. 脾切除

(1)适应证：①糖皮质激素治疗 6 个月无效者；②糖皮质激素治疗有效，但发生对激素的依赖性，停药或减量后复发或需较大剂量才能维持者；③对糖皮质激素应用有禁忌者。

(2)禁忌证：①年龄小于 6 岁；②妊娠期；③因其他疾病不能耐受手术。

4. 免疫抑制剂治疗(不宜作为首选)　①糖皮质激素或脾切除疗效不佳者；②有使用糖皮质激素或脾

切除禁忌证；③初治数月或数年复发者。

5. 其他　①达那唑：为合成雄性激素，300~600mg/d，口服，2个月为一个疗程；②中医药：应用中医药等治疗慢性型特发性血小板减少性紫癜，有一定疗效。

6. 急症的处理　适用于：①血小板低于(10~20)×10⁹/L者；②出血严重、广泛者；③疑有或已发生颅内出血者；④近期将实施手术或分娩者。

处理方法：

(1)血小板输注。

(2)静脉输注丙种球蛋白(IVIg)。

(3)大剂量甲泼尼龙。

第五章 输 血

第一节 常见血液成分的特性和临床应用

目前，临床常用的血液和血液成分品种有全血、红细胞(悬浮红细胞、洗涤红细胞)、血浆(新鲜冰冻血浆、冰冻血浆)、冷沉淀和血小板(单采血小板、浓缩血小板)等，除单采血小板外，其余血液成分多是从全血中分离制备而得。我国规定 200ml 全血为 1 个单位，从 200ml 全血中制备的任一血液成分均为 1 个单位。

一、全血
全血是指将人体一定量的血液采集入含有抗凝保存液的血袋中，不做任何加工的一种血液制品。

二、红细胞
1. 急性失血
(1)根据循环失血量判断红细胞的输血需求

表 3-14 急性失血补液方案

失血量	处理原则
<15%(即<750ml)	不必输血，可输各种晶体溶液
15%~30%(即 750~1500ml)	输晶体液或人造胶体溶液，非必须输注红细胞
30%~40%(即 1500~2000ml)	输注晶体液和人造胶体液，快速扩容，可输注红细胞
>40%(即>2000ml)	输注晶体液和人造胶体液，快速扩容，需要输注红细胞和其他血液成分

(2)根据 Hb 浓度及患者病情决定红细胞输血需求

①Hb>100g/L 时，无需输红细胞；②Hb<70g/L 时，提示需要输注红细胞。应结合失血的速度决定红细胞输注量。输注后应重新评估临床情况和检测 Hb 浓度；③Hb 介于 70~100g/L 之间时，是否需要输注红细胞应根据患者的贫血症状、心肺代偿功能、有无代谢率增高以及年龄等因素决定；④对于贫血耐受力较差的患者，如年龄 65 岁以上、患有心血管或呼吸系统疾病，需要输注红细胞的 Hb 阈值应适当提高。

2. 各种红细胞制品的临床应用特点
(1)悬浮红细胞的适用范围广，适用于临床大多数需要补充红细胞、提高血液携氧能力的患者。
(2)洗涤红细胞：其特点是血浆蛋白含量很少，该血液成分主要适用于对血浆蛋白过敏而又需要输血的患者，也可用于自身免疫性溶血性贫血、高钾血症及肝、肾功能障碍需要输血者，由于反复输血产生非溶血性发热性输血反应者，新生儿溶血病需要输血者，以及需要宫内输血的患者。

三、血小板
目前血小板制品有两种：一是从全血中分离制备的浓缩血小板；二是单采血小板。

以 200ml 全血制备的浓缩血小板为 1 个单位，按照我国国家标准，1 单位的浓缩血小板含量为 $\geq 2.0 \times 10^{10}$ 个。1 个治疗量的单采血小板含量为 $\geq 2.5 \times 10^{11}$ 个。单采血小板的保存期为 5 天。

临床上血小板输注的主要目的是预防或治疗因血小板减少或功能障碍引起的出血。当浓缩血小板和单采血小板使用的剂量相同时，二者具有相似的止血效果。

1. 治疗性血小板输注 因血小板数量减少或功能异常而导致的出血，输注血小板制品以达到迅速止血的目的，称为治疗性血小板输注。

2. 预防性血小板输注 是指通过输注血小板使各种血小板生成障碍患者(如血液系统恶性肿瘤、再生障碍性贫血、骨髓移植等)的血小板计数提高到某一安全水平，防止出血。

四、血浆

新鲜冰冻血浆(FFP)主要用于：①血栓性血小板减少性紫癜；②单个凝血因子缺乏(仅适用于无浓缩或重组凝血因子制剂可用时)；③多种凝血因子缺乏，如肝病患者获得性凝血功能障碍；④大量失血或输血引起的凝血功能障碍；⑤口服抗凝剂过量引起的出血；⑥抗凝血酶Ⅲ缺乏；⑦DIC等。

五、冷沉淀

冷沉淀是FFP在低温(约2~4℃)解冻后沉淀的白色絮状物，是FFP的部分凝血因子浓缩制品，主要含有因子Ⅷ、血管性血友病因子、纤维蛋白原，因子ⅩⅢ和纤维结合蛋白。

冷沉淀适用于儿童、轻型成人血友病A及其他原因引起的因子Ⅷ缺乏症(获得性因子Ⅷ缺乏症)患者，还可用于血管性血友病、纤维蛋白原缺乏症和获得性纤维结合蛋白缺乏症患者。冷沉淀中富含纤维结合蛋白，也可在局部外用，以促进创口、溃疡组织的修复。

六、去除白细胞的血液成分

主要用于：①多次妊娠或反复输血已产生白细胞抗体引起发热反应的患者；②需长期反复输血的患者。

七、辐照血液成分

主要适用于有免疫缺陷或有免疫抑制以及接受Ⅰ、Ⅱ级亲属血液的患者输血，或者HLA配型血小板的患者输血。

第二节 输血基本程序

1. 输血的基本程序包括：①输血申请；②受血者血样采集与送检；③交叉配血；④发血；⑤输血等步骤。

2. 输血申请

表3-15 输血申请

申请备血量/天	审核程序
<800ml	主治医师提出申请→上级医师核准签发
800~1600ml	主治医师提出申请→上级医师审核→科主任核准签发
≥1600ml	主治医师提出申请→科主任核准签发→医务部门批准

3. 受血者血样采集与送检 由医护人员或专门人员将受血者血样与输血申请单送交输血科(血库)，双方进行逐项核对。

4. 交叉配血 受血者配血试验的血标本必须是输血前3天之内采集的，最好采用新鲜采集的患者血液标本进行交叉配血。

5. 发血 血液发出后，受血者和供血者的血样保存于2~6℃冰箱，至少7日，以便对输血不良反应追查原因。

6. 输血 输血前由2名医护人员核对。

第三节　自身输血

自身输血可分为：①储存式自身输血；②稀释式自身输血；③回收式自身输血。

1. 储存式自身输血

（1）只要患者身体一般情况好，Hb>110g/L 或 Hct>0.33，行择期手术，患者签字同意，都适合储存式自身输血。

（2）按相应的血液储存条件，手术前 3 天完成采集血液。

（3）每次采血不超过 500ml（或自身血容量的 10%），两次采血间隔不少于 3 天。

（4）在采血前后可给患者铁剂、维生素 C 及叶酸（有条件的可应用重组人红细胞生成素）等治疗。

（5）Hb<100g/L 的患者及有细菌性感染的患者不能采集自身血。

（6）对冠心病、严重主动脉瓣狭窄等心脑血管疾病及重症患者慎用。

2. 稀释式自身输血

稀释式自身输血通常指急性等容性血液稀释。

3. 回收式自身输血　回收式自身输血就是用严格的无菌操作技术与适当的血液回收装置，将患者在手术中或创伤后流失在手术野或体腔内无污染的血液回收，经抗凝、过滤、洗涤、浓缩等处理后，于术中或术后再回输给患者本人的一种输血方法。

回收式自身输血的禁忌证：①血液流出血管外超过 6 小时；②怀疑血液被细菌、粪便、羊水或毒液污染；③怀疑血液被癌细胞污染；④流出的血液严重溶血。

第四节　输血不良反应和输血传播疾病

一、输血不良反应

1. 输血不良反应分类

（1）根据发病机制是否与免疫有关分类：可分为免疫性和非免疫性输血不良反应，二者又可分别再分为急性和迟发性。

（2）根据输血不良反应发生的时间分类：可分为急性和迟发输血不良反应。前者是在输血时或输血后 24 小时内发生的反应；后者是在输血 24 小时后发生的反应。

（3）根据输血不良反应是否为致病微生物引起分类：可分为感染性和非感染性输血不良反应。

2. 常见的输血不良反应

（1）发热反应：是最常见的输血不良反应之一。主要是指非溶血性发热性输血反应，是在输血期间或输血后 1~2 小时内，患者体温升高 1℃以上，并以寒战、发热为主要临床表现，用其他原因不能解释的发热反应。血压多无变化。大多数非溶血性发热反应与多次输入 HLA 不相容的血液而引起的抗原抗体反应，或者血液在保存过程中释放出的细胞因子有关。

1）处理：对于非溶血性发热性输血反应者，只需给予对症处理；但溶血性输血反应和细菌污染性输血反应早期或症状轻微时也可以表现为发热反应，故应注意鉴别和严密观察。

2）预防：对需反复输血而又出现发热反应的患者，可输注去除白细胞的血液制品。

（2）过敏反应：输血过敏反应是由输注血浆和含血浆的血液成分而引起的输血不良反应，大部分是由于输入同种异体血浆蛋白而引起。过敏反应亦是常见的输血并发症之一。临床主要表现为皮肤瘙痒、红斑、荨麻疹、血管神经性水肿（面部居多），少数患者表现为支气管痉挛、喉头水肿，甚至过敏性休克。

1）处理：对于单纯荨麻疹患者，应减慢输血速度，保持静脉通道通畅，严密观察。

对于重度反应者，立即停止输血，保持静脉通道通畅。有支气管痉挛者，皮下注射肾上腺素，严重或持续者，静脉注射或静脉滴注糖皮质激素、氨茶碱等；有喉头水肿时，应立即气管插管或气管切开，以免窒息；有过敏性休克者，应积极进行抗休克治疗。

2) 预防：有过敏史者，在输血前半小时口服抗组胺药物；对 IgA 水平低下或检出抗-IgA 抗体的患者输血时，最理想的是选用缺乏 IgA 的献血者的血液及其血液制品；输注洗涤的血液制品，可预防既往有过敏反应史的患者再次发生过敏反应。尽量不输有过敏史献血者的血浆。

(3) 溶血性输血反应：按发病缓急可分为急性和迟发性溶血性输血反应。急性溶血性输血反应多为 ABO 血型不相容输血引起。临床表现为畏寒、发热、黄疸、尿酱油样或浓茶样，可导致患者昏迷、休克、DIC、心肾衰竭。在全麻状态可只表现为伤口渗血不止和低血压。迟发性溶血性输血反应多由 ABO 以外血型不合引起，通常发生于输血 24 小时后，以 2~21 天内不等，临床症状不典型，易漏诊。

1) 处理：怀疑急性溶血性输血反应时，应立即停止输血，保留静脉输液通路，严密观察血压、尿色、尿量和出血倾向等。

溶血反应引起死亡的原因主要是休克、DIC 和急性肾衰竭。所以，积极预防和治疗休克、DIC 及急性肾衰竭是抢救成功与否的关键。严重者应尽早换血或血浆置换。

2) 预防：①防止同名同姓、相邻床位或住同一床位的前后两位患者之间混淆，造成血液标本采集错误；②认真填写血袋、配血试管标签和患者的血标本试管标签，严防差错；③输血前，应由 2 名工作人员在床边核对患者血型与献血者血型是否相符，与配血单是否相符；④认真做好患者血液标本及献血者血液标本的血型鉴定和交叉配血试验；⑤提高对溶血性输血反应的认识和诊断水平。

(4) 细菌污染性输血反应：细菌污染性输血反应是指受血者输入了含有大量细菌的血液所引起的严重输血不良反应。细菌污染性输血反应是由于保存液或采器器具消毒不严，或血液在采集、制备、储存、运输和输注过程中被污染，也可能是献血者本身有菌血症等因素所致。

1) 处理：①立即停止输血并将血袋内的血液离心，取血浆底层及细胞层分别行涂片染色细菌检查及细菌培养检查；②采用有效的抗感染和抗休克治疗。

2) 预防：①严格执行无菌制度，按无菌要求采血、贮血和输血；②输血前检查，如发现血液颜色改变、透明度变浊或产气增多等任何受污染可能时，不得使用；③做好献血者献血前的征询和体检，以排除献血者处于菌血症状态。

(5) 输血相关移植物抗宿主病：输血相关移植物抗宿主病(TA-GVHD)是最严重的输血并发症之一。它是受血者输入含有免疫活性的淋巴细胞(主要是 T 淋巴细胞)的血液或血液成分后发生的一种与异基因造血干细胞移植引起的 GVHD 类似的临床症候群，是致命性的免疫性输血后并发症，病死率高达 95% 以上。该病发病率不高，多见于有免疫功能抑制的患者，临床症状不典型。

1) 处理：TA-GVHD 治疗效果极差，由于诊断、误诊等原因，并因其发病急、病情重，临床上病死率极高。目前临床多采用大剂量糖皮质激素、抗淋巴细胞或抗胸腺细胞球蛋白及其他免疫抑制剂如环磷酰胺、环孢素等治疗。

2) 预防：①避免亲属间的输血；②使用 25~30Gy 照射剂量的 γ 射线辐照血液制品；③采用白细胞过滤器去除白细胞，对预防 TA-GVHD 有一定效果，但不是预防 TA-GVHD 的最佳方法。

(6) 输血相关性急性肺损伤：是在输血过程中或输血后 6 小时内发生的成人呼吸窘迫综合征(ARDS)，主要表现为发绀、呼吸困难、发热、寒战、低血压、低氧血症和双侧肺水肿，其诊断应首先排除心源性呼吸困难。

1) 处理：主要是呼吸支持和对症处理。

2) 预防：避免使用有输血史或有多次妊娠史的献血者的血浆。对于有 TRALI 病史的患者，建议输洗涤的红细胞，输注血浆时选用无输血史的男性献血者血液。

二、输血传播疾病

目前，我国列入献血者常规筛查的病原体有 HIV、HCV、HBV 和梅毒螺旋体等。

[经典例题1]

以下哪项不是输血的适应证

A. 大手术出血

B. 出血性疾病

C. 肾衰竭

D. 血液中毒

E. 烧伤

[参考答案] 1. C

第四篇

代谢、内分泌系统

 考情分析

历年考情概况

知识点	考核内容	历年分值
内分泌总论	激素的作用	1
甲状腺功能亢进症	诊断、药物治疗、手术治疗适应证及术后并发症	2
糖尿病	诊断与分型、急慢性并发症、口服降糖药、胰岛素	4
水、电解质酸碱平衡紊乱	水钠代谢紊乱、酸碱平衡紊乱判断	2

易错考点摘要

考点	考查角度
甲亢治疗选择与禁忌证	药物治疗禁忌：药物过敏 ^{131}I治疗禁忌：妊娠与哺乳期妇女 手术禁忌：青少年患者、轻者、重度活动性Graves眼病、不能耐受手术者、妊娠后期者
糖尿病急性并发症的诊断	糖尿病酮症酸中毒诊断要点：酮体强阳性； 高渗高血糖综合征诊断要点：血渗透压升高，酮体阴性
水钠代谢紊乱	等渗性脱水：失水＝失钠，急性失水； 低渗性脱水：失水＜失钠，慢性失水 高渗性脱水：失水＞失钠，明显口渴

本篇学习方法或注意事项

　　代谢、内分泌系统考纲要求掌握的疾病不多，其中甲亢、糖尿病是每年必考知识点，从临床表现、诊断、治疗等各方面内容都有可能涉及考查，是复习的重中之重。每年这部分内容考试题目并不难，只需要认真复习，可以拿到高分。复习时注意以下几点：

　　1. 夯实基础　总论里的内容是理解内分泌疾病的基础，比如激素的生理作用，不要轻视。另外掌握下丘脑-垂体-靶腺轴，对理解难点内容，如腺垂体功能减退症的激素、促激素变化有帮助。

　　2. 治疗选择　疾病不同治疗方案之间的选择也是容易考核的知识点，如甲亢的药物治疗、放射治疗及手术治疗的选择；不同口服降糖药的选择；胰岛素的适应证。

　　3. 在理解的基础上记忆，切莫死记硬背　建议先听医学教育网的视频课程，理解知识点，然后通过练习检验学习效果，再对照课本反复理解，以达到熟记效果。复习过程中，经常温故效果更好。

Learning plan
学习时间规划表

第01天　第　章	第02天　第　章	第03天　第　章	第04天　第　章	第05天　第　章	第06天　第　章
听老师的课　☐ 复习讲义　☐ 做习题　☐	听老师的课　☐ 复习讲义　☐ 做习题　☐	听老师的课　☐ 复习讲义　☐ 做习题　☐	听老师的课　☐ 复习讲义　☐ 做习题　☐	听老师的课　☐ 复习讲义　☐ 做习题　☐	听老师的课　☐ 复习讲义　☐ 做习题　☐
第07天　第　章	第08天　第　章	第09天　第　章	第10天　第　章	第11天　第　章	第12天　第　章
听老师的课　☐ 复习讲义　☐ 做习题　☐	听老师的课　☐ 复习讲义　☐ 做习题　☐	听老师的课　☐ 复习讲义　☐ 做习题　☐	听老师的课　☐ 复习讲义　☐ 做习题　☐	听老师的课　☐ 复习讲义　☐ 做习题　☐	听老师的课　☐ 复习讲义　☐ 做习题　☐
第13天　第　章	第14天　第　章	第15天　第　章	第16天　第　章	第17天　第　章	第18天　第　章
听老师的课　☐ 复习讲义　☐ 做习题　☐	听老师的课　☐ 复习讲义　☐ 做习题　☐	听老师的课　☐ 复习讲义　☐ 做习题　☐	听老师的课　☐ 复习讲义　☐ 做习题　☐	听老师的课　☐ 复习讲义　☐ 做习题　☐	听老师的课　☐ 复习讲义　☐ 做习题　☐
第19天　第　章	第20天　第　章	第21天　第　章	第22天　第　章	第23天　第　章	第24天　第　章
听老师的课　☐ 复习讲义　☐ 做习题　☐	听老师的课　☐ 复习讲义　☐ 做习题　☐	听老师的课　☐ 复习讲义　☐ 做习题　☐	听老师的课　☐ 复习讲义　☐ 做习题　☐	听老师的课　☐ 复习讲义　☐ 做习题　☐	听老师的课　☐ 复习讲义　☐ 做习题　☐
第25天　第　章	第26天　第　章	第27天　第　章	第28天　第　章	第29天　第　章	第30天　第　章
听老师的课　☐ 复习讲义　☐ 做习题　☐	听老师的课　☐ 复习讲义　☐ 做习题　☐	听老师的课　☐ 复习讲义　☐ 做习题　☐	听老师的课　☐ 复习讲义　☐ 做习题　☐	听老师的课　☐ 复习讲义　☐ 做习题　☐	听老师的课　☐ 复习讲义　☐ 做习题　☐
第31天　第　章					
听老师的课　☐ 复习讲义　☐ 做习题　☐					

注意：每天的学习建议按照"听课→做题→复习讲义"三部曲来进行；另：计划一旦制订，请各位同学严格执行。

第一章 总 论

内分泌是指内分泌细胞将所产生的激素分泌到体液中，并以体液为媒介对靶细胞或组织、器官产生生理效应的一种分泌形式。

一、内分泌系统器官组织

1. 内分泌系统　包括人体内分泌腺及某些脏器中内分泌组织和细胞所形成的一个体液调节系统，调节人体生理活动和功能。

2. 内分泌器官　有垂体、松果体、甲状腺、甲状旁腺、肾上腺、胸腺和性腺等。

3. 内分泌组织　有下丘脑、胎盘、胰岛等。

4. 内分泌细胞　激素分泌细胞有 APUD 系统(中枢及外周的胃肠道等)和非 APUD 系统(心、肺、肝、肾、皮肤、脂肪等)。

5. 激素的分泌方式　内分泌器官和组织的生理功能是由它们的产物激素来表达的，激素的分泌方式主要包括：①内分泌：分泌的激素直接进入血液，经血液循环分布于靶器官而发挥作用；②旁分泌：不进入血液，仅在局部发挥作用；③自分泌：反馈作用于自身细胞。

6. 内分泌调节轴　主要内分泌系统组合包括：①下丘脑-腺垂体-靶腺(甲状腺、肾上腺、性腺)轴；②下丘脑-腺垂体-外周组织；③下丘脑-神经垂体-外周组织；④肾素-血管紧张素系统(RAAS 系统)。

二、内分泌系统疾病的病因及诊断

(一)病因

1. 功能减退常见病因　①内分泌腺破坏，如自身免疫病、肿瘤、炎症、出血、梗死、手术切除、放射损伤等；②内分泌腺发育障碍，如先天性未发育或发育不全；③激素合成障碍，如基因缺失或突变、激素合成障碍；④激素不能发挥正常效应，如靶腺或靶组织对激素抵抗或不反应；⑤激素代谢异常，如肝脏对激素灭活过多；⑥医源性内分泌异常，如药物阻断了激素的合成、手术和放疗的损伤。

2. 功能亢进常见病因　①内分泌腺体病变，如肿瘤、增生或自身免疫病引起激素分泌过多；②异位内分泌综合征，如非内分泌组织肿瘤分泌过多激素或类似物；③激素代谢异常，如肝脏对激素不能灭活；④医源性内分泌异常，长期使用超生理剂量的激素等。

(二)功能状态测定与功能诊断

1. 激素分泌情况　空腹或基础水平激素的测定。

2. 激素的动态功能　兴奋试验(激素分泌缺乏)和抑制试验(激素分泌过多)。

3. 放射性核素功能检查　如甲状腺[131]碘摄取率测定。

4. 激素调节的生化物质水平测定　如水、电解质、酸碱平衡、渗透压、血糖、酮体、游离脂肪酸等。

(三)定位诊断

1. 影像学检查　包括 X 线平片、断层片、CT、MRI、动脉造影等。

2. 放射性核素扫描。

3. B 型超声波检查。

4. 静脉导管检查　分段取血测定激素。

5. 染色体检查。

6. 自身抗体检测。

7. 细胞学检查，甲状腺细针穿刺细胞学检查、阴道细胞(涂片)、精液等。

[经典例题1]

内分泌疾病定位诊断检查不包括

A. 静脉导管分段取血　　　　　　　　B. 血清激素水平测定

C. X线平片　　　　　　　　　　　　 D. 放射性核素显影

E. B型超声

[参考答案] 1. B

三、治疗

1. 病因治疗

（1）功能亢进：①手术治疗：切除导致功能亢进的内分泌或非内分泌肿瘤或增生组织；②放射治疗：破坏引起功能亢进的肿瘤或增生组织，主要用于内分泌腺肿瘤的治疗；外照射使用较多，常用的是X射线和γ射线；内照射是将放射性核素植入肿瘤中；利用甲状腺能浓集碘的特点用核素^{131}I治疗是甲亢的一种经典治疗方法；③药物治疗：抑制激素的合成和释放（如硫脲类药物治疗甲亢，溴隐亭治疗泌乳素瘤，生长抑素类似物兰瑞肽或奥曲肽治疗生长激素瘤，赛庚啶和酮康唑治疗皮质醇增多症等）。

（2）功能减退：①替代治疗：补充激素生理需要量，应注意某些激素需要量随体内外环境变化而波动，替代性治疗应尽量模拟生理节律给药；②药物治疗：包括促进激素的合成和释放（如磺脲类降血糖药促进胰岛素分泌从而治疗糖尿病），增强对激素敏感性（如吡格列酮可增加组织对胰岛素的敏感性），抑制肝糖原异生、增加外周组织对葡萄糖的利用、延缓肠道对葡萄糖吸收（如二甲双胍、阿卡波糖）；③组织移植：内分泌腺或组织移植。

2. 免疫治疗　免疫抑制剂治疗与免疫异常有关的内分泌疾病（如糖皮质激素治疗亚急性甲状腺炎、Graves病等）。

3. 对症治疗　针对内分泌及代谢疾病的症状或代谢紊乱辅以治疗。

第二章　腺垂体功能减退症

一、病因

1. 腺垂体功能减退症是由不同病因引起腺垂体全部或大部受损，导致一种或多种垂体激素分泌不足所致的临床综合征。

2. 最常见病因是各种垂体瘤（包括腺瘤的手术治疗和放射治疗继发的损伤）。

3. 最典型、最严重病因是产后大出血引起的腺垂体坏死，即 Sheehan 综合征。

4. 其他病因包括手术、创伤或放射性损伤、感染、炎症、先天性垂体功能减退、空蝶鞍症，垂体梗死等。

5. 腺垂体组织直接受到毁损引起的为原发性，因下丘脑、垂体柄等垂体以上部位病变引起的为继发性。

二、临床表现

1. 腺垂体功能减退　以垂体的靶腺即性腺、甲状腺及肾上腺皮质继发性功能减退为表现。

（1）性腺功能减退出现最早、最普遍，病情较重时出现甲状腺、肾上腺皮质功能减退。

（2）Sheehan 综合征患者多因围生期大出血休克而致全垂体功能减退症，其最早受影响的是生长激素，最早的表现是产后无乳汁分泌，但无占位性病变表现。

（3）垂体及鞍上肿瘤者除有垂体功能减退外，还伴占位性病变的体征如视野缺损、眼外肌麻痹、视力减退等下丘脑综合征。

（4）腺垂体功能减退患者有肾上腺皮质功能减退时，与生长激素缺乏协同作用，临床表现为空腹血糖降低或容易发生低血糖症。

2. 肿瘤压迫的表现　最常见的表现是头痛及视神经交叉受压引起视野缺损。

3. 垂体危象　各种应激如感染（主要诱因）、劳累、中断治疗、腹泻、呕吐、手术及药物（镇静催眠药）等可诱发，表现为严重低血糖，神志障碍，休克，厌食、恶心、呕吐等胃肠道症状，高热（>40℃），低温（<30℃），循环衰竭，水、电解质紊乱等，需立即抢救治疗。Sheehan 综合征最易发生垂体危象。

[经典例题 1]

腺垂体组织受损时，哪项激素缺乏的症状出现最早

A. 泌乳素　　　　　　　　　　　　　B. 生长激素

C. 促性腺激素　　　　　　　　　　　D. 促肾上腺皮质激素

E. 促甲状腺激素

[经典例题 2]

严重的腺垂体功能减退症易发生低血糖主要是缺乏

A. PRL 及 LH　　　　　　　　　　　B. PRL 及 TSH

C. PRL 及 ACTH　　　　　　　　　　D. GH 及 TSH

E. GH 及 ACTH

[参考答案] 1. C；2. E

三、诊断

1. 病史（产后大出血、垂体瘤及手术、颅外伤）+垂体靶腺功能减退（有 2 个以上靶腺功能减退或者任

意 1 个靶腺功能减退伴有生长激素缺乏)时要考虑是否为腺垂体功能减退。

2. 垂体及其靶腺激素测定降低或缺乏，可明确诊断。鞍区 MRI 及 CT 扫描明确垂体-下丘脑区有无占位病变。

3. 不明原因的严重胃肠症状伴精神神志障碍、严重低血糖、昏迷、休克和电解质紊乱(主要是低钠血症)患者，应警惕垂体功能低减危象。

四、治疗

1. 靶腺激素替代治疗　根据垂体靶腺激素缺乏情况用相应的激素替代治疗，并根据临床治疗反应和实验室测定结果调整皮质激素、甲状腺素、睾酮的剂量。

(1)肾上腺皮质功能减退的首先补充糖皮质激素，如口服泼尼松，生理剂量为宜。应激情况下应适当增加糖皮质激素剂量。

(2)治疗中，应先补充糖皮质激素，再补充甲状腺激素，以防肾上腺危象发生。甲状腺激素由小剂量开始，逐渐递增到合适剂量。

(3)男性性功能减低以长效睾酮治疗为宜，育龄女性需行周期治疗建立"人工月经"。

2. 病因治疗　激素替代仅是症状性治疗，在查明病因后应做病因治疗，尤其各种鞍区占位病变行手术或放射治疗，炎症需相应治疗。

3. 垂体危象治疗　治疗措施主要为纠正低血糖、补充肾上腺皮质激素、纠正休克和水、电解质紊乱，去除和治疗诱因(如感染)。禁用或慎用麻醉剂、镇静药、催眠药或降血糖药等。Sheehan 综合征等腺垂体功能减退症患者日常坚持激素替代治疗，遇应激情况及时增加皮质激素，可预防垂体危象的发生。

第三章 甲状腺功能亢进症

一、病因

1. 甲状腺毒症 指当血循环中甲状腺激素水平过多时，临床出现以神经、循环、消化等系统兴奋性增高和代谢亢进为主要表现的临床综合征。

2. 甲状腺功能亢进症 简称甲亢，甲状腺激素水平过多是由于甲状腺功能增强、合成和分泌甲状腺激素过多所引起，包括弥漫性毒性甲状腺肿（Graves 病）、多结节性毒性甲状腺肿、甲状腺自主高功能腺瘤等。

3. 非甲状腺功能亢进 包括破坏性甲状腺毒症和服用外源性甲状腺激素。前者是由于甲状腺滤泡遭到破坏（如炎症，亚急性甲状腺炎）而使其内储存的甲状腺激素过量进入到血循环中，引起的甲状腺毒症。

4. 临床上以 Graves 病最常见，占甲亢 80% 以上。一般认为此病是在遗传基础上，因感染、精神刺激等应激因素而诱发的器官特异性自身免疫性疾病。女性的患病率明显高于男性。

二、临床表现

1. 甲状腺激素分泌过多的表现（甲状腺毒症状） 主要为物质代谢旺盛以及各系统兴奋性增高。

表 4-1 甲状腺毒症主要表现

系统部位	表现
物质代谢	产热和散热增多，蛋白质、脂肪和碳水化合物分解加速。怕热，消瘦，多汗，皮肤温暖潮湿，低热
神经精神系统	易激动，焦虑，失眠。伸舌及双手平举可有细震颤。腱反射活跃
心血管系统	心率增快、心音增强，可有甲亢性心脏病、尤其老年人常有心房颤动、心脏增大、心力衰竭。收缩压升高并舒张压降低因而脉压增大
消化系统	胃肠蠕动增快；肝脏功能轻度异常
肌肉骨骼系统	在青壮年男性常发生低血钾性周期性软瘫，少数患者发生甲亢性肌病、重症肌无力等
生殖系统	女性月经稀发，量少甚至闭经，不易受孕；男性阳痿，乳腺发育
造血系统	淋巴细胞比例增多，白细胞总数降低

2. 甲状腺肿大 Graves 病患者甲状腺呈弥漫性、对称性肿大，肿大程度与甲亢轻重无明显关系，质地软、表面光滑、无触痛、随吞咽动作上下移动，久病或多次复发者较韧。由于血管扩张和血流加速，肿大的甲状腺上可闻及血管杂音和扪及震颤，为诊断本病的重要特征。

3. 甲状腺眼征

（1）单纯性突眼（良性突眼）：其发生主要与过量的甲状腺激素所致交感神经兴奋性增高有关。突出程度与甲亢病情轻重无明显关系，甲亢治愈后能自行恢复。表现为瞬目减少、上睑挛缩、眼裂增大、双眼炯炯有神。

（2）浸润性突眼（恶性突眼）：由自身免疫反应引起，突眼度可达到 25~30mm，患者自觉症状明显，如畏光、流泪、复视、斜视、视力减退、眼部肿痛、异物感等。患者视野缩小，眼球活动受限，甚至固定。兼有结膜、角膜充血，水肿，角膜溃疡，重者全眼球炎甚至失明。

4. 其他症状

（1）局限性黏液性水肿，多见于胫前。非可凹性水肿，局部皮肤变硬，增厚，皮损初发红，后逐渐转暗。

（2）肢端粗厚症，增生性骨膜下骨炎，类杵状指（趾）。

5. 甲亢的特殊类型

（1）淡漠型甲亢：多见于老年人，起病隐袭，甲状腺肿、眼征和高代谢症群均不明显，表现为神志淡漠、反应迟钝、乏力、嗜睡、消瘦、心律失常多见如房颤，可合并心绞痛、心梗等。因甲亢症状不典型易被误诊。因甲亢长期未得到及时诊断与治疗，易发生甲状腺危象。

（2）甲亢性心脏病：以心房颤动为最多见，占70%，可有心脏扩大、心力衰竭、心肌梗死等，在高龄及甲亢复发、未能规则治疗者易发生。在甲亢控制后甲亢性心肌病可缓解或明显减轻。

（3）甲亢合并周期性瘫痪：多为低钾性，青壮年男性多见。表现为晨起双下肢无力、软瘫，严重时累及双上肢、呼吸肌瘫痪而有窒息危险。

6. 甲状腺危象　甲亢未控制，由于感染、劳累、术前准备不充分等诱发，甲亢病情加剧出现危及生命的状态称甲状腺危象。甲状腺危象前期甲亢症状加重、兴奋、躁动、厌食、恶心，很快发展为高热（39℃以上）、大汗淋漓、心动过速（160次/分以上）、呕吐、腹泻、体重锐减、黄疸、谵妄、抽搐甚至昏迷，死亡率极高。老年患者可表情淡漠、心率不快、极度无力、恶病质也发生昏迷，称淡漠型甲状腺危象，易漏诊。

三、实验室检查

1. 血清甲状腺激素水平

（1）血清总甲状腺素（TT_4）、血清总三碘甲状腺原氨酸（TT_3）：血清中的 T_4 全部是甲状腺分泌的、T_3 80%是由血清中的 T_4 在外周组织转化来的。血清中 T_4 及 T_3 绝大多数是与甲状腺素结合球蛋白（TBG）结合的，即结合型的 T_4 及 T_3（TT_4 和 TT_3）。TT_4、TT_3 是无生物活性的，其水平受 TBG 的影响，如妊娠时随 TBG 高而升高，低蛋白血症（如肝硬化、肾病综合征等）时随 TBG 低而偏低。排除了这些影响，甲亢时增高、甲低时降低。但甲亢早期或甲亢复发早期 TT_3 较 TT_4 上升快，所以甲亢时 TT_3 先于 TT_4 表现，相反，甲低时 TT_4 较敏感。

（2）血清游离甲状腺素（FT_4）与血清游离三碘甲状腺原氨酸（FT_3）：是循环血中甲状腺激素的有活性的部分、不受 TBG 影响，真实反映甲状腺功能状态，敏感性与特异性都超过 TT_4 及 TT_3。

（3）血清反 T_3（rT_3）：rT_3 无生物活性，是 T_4 在外周组织的降解产物，Graves 病时不作为常规测定。一些 Graves 病初期及复发早期可先于血中其他甲状腺素升高。在低 T_3 综合征时，TT_3 明显降低而 rT_3 明显增高，是其重要诊断指标。

2. 血清 TSH 水平　甲亢时，TSH 降低往往先于甲状腺激素水平的升高，为最敏感诊断指标，甲亢缓解时也最后恢复正常。甲亢时 TSH 水平一般都在 0.1mU/L 以下，甲减时也最先升高。

3. 甲状腺自身抗体

（1）甲状腺过氧化物酶抗体（TPOAb）：对于甲状腺滤泡细胞有细胞毒性作用、引起甲状腺功能低下。主要用于诊断自身免疫性甲状腺疾病。自身免疫性甲状腺炎、Graves 病等抗体都升高。

（2）甲状腺球蛋白抗体（TgAb）：它是针对甲状腺球蛋白的一组多克隆抗体，一般认为 TgAb 对甲状腺滤泡细胞无损伤作用，检测到阳性表示有自身免疫性甲状腺疾病存在，其意义与 TPOAb 相似。此外，它会干扰甲状腺球蛋白 Tg 的测定，Tg 是甲状腺癌的一项监察指标，因而检测 Tg 时需同时检测 TgAb 一起分析。

（3）TSH 受体抗体（TRAb）：是诊断 Graves 病的指标之一。被检测的 TRAb 实际包含有刺激性抗体（TSAb）和抑制性抗体（TSBAb）两种成分，检测到 TRAb 阳性表示有针对 TSH 受体的抗体存在，不能反映出它是刺激性还是抑制性抗体。当临床诊断为 Graves 病时、都将 TRAb 视为 TSH 受体刺激性抗体（TSAb），因为新诊断的 Graves 病和复发时阳性率高达 80%~95%。

4. 甲状腺 B 型超声检查　用于测定甲状腺的大小和组织回声性质，确定结节的数量、大小和部位，了解结节是囊性或实性、有无完整包膜。结节内有微小的钙化点和丰富的血流提示该结节是恶性的。B 型超声检查也能提示颈部淋巴结可能为恶性，是甲状腺癌手术前后了解颈部淋巴结情况的重要方法。

5. 甲状腺核素检查

（1）甲状腺摄[131]I功能试验：用于帮助判断甲状腺毒症的原因，如吸[131]I率低时一般为非甲状腺性甲亢，如甲状腺炎、碘甲亢、外源性甲状腺激素替代等。另一个重要用途是[131]I治疗甲亢时核素剂量的计算。

（2）甲状腺核素静态显像：甲状腺能摄取和浓聚^{99m}TcO或[131]I，通过显像显示甲状腺的位置、大小、形态及放射性分布的情况。常用于：

①鉴别甲状腺结节的功能。根据结节摄取核素能力的不同可分为热结节、温结节和冷结节，辅助临床判断甲状腺结节的性质。冷结节中约有5%～10%为甲状腺癌；②了解甲状腺手术后剩余甲状腺组织多少和形态，诊断和查找异位甲状腺；③核素治疗甲亢时可根据甲状腺形态和大小估算甲状腺的重量；④甲状腺亲肿瘤核素显像：对冷结节或凉结节疑为癌时，可用亲肿瘤显像剂显现，显像阳性提示该病变恶性的可能性较大；⑤甲状腺癌行甲状腺切除术后，肿瘤复发和转移病灶的查找。

6. CT和MRI检查 可显示甲状腺和周围组织器官的关系，在甲状腺癌时可了解病变的范围、对气管和邻近组织的侵犯情况及有无淋巴结转移。CT可观察到甲状腺结节内有无钙化灶。了解胸内、纵隔内甲状腺的情况。Graves眼病时眼眶CT和MRI检查可显示球后组织、眶内有无占位病变、眼外肌有无肿胀。

甲亢的临床表现记忆口诀：易饿多食还消瘦，怕热多汗心里烦；月经紊乱心慌慌，腹泻乏力伴瘫痪。

四、诊断

1. 甲亢的诊断

（1）典型甲亢：据症状和体征等临床表现即可诊断，甲状腺功能检查提示血清FT_3、FT_4（或TT_3、TT_4）增高并TSH降低。

（2）T_3型甲亢：仅FT_3或TT_3增高而FT_4和TT_4正常。

（3）T_4型甲亢：仅FT_4和TT_4增高而FT_3和TT_3正常。

（4）亚临床甲亢：TSH降低，FT_3、FT_4正常。

2. 甲亢的病因诊断和鉴别诊断 在明确有甲状腺毒症表现、甲状腺激素分泌过多后，要区分甲亢和甲状腺自身功能正常的甲状腺毒症，以及区分甲亢的原因。

表4-2 甲亢的鉴别

疾病	鉴别
Graves病	弥漫性甲状腺肿、血管性杂音和震颤、有眼征，可有胫前黏液性水肿和浸润性突眼，TSH受体抗体（TRAb）阳性
自主高功能甲状腺腺瘤	单个热结节，结节外甲状腺功能受抑制而不显像
结节性甲状腺肿伴甲亢	多个温结节或冷结节，临床上一般无突眼、甲亢症状较轻
亚急性甲状腺炎伴甲亢	发热、甲状腺局部变硬、疼痛重、吸[131]I率降低与FT_3/FT_4升高分离、血沉快
桥本甲亢	甲状腺质地韧性或硬、无血管性杂音和震颤、血中抗甲状腺抗体TPOAb及TGAb明显升高
更年期综合征、神经官能症	可有心悸、多汗、怕热、失眠、粗大肌肉震颤，伴某些精神症状，无甲亢的高代谢表现，无甲状腺体征和突眼，甲状腺功能正常

续表

疾病	鉴别
单纯性甲状腺肿	甲状腺功能多正常，甲状腺呈弥漫性或结节性肿大，吸^{131}I率可高，但FT$_3$、FT$_4$、TSH正常，T$_3$抑制试验可被抑制

五、抗甲状腺药物治疗

1. 一般治疗　补充足够热量及营养，忌含碘食物和药物。充分休息，避免加重精神紧张的因素。

2. 抗甲状腺药物治疗

(1)常用抗甲状腺药物：包括硫脲类的甲基硫氧嘧啶(MTU)、丙基硫氧嘧啶(PTU)和咪唑类的甲巯咪唑(他巴唑，MM)、卡比马唑(甲亢平，CMZ)等。优点是不引起永久性甲状腺功能低减，缺点是疗程长(1年半以上)，复发率高，副作用时有发生。

表4-3　抗甲状腺药物

代表药物	硫脲类：甲基硫氧嘧啶(MTU)、丙基硫氧嘧啶(PTU) 咪唑类：甲巯咪唑(他巴唑，MM)、卡比马唑(甲亢平，CMZ)
作用机制	抑制甲状腺激素合成过程中的酶(如过氧化物酶)活性而抑制甲状腺激素的合成；PTU还能在外周组织抑制T$_4$转变为T$_3$，起效更快
适应证	甲状腺较小、病情较轻、甲亢初治、年龄较小、孕妇、年老体弱、严重疾病不宜手术者、突眼较严重者、术前准备、术后复发及放射性碘治疗前后的辅助治疗
剂量与疗程	初始期：MM每次30mg，分次服用，或PTU 300mg/d 维持期：血清甲状腺激素达到正常后减量，维持剂量每次MM 5~10mg，每天1次或PTU每次50mg，每天1~2次。维持18个月
副作用及处理	粒细胞减少：中性粒细胞<1.5×10^9/L时停药。白细胞<4×10^9/L，但中性粒细胞>1.5×10^9/L时，可减量，加用升白药物 药疹，轻者不停药，对症治疗；重者立即停药 中毒性肝炎，立即停药；PTU可致暴发性肝坏死，优选MM治疗
复发	复发：完全缓解，停药半年以上又有反复者

(2)复方碘溶液：仅用于甲亢术前准备及甲状腺危象时。碘减少甲状腺充血、阻止甲状腺激素释放和合成，但是暂时性的。

(3)β受体阻滞剂普萘洛尔(心得安)：减慢心率，减轻甲亢症状，抑制T$_4$转换为T$_3$，不能减少甲状腺激素合成和释放。用于甲亢确诊前对症治疗或抗甲状腺药物治疗的辅助治疗，与碘合用作为术前准备等。

3. Graves病伴有浸润性突眼的治疗

(1)控制甲亢：严重浸润性突眼不宜做甲状腺次全切除及^{131}I治疗，在抗甲状腺药物治疗时要避免甲低、长期保持甲功正常。一般都加用甲状腺素(L-T$_4$)或甲状腺片。

(2)注意眼睛护理，减轻刺激，保护结膜。

(3)早期免疫抑制剂，最常用泼尼松，应注意药物的副反应，如白细胞减少、类固醇性糖尿病等。

4. 甲状腺危象的治疗

(1)PTU：首选，起效快，可抑制TH合成，首剂600mg，后150~200mg，每日三次。

(2)碘剂：服PTU后1小时再加用复方碘溶液，首剂30~60滴，使用3~7天停药。碘过敏者用碳酸锂。

(3)普萘洛尔：抑制组织T$_4$转化为T$_3$。

(4)对症、支持治疗：吸氧，降温，避免用水杨酸类；监护心、肾功能、微循环功能；防治感染及各种并发症；迅速纠正水电解质和酸碱平衡紊乱，补充葡萄糖、热量和多种维生素。

六、放射性 ^{131}I 治疗

核素 ^{131}I 衰变过程中产生的射线对增生的、功能活跃的滤泡上皮破坏作用。

1. 特点　疗效好、不易复发、只需一次治疗，对血象及肝功能无影响。缺点是甲减发生率高，定期监测甲状腺功能，尽早发现甲减，及时补充甲状腺素。

2. 适应证　①适用于 30 岁以上；②甲状腺 I°、II° 肿大的 Graves 病；③术后复发；④有心脏病不宜手术治疗者；⑤白细胞偏低难以用抗甲药物治疗者。

3. 禁忌证　包括孕妇和甲状腺不吸收 ^{131}I 者，青少年慎用。

七、手术治疗及术前准备

1. 适应证　①甲状腺肿大显著，有压迫症状；②胸骨后甲状腺肿；③中、重度甲亢，长期服药无效，或停药复发或不能坚持用药者；④怀疑恶变；⑤ATD 治疗无效或者过敏的妊娠患者，手术需要在妊娠前中期施行。

2. 禁忌证　①青少年患者；②甲亢症状较轻者；③老年患者或有严重器质性疾病不能耐受手术者；④妊娠后期者。

3. 术前常规准备

(1)一般准备：对精神过度紧张或失眠者适当应用镇静和安眠药。心率过快者，可口服普萘洛尔(心得安)10mg，每日 3 次。发生心力衰竭者，应予以洋地黄制剂。

(2)术前检查：①全面体格检查；②必要的化验检查，测定 T_3、T_4、TSH，了解甲亢程度，选择手术时机；③颈部 X 线检查，排除胸骨后甲状腺，可以了解气管的位置，气管受压的状况；④心电图检查；⑤喉镜检查；⑥测定血清钙、磷，了解甲状旁腺的状况。

4. 术前药物准备　术前准备的最重要环节。要求达到的指标是：患者情绪稳定，睡眠良好，体重增加，脉率<90 次/分，血 T_3、T_4 值降至正常值范围以内。常用方法有：

(1)抗甲状腺药+碘剂法：先用硫脲类药物，待甲亢症状得到基本控制后，改服 1~2 周碘剂，才能进行手术。由于抗甲状腺药物能使甲状腺肿大和动脉性充血，症状控制后必须加用碘剂 2 周待甲状腺缩小变硬后手术更安全。

(2)口服碘剂的方法：复方碘化钾溶液每日 3 次，第 1 日每次 3 滴，以后逐日每次加 1 滴，至每次 16 滴为止，维持此剂量至手术；术后继续用复方碘化钾溶液每日 3 次，每次 10 滴，共 1 周。

碘剂的作用：①抑制蛋白水解酶，减少甲状腺球蛋白的分解，从而抑制甲状腺素的释放；②减少甲状腺的血流量，使腺体充血减少，语颤消失，腺体缩小变硬。

(3)普萘洛尔法：对于常规应用硫氧嘧啶类药物不能耐受或无效者、碘剂过敏者，可单用普萘洛尔做术前准备。一般 4~7 日后脉率降至正常水平时，便可施行手术。有哮喘病和心脏病者禁用此法。

5. 手术方式　通常采取甲状腺次全切除术，切除大部分腺体，并同时切除峡部；每侧残留腺体以如成人拇指末节大小为恰当(约 2~3g)。腺体切除过少容易引起复发，过多又易发生甲状腺功能低下(黏液水肿)。应保存两叶腺体背面包膜部分，以免损伤喉返神经和甲状旁腺。

6. 术后处理　①术后当日应密切观察患者生命体征：神志、呼吸、脉搏、血压、体温，防治甲状腺危象；②术后先半卧位，利于呼吸与创口引流；③观察呼吸，保持呼吸道通畅、排痰，注意创口情况；④甲亢者术后继续用碘剂，10 滴每日 3 次，共 1 周；⑤术后当日禁食；⑥防治并发症。

7. 术后并发症的诊断和治疗

(1)呼吸困难和窒息：发生在术后 48 小时以内，是最危险的并发症。

原因：①切口内出血压迫气管；②喉头水肿，主要是手术创伤所致，也可因气管插管引起；③气管塌陷，是气管壁长期受肿大甲状腺压迫，发生软化；④双侧喉返神经损伤使声带闭合；⑤黏痰阻塞气道。

表现：为进行性呼吸困难、窒息。创口出血者还有颈部肿胀。

处理：立即行床旁抢救，及时剪开缝线，敞开切口，迅速除去血肿；必要时应立即施行气管插管或气管切开供氧。

（2）创口出血：如有创口肿胀，或引流血量过多，出现压迫症状前应重新手术止血。

（3）神经损伤。

1）喉返神经损伤

原因：术中不慎将喉返神经损伤或由血肿或瘢痕组织压迫而发生。

表现：①一侧喉返神经损伤：大都引起声嘶，术后虽可由健侧声带代偿，但不能恢复其原有的音色；②双侧喉返神经损伤：可导致失音或严重的呼吸困难，甚至窒息。由于手术直接损伤喉返神经者术中立即出现症状。而因血肿压迫者则可在术后数日才出现症状。

处理：双侧喉返神经损伤致严重的呼吸困难甚至窒息者，需立即做气管切开。切断、缝扎引起者属永久性损伤，需要手术修复。挫夹、牵拉、血肿压迫所致则为暂时性，一般可能在3~6个月内逐渐恢复。

2）喉上神经损伤

表现：若损伤外支会使环甲肌瘫痪，引起声带松弛、音调降低。内支损伤，则喉部黏膜感觉丧失，进食特别是饮水时，容易误咽发生呛咳。

处理：理疗后可自行恢复。

（4）手足抽搐。

原因：为甲状旁腺被误切或血供不足所致，血钙下降至2.0mmol/L以下。

表现：轻则口唇、手足麻木，重则四肢抽搐。

处理：预防应强调术中保护好甲状旁腺安全区域，避免甲状旁腺被误切或损伤血供。术后口唇、四肢麻木时应予口服钙剂，如四肢抽搐则用10%葡萄糖酸钙10~20ml静脉慢注。

（5）甲状腺危象：多发生于术后36小时以内，病情凶险。表现为高热（>39℃）、脉速（>120次/分）、大汗、烦躁、昏迷。发生前可用静脉滴注碘剂预防，发生后继续用碘剂、镇静剂、氢化可的松、降温治疗。

（6）甲状腺功能减退。

原因：多为切除甲状腺过多或残留甲状腺血供不足所致。

表现：术后无力、水肿。T_3、T_4值持久低于正常值下限。

处理：补充甲状腺素。

（7）甲亢复发：多为甲状腺残留过多所致。轻者可用抗甲状腺药物治疗，重者应用[131]I或重新手术治疗。

[经典例题1]

女性，40岁。出现失眠、心悸、消瘦、情绪易激动、注意力不集中、眼球突出半年。其根本治疗措施是

A. 抗焦虑治疗

B. 治疗失眠

C. 治疗原发病

D. 心理治疗

E. 控制情绪

[参考答案] 1. C

表4-4　甲亢手术治疗并发症与处理

并发症	特点	治疗
术后呼吸困难	切口内血肿，术后48小时内，最危急	重新切开伤口，清除血肿
喉返神经损伤	一侧声音减低、嘶哑；双侧呼吸困难或窒息	理疗
喉上神经损伤	外支音调减低 内支呛咳误吸	理疗
甲状旁腺功能减退	手足抽搐	静脉注射葡萄糖酸钙
甲状腺危象	高热、大汗，心动过速等	PTU、糖皮质激素、碘剂

表4-5　妊娠甲亢患者的治疗选择

时期	首选治疗	绝对禁忌
妊娠 T_1 期(1~3个月)	药物治疗是基础，除非有禁忌	^{131}I 是禁忌
妊娠 T_2 期(4~6个月)		
妊娠 T_3 期(7~9个月)		

第四章　甲状腺功能减退症

甲状腺功能减退症简称甲减，是各种原因引起的甲状腺激素合成、分泌或作用障碍所致的内分泌疾病。甲状腺功能减低发生于胎儿期或新生儿期，常影响神经系统、尤其是脑发育障碍，以严重智力低下、伴聋哑为突出，同时有黏液性水肿、生长和发育障碍，称呆小病。

一、病因和发病机制

1. 原发性甲减（甲状腺性）　由甲状腺腺体本身病变引起，90%以上的原发性甲减是由自身免疫、甲状腺手术和甲亢 ^{131}I 治疗所致。

2. 继发性甲减（垂体性）　由下丘脑和垂体病变引起的促甲状腺激素释放激素（TRH）或者促甲状腺激素（TSH）产生和分泌减少所致的甲减，肿瘤、手术、放疗和产后垂体坏死是较常见的原因，其中由于下丘脑病变引起的甲减称为三发性甲减。

3. 甲状腺激素抵抗综合征　垂体和甲状腺激素合成及分泌正常，外周组织器官对甲状腺激素不敏感，表现为甲减症状群，血中 T_3、T_4 正常甚至增高，少见病。

二、临床表现

成年型甲减临床表现因甲状腺激素缺乏严重性而异，主要为代谢紊乱及脏器功能障碍。

1. 一般表现　疲乏、无力、行动迟缓、淡漠、嗜睡、体重增加、畏寒、皮肤干冷、低体温、黏液性水肿、眼睑肿，鼻、唇、舌肥厚，声粗哑，毛发稀、脱落，指（趾）甲厚而脆，手脚掌色黄。

2. 精神神经症状　记忆力、理解力、计算力、听力、智力、定向力均减退，严重时痴呆。可出现幻听、幻视、猜疑妄想、惊厥、昏睡、共济失调、步态不稳。

3. 循环系统　心悸、气短、心动过缓，但活动后心动过速，心脏扩大、心脏黏液性肿而心肌肥厚、心包积液，并可胸腔、腹腔、膝关节腔等多发性浆膜腔积液。下肢非凹性水肿。

4. 肌肉关节　肌力减退、收缩松弛迟缓、肌痛、肌痉挛、肌强直，可有腕管综合征。

5. 消化系统　食欲不振、腹胀、便秘。

6. 内分泌系统　性欲减退、男性阳痿、女性月经淋漓或闭经、不孕。

7. 黏液性水肿昏迷　多见于老年人，大多于冬季发病，诱因为严重躯体疾病、受寒、感染、手术、麻醉、镇静药物等。临床表现为嗜睡、低体温（<35℃），呼吸减慢，心动过缓，血压下降，四肢肌肉松弛，反射减弱或消失，甚至昏迷，休克，可因心肾功能衰竭而危及生命。

8. 亚临床甲减　临床无甲减的症状、体征，血中甲状腺激素水平在正常范围，仅血中 TSH 水平高于正常。

三、诊断

临床表现结合甲状腺激素检查可诊断。血中甲状腺激素水平及 TSH 检查是确诊试验，检查结果 TT_4、TT_3、FT_3、FT_4 及 rT_3 均低，TSH 高为原发性甲减。TSH 增高是原发性甲减最早表现。TSH 不高，行 TRH 兴奋试验，TRH 给药后 TSH 缓慢上升呈延迟反应为下丘脑性，反应减低或无反应为垂体性。头颅 CT、MRI 等用于病因鉴别。慢性淋巴性甲状腺炎是无特殊病史的自发甲减最常见病因。

四、治疗

1. 甲状腺素替代治疗　甲减均需甲状腺素替代治疗，永久性甲减需终身服药。治疗目标是甲减的症状和体征消失，血清 TSH、TT_4、FT_4 水平达到正常，长期维持剂量根据甲状腺激素和促甲状腺激素测定结果。左旋甲状腺素（L-T_4）为首选的安全有效药物，从小剂量开始、逐渐递增到合适量。甲减越严重，起始剂量越小，递增越慢，每 2~4 周增加一次。递增太快，易发生心绞痛甚至心肌梗死。

2. 垂体和下丘脑病变　病因治疗和对症治疗。

3. 黏液性水肿昏迷的处理　立即抢救治疗。黏液性水肿患者坚持甲状腺替代治疗是防止并发昏迷的关键

第五章　甲状腺癌

一、病理类型及特点

表 4-6　甲状腺癌的病理类型及其临床病理联系

	乳头状癌	滤泡状癌	未分化癌	髓样癌
发生率	约占80%	约占10%	约占5%	约占5%
好发年龄	30~45岁年轻女性	50岁左右中年人	老年人	中年人
恶性程度	低	中	高	较高
生长特点及转移方式	生长缓慢，可单发，可多中心性，部分累及双侧甲状腺，转移多在颈部淋巴结	生长较快，主要经血液转移至肺、骨等处	生长迅速，早期可出现淋巴结转移，亦可经血液转移	来源于滤泡旁细胞（C细胞），可分泌降钙素，生长速度较快，可有淋巴、血液转移
预后	好	较好	差，存活期短	较差

[经典例题1]

甲状腺癌最常见的病理类型是

A. 髓样癌

B. 未分化癌

C. 乳头状癌

D. 滤泡状癌

E. 乳头状癌合并滤泡状癌

[参考答案] 1. C

二、诊断与鉴别诊断

1. 体格检查　发现单个孤立结节应考虑甲状腺瘤或甲状腺癌。

2. 腺瘤表面光滑，质地较软，吞咽时活动度大；腺癌表面不光滑，质硬，吞咽时活动度小。结合影像学检查可初步确诊。

3. 针吸涂片细胞学检查　明确甲状腺结节性质的有效方法。

4. 鉴别诊断　甲状腺癌应与甲状腺瘤或囊肿、慢性甲状腺炎等相鉴别。

三、治疗

手术是除未分化癌以外各型甲状腺癌的基本治疗方法，并辅助应用核素、甲状腺激素及放射线外照射治疗。

1. 单侧 I 期乳头状癌应行患侧甲状腺及峡部全切，或加对侧甲状腺次全切；双侧 II 、III 、IV 期分化型癌者行甲状腺全切除术；如有颈部淋巴结转移，应行患侧颈部淋巴结清扫，现多行改良式清扫术。术后应口服甲状腺激素行抑制治疗，使血 TSH 浓度接近正常值下限，减少复发。

2. 滤泡状腺癌早期手术方式同乳头状癌；已发生远处转移的滤泡状腺癌可行甲状腺全切，加区域淋巴结清扫术。术后行放射性碘治疗。术后也应口服甲状腺激素行抑制治疗。

3. 髓样癌可行患侧甲状腺及峡部全切，对侧甲状腺次全切或双侧甲状腺及峡部全切，如有颈部淋巴结转移，可同时行颈部淋巴结清扫。

4. 未分化癌以放射治疗为主，并口服甲状腺激素。有压迫症状则手术治疗。

[经典例题 **2**]

鉴别甲状腺单发结节为良性或恶性时，下述哪项最重要

A. 详细的病史

B. 确切的体检

C. ^{131}I 同位素扫描

D. 同侧扪到肿大淋巴结

E. 穿刺细胞学检查

[参考答案] 2. E

第六章　糖尿病

一、概念

糖尿病是由遗传、自身免疫、环境因素相互作用所引起的以血中葡萄糖水平长期增高为基本特征的代谢性疾病。由于胰岛素相对和绝对缺乏以及不同程度的胰岛素抵抗，引起碳水化合物、脂肪及蛋白质代谢紊乱。

二、临床表现

1. 典型表现　"三多一少"即多饮、多食、多尿和体重减轻。常伴有软弱、乏力、皮肤瘙痒。1型糖尿病起病较急，病情较重，症状明显或严重；2型糖尿病起病缓慢，病情相对较轻。

2. 并发症的表现　糖尿病患者久病可引起多系统损害，导致血管、心脏、神经、肾脏、眼等组织器官的慢性并发症，病情严重或应激时可发生糖尿病酮症酸中毒和糖尿病高渗高血糖综合征等急性并发症。

3. 代谢综合征　一组以肥胖、高血糖、血脂异常和高血压等聚集发病，严重影响机体健康的临床综合征，在代谢上相互关联，直接促进了动脉硬化性心血管疾病的发生，也增加了发生2型糖尿病的风险。

三、诊断和分型

1. 诊断

(1)血糖升高是诊断糖尿病的主要根据，应注意单纯空腹血糖正常不能排除糖尿病的可能性，应加测餐后血糖，必要时应做葡萄糖耐量试验(OGTT试验)。

(2)目前主张取静脉血浆，用葡萄糖氧化酶法测定。

(3)OGTT试验的葡萄糖负荷量成人为75g，儿童1.75g/kg，总量不超过75g。服糖前及服糖后30、60、120、180分钟测定血糖。

(4)在诊断糖尿病时应注意排除继发性糖尿病的可能。

(5)1999年美国糖尿病协会提出新的诊断标准：糖尿病症状+随机血糖≥11.1mmol/L(200mg/dl)，或空腹血糖(FPG)≥7.0mmol/L(126mg/dl)，或OGTT中2hPG≥11.1mmol/L(200mg/dl)可诊断糖尿病。症状不典型者，需另一天再次证实，不主张做第三次OGTT。

表4-7　糖尿病诊断标准(WHO, 1999)

	静脉血浆葡萄糖值 mmol/L		
	空腹血糖	随机血糖	OGTT中2小时血浆葡萄糖(2hPG)
糖尿病	≥7.0	≥11.1	≥11.1
空腹血糖受损(IFG)	≥6.1~<7.0	–	–
糖耐量减退(IGT)	–	–	≥7.8~<11.1
正常	<6.1		<7.8

2. 分型

(1)1型糖尿病：多见于青少年，起病急，代谢紊乱症状明显，患者需注射胰岛素以维持生命。包括免疫介导和特发性两种亚型。免疫介导糖尿病常有一种或多种自身抗体存在，例如胰岛细胞抗体(ICA)、胰岛素自身抗体(IAA)和谷氨酸脱羧酶65(GAD65)抗体等。

(2)2型糖尿病：可发生于任何年龄，但多见于成年人。以胰岛素抵抗为主伴胰岛素分泌不足，或胰岛素分泌不足为主伴或不伴胰岛素抵抗。患者在疾病初期大多不需要胰岛素治疗。通常无酮症酸中毒倾向，但在感染等应激情况下，也可诱发酮症酸中毒。由于高血糖发展缓慢，许多患者早期因无典型症状，未能引起足够注意，多年未就诊、未发现糖尿病，发现糖尿病时已有大血管和微血管病变发生。

表 4-8　1 型糖尿病与 2 型糖尿病的区别

		1 型糖尿病	2 型糖尿病
起病年龄		多见于青少年	多见于成年人
起病方式		多急剧	缓慢而隐袭
起病时体重		多正常	多超重或肥胖
"三多一少"症状		常典型	不典型，或无明显症状
急性并发症		酮症倾向大，易发生酮症酸中毒	酮症倾向小，老年人易发生高渗高血糖综合征
慢性并发症	肾病	主要死因	较少
	心血管病	较少	主要死因
	脑血管病	较少	较多
胰岛素 C 肽释放试验		低下或缺乏	峰值延迟或不足
胰岛素治疗及反应		依赖外源性胰岛素生存	生存不依赖胰岛素，应用时可对胰岛素抵抗

四、糖尿病急性并发症

1. 糖尿病酮症酸中毒（DKA）

（1）诱因：1 型糖尿病有发生糖尿病酮症酸中毒倾向，2 型患者在急性感染，胰岛素不适当减量或突然中断治疗、饮食不当、胃肠疾病、脑卒中、心肌梗死、手术、创伤、妊娠、分娩等诱因作用下也会发生糖尿病酮症酸中毒，有时可无明显诱因。

（2）临床表现：早期呈糖尿病一般症状加重，随后出现食欲减退、恶心、呕吐、腹痛、呼吸深大、呼气中有烂苹果味。病情进一步发展，出现明显失水，尿量减少，血压下降，意识模糊，嗜睡以致昏迷。

（3）实验室检查：尿糖、尿酮体均强阳性。血糖明显升高，多数为 16.7～33.3mmol/L。血酮体定量检查多在 4.8mmol/L 以上。CO_2 结合力降低，轻者 13.5～18.0mmol/L，重者在 9.0mmol/L 以下，血 pH<7.35。治疗前血钾正常或偏低，尿少时升高，治疗后可出现低血钾，严重者发生心律失常。血钠、血氯降低，血尿素氮和肌酐增高。

（4）治疗：单纯酮症根据血糖、尿糖调整胰岛素剂量，给予输液至酮症消失。对糖尿病酮症酸中毒应立即抢救。

1）输液：早期、迅速补液是抢救 DKA 首要措施。立即静脉滴注生理盐水或复方氯化钠溶液，先快后慢，如无心功能不全，开始 2～4 小时内输 1000～2000ml，以后遵循个体化原则，根据血压、心率、尿量、外周循环状态决定补液量及速度，一般 4～6 小时输 1000ml，第一个 24 小时总输液量 4000～5000ml，严重失水者可达 6000～8000ml。如有低血压或休克，可适当输胶体溶液并辅以其他抗休克措施。

2）胰岛素治疗：小剂量持续静脉输注胰岛素［0.1U/（kg·h）］，有简便、有效、安全等优点，较少引起脑水肿、低血糖、低血钾。治疗过程中，每 1～2 小时检测尿糖、尿酮，每 2～4 小时检测血糖、钾、钠等。当血糖降至 13.9mmol/L 左右时，改输 5% 葡萄糖液加胰岛素，可按每 3～4g 葡萄糖加 1U 胰岛素或 2～4U/h 输注。尿酮体消失后，根据患者病情及进食情况，逐渐恢复规则的胰岛素皮下注射治疗。

3）纠正酸中毒：轻度酸中毒不积极补充碱；重度酸中毒如 pH<7.1，血碳酸根<5mmol（相当于 CO_2 结合力 4.5～6.7mmol/L），需应用碳酸氢钠。应避免补碱过多或过快加重细胞缺氧和诱发脑水肿。

4）纠正电解质紊乱：糖尿病酮症酸中毒多伴缺钾。但由于失水和酸中毒，治疗前血钾数值不能反映真正血钾情况，治疗后血钾常明显下降。如治疗前血钾水平高于正常，暂不补钾。若治疗前血钾正常，每小时尿量 40ml 以上，可在输液和胰岛素治疗后开始补钾。若每小时尿量<30ml，宜暂缓补钾待尿量增加后再补。

5)去除诱因和防治并发症:包括抗感染,抗休克,防止心衰和心律失常,及时处理可能发生的肾功能衰竭和脑水肿等。如无特殊情况,应鼓励患者进食。

2. **高渗高血糖综合征** 多见于 50~70 岁的中、老年人,多数患者无糖尿病史或仅有轻度糖尿病症状。严重的高血糖、脱水、血浆渗透压升高,无明显酮症酸中毒,患者常有意识障碍或昏迷。

(1)诱因:应激如感染、外伤、手术、急性胃肠炎、胰腺炎、脑血管意外、严重肾病、摄水不足、失水过多、高糖摄入,某些药物如糖皮质激素、免疫抑制剂、噻嗪类利尿药等。

(2)临床表现。

1)脱水及周围循环衰竭:起病时有多尿、多饮,但多食不明显。严重脱水征,皮肤干燥、眼球凹陷。周围循环衰竭时脉搏快而弱,直立性低血压。

2)神经精神症状:不同程度神经精神症状如嗜睡、定向障碍、偏盲、幻觉、上肢拍击样粗震颤、抽搐、偏瘫、昏迷等。

(3)实验室检查:血糖明显增高,通常为 33.3~66.6mmol/L,血钠升高可达 155 mmol/L,血尿素氮及肌酐升高,血浆渗透压显著增高,一般在 350mmol/L 以上。尿糖强阳性,但无酮症或较轻。

(4)治疗:本症病情危重,并发症多,因此,应强调早期诊断和治疗。嘱患者饮水或胃管给水。可先静脉输生理盐水 1000~2000ml 后再根据血钠和渗透压结果决定,如血浆渗透压仍>350mmol/L,血钠>155mmol/L,可考虑输 0.45%氯化钠,但有诱发脑水肿及溶血可能。当渗透压降至 330mmol/L 时,应改输等渗溶液。胰岛素用法同糖尿病酮症酸中毒。

五、糖尿病慢性并发症

可累及全身各重要器官,其发生发展与遗传、发病年龄、病程长短、代谢紊乱程度以及病情控制程度有关。并发症可单独或同时出现,其病理基础为血管病变,分为大血管病变(冠心病、脑血管病和外周血管病等)和微血管病变(糖尿病肾病和糖尿病视网膜病变)两种类型。

1. **大血管病变** 糖尿病人群心血管疾病患病率高,发病年龄较轻,病情进展较快,多脏器同时受累较多,预后差,是 2 型糖尿病最主要死亡原因。

2. **糖尿病肾病** 毛细血管间肾小球硬化症是糖尿病主要微血管病变之一,是 1 型糖尿病的主要死亡原因。主要表现为蛋白尿、水肿及高血压,血清肌酐、尿素氮升高,最终发生肾衰竭。

3. **糖尿病性神经病变** 以周围神经炎最常见,表现为肢端感觉异常,后期有运动神经受累,肌力及肌张力减低,肌萎缩。自主神经病变也常见,影响胃肠、心血管、泌尿系统和性器官功能。

4. **糖尿病性视网膜病变** 糖尿病主要微血管病变之一。大部分病人合并程度不等的视网膜病变,是导致失明的主要原因之一。按眼底改变可分六期,分属两大类即早期非增殖型视网膜病变和晚期增殖性视网膜病变。

5. **糖尿病足** 糖尿病患者因末梢神经病变,下肢供血不足及细菌感染等引起足部溃疡和肢端坏疽等病变,统称为糖尿病足。

6. **感染** 如皮肤化脓性感染(疖、痈)、肺结核、肾盂肾炎、胆道感染、或牙槽脓肿和真菌感染(足癣、甲癣、体癣、阴道炎)等。

六、综合防治原则

1. **原则** 早期、长期、综合治疗及治疗措施个体化。

2. **治疗目标** 保持良好的代谢控制,维持胰岛 β 细胞功能,使血糖、血脂、血压和体重等达到或接近正常水平,延长糖尿病病人的生命,消除或减轻症状,防止或延缓并发症的发生,提高生活质量,减少死亡率。

3. **治疗措施** "五架马车":糖尿病教育、医学营养治疗、运动治疗、血糖监测、药物治疗。

表 4-9 糖尿病血糖控制目标

血糖（mmol/L）		良好	一般	差
	空腹	4.4~6.1	≤7.0	>7.0
	非空腹	4.4~8.0	≤10.0	>10.0
糖化血红蛋白（%）		<7.0	6.5~7.5	>7.5

七、口服降血糖药物治疗

1. 双胍类药物

常用药物：二甲双胍。

机制：抑制肝葡萄糖输出，改善外周组织对胰岛素的敏感性、增加对葡萄糖的摄取和利用而降低血糖。对正常血糖水平个体无降血糖作用。

适应证：目前指南均推荐二甲双胍作为 2 型糖尿病控制血糖的一线用药，可单用或联合其他药物，因双胍类药物有降低体重的趋势，尤其适用于肥胖或超重的 2 型糖尿病患者。

禁忌证：肝肾功能不全、低血容量休克、心力衰竭和接受大手术等缺氧情况下，偶可诱发乳酸性酸中毒，应慎用。

不良反应：最常见副作用为胃肠道反应，如恶心、呕吐、腹泻、口腔金属味感等。过敏反应，如皮肤红斑，荨麻疹。

2. 磺脲类药物

常用药物：格列本脲、格列齐特、格列吡嗪、格列喹酮和格列美脲等。

机制：促胰岛素分泌剂，主要通过增加胰岛素的分泌降低血糖。

适应证：经饮食及运动治疗未能达标的非肥胖的 2 型糖尿病患者。

禁忌证：1 型糖尿病及 2 型糖尿病中合并严重感染、酮症酸中毒、高渗性昏迷、进行大手术、妊娠、伴有肝肾不全者。

副作用：低血糖。

3. α-葡萄糖苷酶抑制剂

常用药物：阿卡波糖和伏格列波糖。

机制：通过抑制小肠黏膜上皮细胞表面的 α-葡萄糖苷酶（如麦芽糖酶、淀粉酶、蔗糖酶）而延缓碳水化合物的吸收，降低餐后高血糖。

适应证：适用于餐后高血糖为主要表现的患者。

禁忌证：肝功能不正常者慎用。慎用于胃肠功能障碍者，例如消化不良、结肠炎、慢性腹泻等。

不良反应：腹胀、腹泻、肠鸣亢进、排气过多等胃肠反应。

4. 噻唑烷二酮类

常用药物：吡格列酮。

机制：增强内源性胰岛素的作用，改善胰岛素抵抗，改善脂质代谢紊乱。

适应证：适用于以胰岛素抵抗为主的 2 型糖尿病患者。

禁忌证：不宜用于心功能Ⅲ~Ⅳ级（NYHA 分级）患者，可能发生体液潴留，导致心衰加重。

不良反应：水肿、体重增加等。

5. 格列奈类药物

常用药物：瑞格列奈，那格列奈。

机制：非磺脲类促胰岛素分泌剂，通过刺激胰岛素的早期分泌降低餐后血糖，吸收快、起效快、作用时间短。

常见不良反应：低血糖。

6. 肠促胰素相关药物 肠促胰素是人体肠道分泌的激素，主要为胰高血糖素样肽-1（GLP-1），能促进胰岛素分泌，抑制胰高血糖素分泌，从而发挥葡萄糖浓度依赖的降糖作用，目前已开发出两种基于肠促胰素的降糖药物应用于临床。①GLP-1类似物：艾塞那肽和利拉鲁肽，为针剂，皮下注射；②二基二肽酶-4（DPP-4）抑制剂：西克列汀、维格列汀和沙格列汀。适合用于治疗2型糖尿病，尤其是肥胖、胰岛素抵抗明显的患者。

八、胰岛素治疗

1. 适应证　①1型糖尿病；②2型糖尿病经严格饮食控制及口服降糖药治疗未获良好控制；③无明显原因体重下降或消瘦；④任何类型糖尿病发生酮症酸中毒或高渗性非酮症性昏迷等急性并发症；⑤妊娠期糖尿病和糖尿病合并妊娠、分娩；⑥合并重症感染、消耗性疾病、视网膜病变、肾病变、神经病变、急性心肌梗死、脑血管意外；⑦外科围手术期；⑧全胰腺切除所致继发性糖尿病。

2. 常用的胰岛素制剂

（1）根据其来源和结构分为动物源性胰岛素、人胰岛素和胰岛素类似物。人胰岛素和胰岛素类似物已逐渐取代动物胰岛素。

（2）按起效快慢和维持时间，胰岛素（人和动物）可分为短效、中效、长效和预混胰岛素。胰岛素类似物分为速效、长效和预混胰岛素类似物。

（3）短效胰岛素和速效胰岛素类似物（门冬胰岛素、赖脯胰岛素）起效快，持续时间短，主要是控制一餐饭后高血糖。短效胰岛素可经静脉注射用于DKA抢救。

（4）中效胰岛素主要有低精蛋白胰岛素，主要用于提供基础胰岛素，可控制两餐饭后高血糖。

（5）长效制剂有精蛋白锌胰岛素以及长效胰岛素类似物（甘精胰岛素、地特胰岛素），作用时间长，主要是提供基础胰岛素。

3. 不良反应　主要为低血糖，严重者出现精神症状和昏迷，与药物剂量过大、运动过量、进食过少有关。

九、筛查和预防

1. 糖尿病筛查　是进一步做好糖尿病预防的重要环节，重点筛查高危人群。糖尿病高危人群包括：有糖调节受损史（最重要的2型糖尿病高危人群）；年龄≥45岁；肥胖（BMI≥28）；2型糖尿病患者的一级亲属；高危种族；有巨大胎儿（出生体重≥4kg）生产史；妊娠糖尿病病史；高血压（血压≥140/90mmHg）；血脂异常（HDL-C≤0.9和TG≥2.75mmol/L）；心血管疾病；静坐生活方式。

2. 糖尿病预防　目前对2型糖尿病采取三级预防策略。

一级预防是针对一般人群预防2型糖尿病的发生；

二级预防是对已诊断2型糖尿病患者预防糖尿病并发症；

三级预防是对已发生糖尿病慢性并发症的2型糖尿病患者，预防并发症的加重和降低致死率和死亡率。

［经典例题1］

针对糖尿病患者的术前准备，下列正确的是

A. 口服长效降糖药者，应在术前1天停药

B. 既往用胰岛素者，手术日晨也需要胰岛素

C. 既往仅饮食控制病情者，改用胰岛素控制

D. 禁食患者需要葡萄糖加胰岛素维持血糖值较低水平

E. 合并酮症酸中毒者，暂不实施择期手术

［经典例题2］

女性，16岁。口干、多饮、多尿1周，神志模糊1天。查体：T 36.9℃，P 80次/分，R 26次/分，BP 120/80mmHg，呼吸深，双肺呼吸音清，未闻及干湿性啰音，呼气中有烂苹果味，心律齐，腹软，无压痛，

病例反射阴性。治疗的关键是

A. 纠正电解质紊乱　　　　　　B. 防治并发症

C. 大量补液　　　　　　　　　D. 皮下注射胰岛素

E. 纠正酸中毒

［参考答案］1. E；2. C

表 4-10　糖尿病急性并发症比较

糖尿病酮症酸中毒	高渗性高血糖综合征
乙酰乙酸、β-羟丁酸、丙酮 深大呼吸、呼气烂苹果味	50~70 岁中老年人 昏迷、嗜睡、反应迟钝
血糖多 16.7~33.3mmol/L 尿糖、尿酮体强阳性	血糖>33.3~66.6mmol/L 有效血浆渗透压>350mmol/L 尿酮体：阴性或者弱阳性
补液，血糖下降至 13.9mmol/L 时，改为葡萄糖+胰岛素补液 小剂量胰岛素静脉点滴：0.1U/Kg·h 补碱指征：血 pH<7.1，HCO_3^-<5mmol/L 不同程度失钾，见尿补钾	

表 4-11　口服降糖药比较

	适应证	机制	代表药物	不良反应
双胍类	肥胖或超重的 2 型糖尿病患者	抑制肝糖原分解，增加对葡萄糖的利用	二甲双胍	胃肠道反应 乳酸酸中毒
磺脲类	非肥胖的 2 型糖尿病	促进胰岛素分泌	格列喹酮 格列美脲	低血糖
格列奈类	降低餐后血糖	促胰岛素分泌剂	瑞格列奈 那格列奈	低血糖
α-葡萄糖苷酶抑制剂	餐后高血糖为主要表现	延缓碳水化合物的吸收，降低餐后高血糖	阿卡波糖	胃肠反应
噻唑烷二酮类药物	以胰岛素抵抗为主的 2 型糖尿病患者	胰岛素增敏剂	吡格列酮	水肿、体重增加

表 4-12　何时选择胰岛素治疗

"特殊人群"	1 型糖尿病、妊娠糖尿病及某些特殊类型糖尿病 2 型糖尿病 β 细胞功能明显减退者 病程中无明显诱因出现体重显著下降者
"特殊事件"	手术、妊娠和分娩
"并发症"	各种严重的糖尿病急性或慢性并发症 合并严重感染，消耗性疾病，心、脑、肝、肾疾病者

第七章 水、电解质代谢和酸碱平衡失调

第一节 概 述

体液的主要成分是水和电解质。在生理情况下，人体通过各种调节使体液的容量、电解质浓度、渗透压和酸碱度都保持在一个恒定的范围内，称为水电解质平衡和酸碱平衡。机体主要通过肾脏来调节体液，肾脏又受神经–内分泌的影响。通过肾素–醛固酮系统维持血容量，通过下丘脑–垂体后叶–抗利尿激素系统来维持体液渗透压。酸碱平衡主要通过缓冲系统、肺的呼吸和肾的调节来维持。

体液平衡失调可以有三种表现：容量失调、浓度失调和成分失调。

1. 容量失调 指等渗性体液的减少或增加，只引起细胞外液量的变化，而细胞内液容量无明显改变。

2. 浓度失调 指细胞外液中的水分有增加或减少，以致渗透压发生改变。细胞内外液渗透压均为290~310mmol/L。由于构成细胞外液渗透微粒的90%是钠离子，因此低钠血症或高钠血症均可发生浓度失调。

3. 成分失调 指细胞外液中离子的浓度改变，如低钾血症或高钾血症。

第二节 水和钠的代谢紊乱

失水是指体液丢失所造成的体液容量不足。根据水和电解质(主要是 Na^+)丢失的比例和性质，临床上将失水分为：高渗性缺水、等渗性缺水和低渗性缺水。

一、等渗性缺水

等渗性缺水是急性缺水。

1. 病因

(1)体液的急性丧失，见于大面积烧伤、肠外瘘、大量呕吐、腹泻等。

(2)体液丧失在不易参与循环的体腔、感染区或软组织内，如腹腔内或腹膜后感染、梗阻的肠腔内等。这些丧失的体液的成分与细胞外液基本相同。

2. 临床表现

(1)缺水：舌干燥，眼窝凹陷，皮肤干燥、松弛，少尿等。

(2)缺钠：恶心、厌食、乏力，可无明显口渴。

(3)血容量下降：短期内体液丧失达到体重的5%，出现脉搏细速、肢端湿冷、血压不稳或下降；当体液继续丧失达到或超过体重的6%，则可出现严重的休克，并导致酸性代谢产物的大量产生和积聚，常伴有代谢性酸中毒。如果患者以呕吐为病因，因胃液中 H^+ 的大量丧失，则出现代谢性碱中毒。

3. 诊断 主要依据病史和临床表现得出诊断。实验室检查可发现有血液浓缩现象，红细胞计数、血红蛋白量和血细胞比容均明显增高。血清 Na^+、Cl^- 正常。尿比重增高。

4. 治疗原则 治疗包括：①消除病因；②补充平衡盐溶液，常用有乳酸钠和复方氯化钠注射液(1.86%乳酸溶液和复方氯化钠溶液之比为1：2)与碳酸氢钠和等渗盐水注射液(1.25%碳酸氢钠溶液和等渗盐水之比为1：2)两种。也可用等渗盐水(如0.9%的氯化钠溶液)，使血容量得到尽快补充；③补充量，对已有明显缺水表现者，根据缺水的程度按体重3%或5%计算，其中1/2、2/3的等渗盐水快速静脉滴注，

补充后再视缺水纠正程度决定是否继续补充剩余液体；④静脉快速输注上述液体时必须监测心脏功能，包括心率、中心静脉压或肺动脉楔压等；⑤另外还应补给日需要水量2000ml和氯化钠4.5g；⑥纠正缺水后注意发生低钾血症，一般尿量达40ml/h后补钾。

二、低渗性缺水

低渗性缺水是慢性缺水。

1. 病因 ①胃肠道消化液持续大量丢失，如反复呕吐、长期胃肠减压引流或慢性肠梗阻等；②大创面的慢性渗液；③较长时间应用排钠利尿剂如氯噻酮、依他尼酸(利尿酸)等。

2. 临床表现 主要为低钠的表现，一般均无口渴感。根据缺钠程度，低渗性缺水可分为三度。

表4-13 低渗性缺水程度分类

程度	血清钠	表现
轻度	130~135mmol/L	食欲差、头晕、疲乏、手足无力等
中度	120~130mmol/L	有恶心、呕吐、视觉模糊、容易晕倒、血压不稳
重度	120mmol/L以下	有神志不清、休克和昏迷

3. 诊断 根据病史和临床表现可初步诊断。实验室检查血钠浓度低于135mmol/L，红细胞计数、血红蛋白量、血细胞比容及血尿素氮值均有增高，尿比重常在1.010以下，尿Na^+和Cl^-常明显减少等可明确诊断。

4. 治疗 积极处理原发病。针对低渗性缺水时细胞外液缺钠多于缺水的血容量不足的情况，应静脉输注含盐溶液或高渗性盐水。轻度或中度缺钠，可按每千克体重丢失钠0.5~0.75g估计补充。先补充半量，另加每天需要量4.5g。如重度缺钠，可按公式计算：需补充的钠量(mmol)=[血钠的正常值(mmol/L)-血钠测得值(mmol/L)]×体重(kg)×0.6(女性为0.5)，同样先补充计算量的1/2，加上基础钠需要量，然后视纠正情况酌情再补。

三、高渗性缺水

高渗性缺水是原发性缺水。

1. 病因 ①水分摄入不够，补充高渗溶液过多等；②水分丧失过多，高热大汗、大面积烧伤、糖尿病患者尿液排出过多等。

2. 临床表现 可分为三度：

(1)轻度缺水：缺水量为体重的2%~4%，仅有口渴。

(2)中度缺水：缺水量为体重的4%~6%，有极度口渴，有乏力、尿少和尿比重增高，唇舌干燥，皮肤弹性差，眼窝下陷。

(3)重度缺水：缺水量超过体重的6%，在上述症状上出现躁狂、幻觉、谵妄甚至昏迷。

3. 诊断 根据病史和临床表现，实验室检查有尿比重高，红细胞计数、血红蛋白量、血细胞比容轻度升高，血清钠浓度在150mmol/L以上可确诊。

4. 治疗 ①去除病因；②尽量口服补液，不能口服可静脉输注5%葡萄糖溶液和0.45%氯化钠溶液；③补充已丧失液体量的估算方法是估计丧失水量占体重的百分比，每丧失体重的1%补液400~500ml。计算所得的补水量一般可分在2天内补给。治疗一天后应监测全身情况及血钠浓度，必要时可酌情调整次日的补给量；④另外补充每天正常需要量2000ml；⑤高渗性缺水者实际上也有缺钠，如果只补给水分而不补充钠，可能出现低钠血症，需加以注意；⑥可同时存在缺钾，应及时补钾(尿量应达40ml/h)。

四、水中毒

又称稀释性低血钠，系指机体的摄入水总量超过了排出水量，以致水分在体内潴留，引起血浆渗透压下降和循环血量增多。

1. 病因 ①各种原因所致的抗利尿激素分泌过多；②肾功能不全，排尿能力下降；③机体摄入水分过多或接受过多的静脉输液。

2. 临床表现

（1）急性水中毒：发病急骤，水过多所致的脑细胞肿胀可造成颅内压增高，引起一系列神经、精神症状，如头痛、嗜睡、躁动、精神紊乱、定向能力失常、谵妄，甚至昏迷。若发生脑疝则出现相应的神经定位体征。

（2）慢性水中毒：症状往往被原发疾病的症状所掩盖。可有软弱无力、恶心、呕吐、嗜睡等。体重明显增加，皮肤苍白而湿润。

3. 诊断　依据病史、临床表现和检查。实验室检查可发现：红细胞计数、血红蛋白量、血细胞比容和血浆蛋白量均降低；血浆渗透压降低，以及红细胞平均容积增加和红细胞平均血红蛋白浓度降低。提示细胞内、外液量均增加。

4. 治疗　立即停止水分摄入。程度严重者需用利尿剂以促进水分排出。一般可用渗透性利尿剂，如20%甘露醇或25%山梨醇200ml静脉内快速滴注（20分钟内滴完），可减轻脑细胞水肿和增加水分排出。也可静脉注射袢利尿剂，如呋塞米（速尿）。

快速判断失水类型的解题方法：

1. 病程急慢　等渗性缺水是快速缺水，病程比较急；低渗性缺水是慢性缺水，病程长。

2. 有无口渴　高渗性缺水口渴最明显；低渗性缺水往往无口渴。

3. 临床表现与化验结果　尤其是血清 Na^+ 的水平。

第三节　低钾血症

正常血钾浓度为3.5~5.5mmol/L。

一、病因

1. 摄入不足　如禁食或静脉补液中钾盐补充不够。

2. 钾丢失过多　如呕吐、持续胃肠减压、小肠瘘等；应用利尿药，肾小管病变，长期应用皮质激素。

3. 钾分布异常　如代谢性呼吸性碱中毒、葡萄糖和胰岛素治疗使细胞内液高钾、细胞外液低钾。

二、临床表现

1. 神经肌肉症状　肌无力最早出现，先是四肢软弱无力，以后可延及躯干和呼吸肌，可致呼吸困难或窒息。还可有软瘫、腱反射减退或消失。

2. 消化道症状　厌食、恶心、呕吐和腹胀、肠蠕动消失等肠麻痹表现。

3. 心脏表现　传导阻滞和节律异常。典型的心电图改变是早期出现 T 波降低、变宽、双相或倒置，随后出现 ST 段降低、QT 间期延长和 U 波。

4. 代谢性碱中毒　伴反常性酸性尿。

三、诊断

依据：①存在低血钾的病史和临床表现；②血清钾<3.5mmol/L；③心电图检查可辅助诊断。

四、治疗

积极治疗原发病，并补充钾盐预防低钾血症。发生低钾血症时，可根据血钾水平，一日补钾不超过80mmol/L（氯化钾6g）；但不宜更多输入，不足量可在次日给予，约3~5天。注意事项：①能口服者应不用或少用静脉途径；②应先恢复血容量和促使排尿，待尿量超过40ml/h后，再经静脉补钾；③静脉滴注钾盐，每升液体中含钾宜不超过40mmol/L（氯化钾3g）、速度控制在20mmol/h以下，严禁将10%氯化钾做静脉推注；④经静脉补钾过程中应监测血清钾和心电图的变化，以防造成高钾血症。

第四节　高钾血症

一、病因

1. 输入钾过多　大量输较久的库血、静脉补钾过多等。

2. 细胞内钾外移　酸中毒、缺氧、大面积损伤(如挤压伤)、脓毒症等，细胞内 K^+ 大量释出，肾脏又不能及时排出体外。

3. 排钾障碍　急性肾衰竭的少尿、无尿期等。

二、临床表现

可无症状，也可有轻度的神志改变、感觉异常和四肢软弱等。危险的症状是心功能失常如心跳缓慢、心律不齐，严重者出现心搏骤停。特别是血钾超过 7mmol/L 时，几乎都有心电图的改变：早期 T 波高尖，QT 间期延长，随后出现 QRS 增宽，PR 间期延长。

三、诊断

依据：结合病因、临床表现，血清钾超过 5.5mmol/L 为确诊依据；典型的心电图改变有辅助诊断价值。

四、治疗

1. 降低血钾

(1)促使 K^+ 暂时转入细胞内：①输注碳酸氢钠溶液：这种高渗性碱性溶液输入后可使血容量增加，不仅可使血清 K^+ 得到稀释，降低血钾浓度，还能使 K^+ 移入细胞内或由尿排出，同时有助于酸中毒的治疗；注入的 Na^+ 可使肾远曲小管的 Na^+、K^+ 交换增加，使 K^+ 从尿中排出。②输注葡萄糖溶液及胰岛素：25%葡萄糖溶液 100~200ml，按每 5g 糖加入正规胰岛素 1U，静脉滴注，可使 K^+ 转入细胞内，从而暂时降低血钾浓度。必要时，可每 3~4 小时重复用药。③对于肾功能不全、不能输液过多者，可用 10%葡萄糖酸钙100ml、11.2%乳酸钠溶液 50ml、25%葡萄糖溶液 400ml，加入胰岛素 20U，24 小时缓慢静脉滴入。

(2)阳离子交换树脂：口服，每次 15g，每日 4 次，可使 K^+ 从消化道排出。为防止便秘、粪块堵塞，可同时口服山梨醇或甘露醇以导泻。

(3)透析疗法：有腹膜透析和血液透析两种。适用于上述治疗仍无法降低血钾浓度者。

2. 拮抗钾的心脏毒性　钙与钾有对抗作用，故静脉注射 10%葡萄糖酸钙溶液 20ml，可对抗 K^+ 对心肌的毒性作用。也可将 10%葡萄糖酸钙溶液 30~40ml 加入静脉补液内滴注。当患者因高血钾存在心脏骤停的风险时，应首先采用该措施。

[经典例题 1]

心电图表现为高尖 T 波的电解质紊乱是

A. 高钙血症

B. 低钙血症

C. 高钾血症

D. 低磷血症

E. 低钾血症

[参考答案] 1. C

血钾异常的心电图表现：

高钾尖 T 低钾 U，洋地黄中毒像鱼钩。

第五节　代谢性酸中毒

正常动脉血 pH 正常范围为 7.35~7.45。低于 7.35 为酸中毒，高于 7.45 为碱中毒。

pH、HCO_3^- 及 $PaCO_2$ 是反映机体酸碱平衡的三大基本要素。其中，HCO_3^- 反映代谢性因素，其原发性减少或增加可引起代谢性酸中毒或代谢性碱中毒。$PaCO_2$ 反映呼吸性因素，其原发性增加或减少引起呼吸性酸中毒或呼吸性碱中毒。

判断酸碱平衡最重要的指标是动脉血气。

临床最常见的酸碱平衡失调是代谢性酸中毒，由体内 HCO_3^- 减少引起（HCO_3^- 正常值平均为 24mmol/L），血 pH 下降到 7.35 以下的酸碱失衡状态。

一、病因

1. 丢碱过多　如胆瘘、胰瘘、小肠瘘、腹泻、绞窄性肠梗阻、腹膜炎或输尿管乙状结肠吻合术后等，此时均有 HCO_3^- 的丧失。

2. 产酸过多　如休克、创伤以及心肺复苏后或大量应用酸性药物如氯化铵、精氨酸等。

3. 排酸障碍　如肾功能不全时内生的 H^+ 不能排出体外。

二、临床表现和诊断

轻症常被原发病的症状所掩盖。代谢性酸中毒突出的表现是呼吸深而快，有的呼气中可带酮味。还可有面部潮红、心率加速、血压偏低。重症患者有疲乏、眩晕、嗜睡，可有感觉迟钝或烦躁。严重者神志不清或昏迷。伴有对称性肌张力减退、腱反射减弱。

血气分析血 pH、HCO_3^- 明显下降可明确诊断。

三、治疗

首先消除病因，病因去除后，若肾和肺的功能尚可较轻的代谢性酸中毒（HCO_3^- 为 16~18mmol/L）常可自行纠正。较重时，应用碳酸氢钠溶液。临床上给碳酸氢钠常常是估计数字，如可给 5% 碳酸氢钠 100~200ml 静脉滴注，然后再测 HCO_3^- 或 CO_2 结合力后酌情补充。也可使用 1.25% 碳酸氢钠 250~500ml 静脉滴注，但不宜输入过快，以免血浆 HCO_3^- 过多，引起手足抽搐和惊厥。也可用公式计算：碳酸氢钠需要量（mmol）=（HCO_3^- 正常值−测定值）mmol/L×体重（kg）×0.4（如需要换算成 5% 的碳酸氢钠毫升数则再除以 0.6）。一般均为先输入计算量的 1/2，视患者纠正程度再决定是否继续输入计算量的余下部分。

第六节　代谢性碱中毒

代谢性碱中毒是体内 HCO_3^- 增加，使血 pH>7.45 的酸碱平衡失调状态。

一、病因

1. 胃液丧失过多，如严重呕吐、长期胃肠减压等。

2. 血钾低时，K^+ 从细胞内进入细胞外而 Na^+ 和 H^+ 进入细胞内，引起细胞内酸中毒和细胞外碱中毒。

3. 使用呋塞米和依他尼酸等利尿剂可引起低氯性碱中毒。

4. 长期服碱性药物。

二、临床表现和诊断

轻者无明显症状，较重者表现呼吸变浅变慢和中枢神经症状，如谵妄、精神错乱或嗜睡，严重时发生昏迷。

血气分析显示血 pH 和 HCO_3^- 增高，也可能有血 K^+ 或 Cl^- 减少，有助诊断。

三、治疗原则

首先应积极治疗原发疾病。对丢失胃酸过多或使用依他尼酸等过多者，可输注等渗盐水以恢复细胞外液量，补充 Na^+、Cl^- 以纠正低氯性酸中毒。代谢性碱中毒时几乎都伴发低钾血症，应在患者尿量超过 40ml/h 时开始补 K^+。呼吸和中枢神经症状较明显时，需用稀盐酸液或 2% 氯化铵溶液做静脉滴注。

第五篇

传染病、性传播疾病

考情分析

历年考情概况

常考知识点	常考内容	历年分值
传染病总论	感染过程、感染过程中病原体作用、流行的基本条件、基本特征、诊断的主要方法	1~2
病毒性肝炎	病原分型、临床分型、血清学诊断	2
肾综合征出血热	病原及其分型、临床表现、确诊、各期治疗重点及预防措施	1
细菌性痢疾	病原学、流行病学、急性菌痢的临床表现、确诊依据和病原治疗	1
流行性脑脊髓膜炎	病原学、临床表现、确诊依据	1
疟疾	疟原虫在体内发育过程，典型的临床表现，治疗和预防	2
血吸虫病	临床表现、确诊依据和病原治疗	1
艾滋病	病原学、传播途径，临床表现与诊断、治疗	1
流行性乙型脑炎（乙脑）	流行病学、临床表现、脑脊液及血清学检查、诊断及确诊依据、鉴别诊断	0~1
性传播疾病	淋病、梅毒、尖锐湿疣的病因及传播途径、临床表现、诊断、治疗	1~5

易错考点摘要

考点	考查角度
管理传染源	甲类：2 小时内上报； 乙类：24 小时内上报； 丙类：24 小时内上报； 但严重急性呼吸综合征（传染性非典型肺炎）、肺炭疽、人感染高致病性禽流感和脊髓灰质炎，必须采取甲类传染病的报告、控制措施
疟疾的治疗	乙胺嘧啶：杀灭疟原虫红细胞外期，具有预防作用； 伯氨喹：杀灭肝细胞内裂殖体和配子体，具有防止传播作用； 氯喹：杀灭红细胞内裂殖体，是常用和有效控制临床发作的药物； 青蒿素：对抗氯喹的恶性疟和各种疟原虫红细胞内的裂殖体
病理变化特点	易混肠管内溃疡特点关键词： 痢疾："地图状"溃疡； 肠阿米巴："烧瓶样"溃疡； 癌变："火山口样"溃疡； 伤寒：溃疡与肠管长轴平行； 结核：溃疡与肠管长轴垂直

考点	考查角度
传染病病原体和传染源	肾综合征出血热：汉坦病毒；黑线姬鼠传播； 流行性乙脑：乙脑病毒；猪是主要传染源，通过蚊虫叮咬传播； 细菌性痢疾：痢疾杆菌(我国以B群福氏菌群为主)；病人和带菌者为传染源； 流行性脑脊髓膜炎：脑膜炎奈瑟菌(脑膜炎球菌)；病人和带菌者为传染源； 疟疾：疟原虫；病人和携带原虫者，经按蚊传播； 囊尾蚴病：猪带绦虫；病人是唯一传染源，食入虫卵而感染； 艾滋病：人免疫缺陷病毒；病人和携带病毒者为传染源； 尖锐湿疣：人乳头瘤病毒； 梅毒：苍白密梅毒螺旋体； 淋病：淋病奈瑟菌

本篇学习方法或注意事项

传染病内容庞杂，涉及的疾病很多。考虑大家复习的时间和精力情况，不建议在本部分花费过多时间。所以，必须抓住重点。

首先，要强调重点的章节。包括：总论、肝炎、出血热、乙脑、流脑、菌痢、艾滋病、淋病、梅毒。

其次，要明确考试的侧重点。本部分侧重的考试方向：一是在疾病的临床表现(尤其是具有特征性的表现)，比如霍乱的脱水表现；出血热的"三痛三红"表现；乙脑的抽搐、高热、呼衰表现等等。这些特征性的表现要很好掌握。二是特征性的传染性疾病的特点(比如乙脑的传染源是猪，是蚊子叮咬传播；流脑是呼吸道传播)要留意。

最后，我们的学习方法是听课+习题。医学教育网有完整的课程体系，基础班里老师会把以上的重点难点讲解地非常清楚。冲刺班里会在考前一个月的时间点为大家做最后的冲刺重点知识串讲。所以我们一定要好好利用网络课程的资源。再进行一定量的题目训练，相信大家一定能取得不错的分数。

Learning plan
学习时间规划表

第01天　　第　章	第02天　　第　章	第03天　　第　章	第04天　　第　章	第05天　　第　章	第06天　　第　章
听老师的课　□ 复习讲义　□ 做习题　　□	听老师的课　□ 复习讲义　□ 做习题　　□	听老师的课　□ 复习讲义　□ 做习题　　□	听老师的课　□ 复习讲义　□ 做习题　　□	听老师的课　□ 复习讲义　□ 做习题　　□	听老师的课　□ 复习讲义　□ 做习题　　□
第07天　　第　章	第08天　　第　章	第09天　　第　章	第10天　　第　章	第11天　第　章	第12天　　第　章
听老师的课　□ 复习讲义　□ 做习题　　□	听老师的课　□ 复习讲义　□ 做习题　　□	听老师的课　□ 复习讲义　□ 做习题　　□	听老师的课　□ 复习讲义　□ 做习题　　□	听老师的课　□ 复习讲义　□ 做习题　　□	听老师的课　□ 复习讲义　□ 做习题　　□
第13天　　第　章	第14天　　第　章	第15天　　第　章	第16天　　第　章	第17天　　第　章	第18天　　第　章
听老师的课　□ 复习讲义　□ 做习题　　□	听老师的课　□ 复习讲义　□ 做习题　　□	听老师的课　□ 复习讲义　□ 做习题　　□	听老师的课　□ 复习讲义　□ 做习题　　□	听老师的课　□ 复习讲义　□ 做习题　　□	听老师的课　□ 复习讲义　□ 做习题　　□
第19天　　第　章	第20天　　第　章	第21天　　第　章	第22天　　第　章	第23天　　第　章	第24天　　第　章
听老师的课　□ 复习讲义　□ 做习题　　□	听老师的课　□ 复习讲义　□ 做习题　　□	听老师的课　□ 复习讲义　□ 做习题　　□	听老师的课　□ 复习讲义　□ 做习题　　□	听老师的课　□ 复习讲义　□ 做习题　　□	听老师的课　□ 复习讲义　□ 做习题　　□
第25天　　第　章	第26天　　第　章	第27天　　第　章	第28天　　第　章	第29天　　第　章	第30天　　第　章
听老师的课　□ 复习讲义　□ 做习题　　□	听老师的课　□ 复习讲义　□ 做习题　　□	听老师的课　□ 复习讲义　□ 做习题　　□	听老师的课　□ 复习讲义　□ 做习题　　□	听老师的课　□ 复习讲义　□ 做习题　　□	听老师的课　□ 复习讲义　□ 做习题　　□
第31天　　第　章					
听老师的课　□ 复习讲义　□ 做习题　　□					

注意：每天的学习建议按照"听课→做题→复习讲义"三部曲来进行；另：计划一旦制订，请各位同学严格执行。

第一章 传染病总论

传染病是指由各种病原微生物感染人体，引起的有传染性的疾病。病原微生物包括病毒、细菌、立克次体、真菌、螺旋体及寄生虫等。

1989 年我国通过了《中华人民共和国传染病防治法》，规定管理的传染病分为甲类、乙类和丙类共 36 种疾病。1996 年和 1998 年卫生部（现卫健委）又将原为丙类传染病的肺结核及新生儿破伤风，改为乙类传染病。2003 年后，由于传染性非典型肺炎和人高致病性禽流感的出现，规定管理的传染病增至 37 种疾病，甲类包括鼠疫和霍乱，乙类包括病毒性肝炎等 25 种疾病，丙类包括 10 种疾病，2008 年手足口病加入丙类。2009 年甲型 H1N1 流感加入乙类。现甲类、乙类和丙类，共计 39 种。

一、传染病感染过程的 5 种表现

感染是指病原体对人体的一种相互作用的过程。病原体侵入人体后就开始了感染的过程。感染后的表现取决于病原体的致病力和机体的免疫功能，也和环境因素有关。可出现以下 5 种表现。

1. 病原体被清除　病原体侵入人体后，可被非特异性免疫屏障（如胃酸）所清除，可被人体的特异性被动免疫所中和，还可被预防注射疫苗或感染后获得的特异性自动免疫清除。

2. 隐性感染　又称亚临床型感染，是最常见的类型。病原体侵入人体后，仅引起机体产生特异性的免疫应答，不引起或仅引起轻微的组织损伤，无明显临床表现，生化检测正常，诊断依赖免疫学检查检出特异性抗体。

3. 显性感染　又称临床型感染。病原体侵入人体后，产生变态反应，导致组织损伤，引起病理改变，出现临床表现。

4. 病原携带　按病原体的不同可分为病毒携带、细菌携带及寄生虫携带。发生于隐性感染之后为健康携带者，发生于显性感染之后为恢复期携带。携带病原体 3 个月以上，为慢性携带。携带者无明显临床症状而持续排出病原体，是重要传染源。

5. 潜伏性感染　指病原体感染人体后，由于机体的免疫功能不足以清除病原体，而将其局限化，当人体免疫功能下降时，潜伏于机体的病原体引起显性感染。潜伏性感染一般不排出病原体，与病原携带者不同。

［经典例题 1］

传染病感染过程中最常见的是

A. 显性感染　　　　　　　　　　B. 潜伏性感染

C. 隐性感染　　　　　　　　　　D. 病原体被清除

E. 病原携带状态

［参考答案］1. C

传染病感染过程的5种表现：

1. 病原体被清除　完全消除，不留痕迹。

2. 隐性感染考点(最常考)

(1)三无：无症状；无体征；无辅助检查异常。

(2)一有：有抗体阳性。

(3)最常见。

3. 显性感染　全都有(有症状；有查体异常；有辅助检查异常；有免疫阳性)。

4. 病原携带　带菌/毒；排出病原体——传染别人。

5. 潜伏性感染　择机(免疫低时)发病。

二、传染病的流行过程中3个基本条件

以下3个基本条件是传染病发生及流行所必备的，破坏其中一个，即可控制流行。

1. 传染源　是指病原体已在体内生长繁殖并能将其排出体外的人和动物。包括患者、病原携带者及受感染的动物。动物间的传染病传染给人称为动物源性传染病，又称人畜共患病或自然疫源性疾病。患者感染人畜共患病后，一般不作为传染源传染给他人，但肺鼠疫和肺炭疽患者例外。

2. 传播途径　是指病原体离开传染源后，到达另一个易感者的途径。常见的有：

(1)经空气、飞沫或尘埃等从呼吸道传播：如传染性非典型肺炎和流行性感冒。

(2)经水、食物等从消化道传播：如霍乱、细菌性痢疾等疾病的传播。

(3)与传染源直接接触而受感染的接触传播：如炭疽、钩端螺旋体病等疾病的传播。

(4)通过节肢动物叮咬吸血(媒介昆虫)传播：如流行性乙型脑炎、疟疾等疾病的传播。

(5)性传播、输血注射或母婴垂直传播：如慢性乙型肝炎、艾滋病等疾病的传播。

3. 人群易感性　对某一种传染病缺乏特异性免疫力的人称为易感者。免疫性指人群对该病的特异性免疫力。

[经典例题 2]

构成传染病流行过程的三个基本条件是

A. 微生物、媒介、宿主　　　　　　　　B. 病原体、环境、宿主

C. 病原体的数量、致病力、特异定位　　D. 病原体、人体和他们所处的环境

E. 传染源、传播途径、易感人群

[参考答案] 2. E

三、传染病的基本特征(四个基本特征)

传染病与其他感染性疾病的主要区别在于其具有下列基本特征：

(1)有病原体(确诊传染病的重要依据)。

(2)有传染性(与其他疾病的主要区别)。

(3)有流行病学特征，即流行性、地方性和季节性；流行性又分散发(发病率为该地区的一般水平)、流行(发病率显著高于一般水平)、大流行(流行范围超过国界或洲界)、暴发流行(多数病例的发病时间高度集中于一个短时间之内)。

(4)有感染后免疫。

[经典例题 3]

传染病的基本特征为

A. 有传染性、流行性、免疫性

B. 有传染源、传染性、易感人群

C. 有传染源、传播途径、免疫性

D. 有病原体、流行性、易感性

E. 有病原体、传染性、流行病学特征、感染后免疫

[参考答案] 3. E

四、传染病的诊断

流行病学资料、临床表现和实验室及其他检查。流行病学资料应注意询问患者接触史、年龄职业、居住地等。实验室检查对传染病的诊断具有特殊意义，其中病原学检查是确诊的重要依据，免疫学检查也是某些传染病确诊的重要条件。

五、传染病治疗

治疗原则是早期、彻底及综合治疗，既要治疗及护理患者，又要做好消毒隔离工作。包括：①一般治疗：隔离、护理、营养支持；②病原治疗：消除病原体；③对症治疗。

六、传染病主要预防方法

管理传染源、切断传播途径、保护易感人群、药物预防。

第二章　常见传染病

第一节　病毒性肝炎

一、病原学

（一）甲型肝炎病毒（HAV）

为 RNA 病毒，HAV 主要在肝细胞胞浆内复制，通过胆汁从粪便中排出。HAV 只有一个血清型和一个抗原抗体系统。IgM 型抗体多于起病 12 周内存在是甲型肝炎病毒近期感染的标志，具有诊断意义。IgG 型抗体出现较晚，但可保存多年甚至终身，是一种保护性抗体，是过去感染的标志。

IgM 型抗体和 IgG 型抗体（常考点）

1. IgM 型抗体　近期感染的标志，具有诊断意义。
2. IgG 型抗体　是过去感染的标志。

（二）乙型肝炎病毒（HBV）

为双股 DNA 病毒。完整的病毒颗粒又称 Dane 颗粒，分为包膜与核心两部分。包膜上的蛋白质即乙肝病毒表面抗原（HBsAg）。核心部分含有核心抗原（HBcAg）、e 抗原（HBeAg）、病毒 DNA 及 DNA 多聚酶（DNAP）。

HBV 有 3 个主要抗原抗体系统，即表面抗原与抗体系统、核心抗原与抗体系统、e 抗原与抗体系统。

1. 表面抗原与抗体系统　包括 HBsAg 与抗-HBs、前 S_1 抗原和前 S_2 抗原与其抗体，抗-HBs 具有保护作用，前 S_1 和前 S_2 抗原紧随 HBsAg 出现在血液中，与 HBV 活跃复制有关，前 S_1 抗体出现于潜伏期，前 S_2 抗体出现在肝炎的急性期、处于 HBV 复制终止前后，其提示乙型肝炎病毒的清除。HBsAg 本身无传染性，但 HBsAg 是 HBV 存在的间接指标，故 HBsAg 也是传染性的一个标志，HBsAg 表面抗原阳性提示携带者。HBsAg 转阴后一段时间，在疾病的恢复期，HBsAb 开始出现，是一种保护性抗体，HBs 表面抗体阳性表示对 HBV 已产生保护性免疫。

2. 核心抗原与抗体系统　乙型肝炎核心抗原（HBcAg）存在于肝细胞核内，不易检出；抗-HBc 是 HBcAg 相应的抗体，有抗-HBc IgM 和抗-HBc IgG 两型，前者存在于乙型肝炎的急性期（一般持续 6 个月）或慢性乙型肝炎的急性发作期，表示近期感染，提示体内有 HBV 复制，且有肝细胞损害。

3. e 抗原与 e 抗体系统　HBeAg 一般仅见于 HBsAg 阳性血清，出现时间稍晚于 HBsAg 而消失较早，是 HBV 活动性复制和传染性强的重要标记，持续阳性时易转为慢性肝炎。在急性自限性乙型肝炎时，e 抗体（HBeAb）在 HBeAg 转阴后出现，表示 HBV 复制减少，传染性减低。

4. 乙型肝炎病毒脱氧核糖核酸（HBV DNA）　位于 HBV 核心部位，与 HBeAg 几乎同时出现于血液中，HBV DNA 是 HBV 感染最直接、特异和灵敏的指标。

5. HBV DNAP　亦位于 HBV 核心部分，具有逆转录酶活性，是直接反映 HBV 复制能力的指标。

[经典例题 1]

对人体有保护作用的抗体是

A. 抗-HBs

B. 抗-HBe

C. 抗-HBc-IgM

D. 抗-HBc-IgG

E. 抗-HBV-DNA

[经典例题 2]

血清中常规检查检测不到的 HBV 标志物是

A. HBsAg

B. HBeAg

C. HBcAg

D. 抗-HBe

E. 抗-HBs

[参考答案] 1. A；2. C

乙肝抗原抗体核心意义(非常重要)

1. HBsAg 存在感染；不能确定传染性。

2. HBsAb 体内唯一的保护性抗体。

3. HBcAg 一般检查不易查出。

4. HBcAb IgM——近期感染；IgG——曾经感染。

5. HBeAg 病人有传染性；病毒正在复制。

6. HBeAb 机体进入恢复状态。

(三)丙型肝炎病毒(HCV)

为单股正链 RNA 病毒。若血中 HCVAb 阳性表示已感染丙肝病毒。HCV RNA 在血清中检出，表明血液中有 HCV 存在，是有传染性的直接证据。抗 HCV 无保护作用，是 HCV 感染的标志。

(四)丁型肝炎病毒(HDV)

HDV 是一种缺陷病毒，必须有 HBV 的存在才能复制，基因组为 RNA。该病毒定位于肝细胞核内，在血液中为 HBsAg 所包被。HDV 有一个抗原抗体系统。可供检测的标记物有 HDVAg、抗-HDV、抗-HDV IgM 和 HDV RNA，抗-HDV 无保护作用。

(五)戊型肝炎病毒(HEV)

HEV 为无包膜球形颗粒，目前属未分类病毒。基因组为 RNA。HEV 主要在肝细胞内复制，通过胆汁排出。若血中 HEVAb(+)表示近期感染过戊肝病毒。

二、临床表现

潜伏期：甲型肝炎 2~6 周(平均 4 周)，乙型肝炎 1~6 个月(平均 3 个月)，丙型肝炎 2 周~6 个月(平均 40 日)，丁型肝炎同乙型肝炎，戊型肝炎 2~9 周(平均 6 周)。

按临床经过可分为：

1. 急性肝炎 包括急性黄疸型肝炎及急性无黄疸型肝炎。

(1)急性无黄疸型肝炎：症状较轻，有乏力、食欲不振、厌油腻、恶心、呕吐、右季肋部疼痛等，少数患者有短暂发热、恶心、腹泻。大多有肝大，轻触痛和叩痛，可伴脾大。肝功能呈轻、中度异常。

(2)急性黄疸型肝炎：症状较重，除上述无黄疸型的表现外，兼有尿色深、巩膜、皮肤黄染，还可有大便颜色变浅、皮肤瘙痒、心动徐缓等梗阻性黄疸表现。

2. 慢性肝炎　病史超过半年或原有乙型、丙型、丁型肝炎或 HBsAg 携带史，本次又因同一病原再次出现肝炎症状、体征及肝功能异常者可以诊断为慢性肝炎。常见的症状有乏力、食欲减退、腹胀、尿黄、便溏等，体征有肝病面容、肝掌、蜘蛛痣、脾大等。根据肝功能损害程度，临床上可分为轻度、中度和重度。注意：甲型一般为自限性疾病，不形成慢性和病毒携带状态。部分戊型肝炎病程较长。

3. 重型肝炎(肝衰竭)　各型均可引起，我国以乙型最多。各型病毒的同时感染或重叠感染更易诱发重型肝炎，病死率较高。

(1)急性重型肝炎：又称急性肝衰竭或暴发性肝炎。以急性黄疸型肝炎起病，病情发展迅猛，可有发热、食欲不振、恶心、频繁呕吐、极度乏力等明显的消化道及全身中毒症状；黄疸逐渐加深；肝脏进行性缩小；有出血倾向、中毒性鼓肠、肝臭、少量腹水、急性肾衰竭(肝肾综合征)；起病 14 日以内出现不同程度的肝性脑病(Ⅱ～Ⅳ度)表现；凝血酶原活动度<40%。或国际标准比值(INR)≥1.5，本型病死率高。

(2)亚急性重型肝炎：又称亚急性肝衰竭。以急性黄疸型肝炎起病，2～26 周内出现伴或不伴肝性脑病；肝炎症状急剧增重，极度乏力、食欲缺乏、频繁呕吐、腹胀；黄疸进行性加深(≥17.1μmol/L)；明显出血倾向、腹水等。凝血酶原活动度<40%或 INR≥1.5。

(3)慢性急性(亚急性)重型肝炎：又称慢加急性肝衰竭。在慢性肝病(肝硬化或携带者)基础上发生，临床表现同亚急性重型肝炎相似。

(4)慢性肝衰竭：在肝硬化基础上，肝功能进行性减退，导致以腹水或门脉高压、凝血功能障碍和肝性脑病为主要表现的慢性肝功能失代偿。

4. 淤胆型肝炎　为急性黄疸型肝炎较长期肝内梗阻性黄疸，ALT 轻度上升，PT 或 PTA 下降不明显，与黄疸重呈分离现象。有皮肤瘙痒及大便颜色变浅或灰白，肝大及梗阻性黄疸的化验结果。

5. 肝炎肝硬化

(1)代偿性肝硬化：属 Child-Pugh A 级。有乏力、食欲减退、腹胀和门静脉高压症，无食管、胃底静脉曲张破裂出血，无腹水和肝性脑病。ALT、AST 可异常。

(2)失代偿性肝硬化：属 Child-Pugh B、C 级。有明显肝功能失代偿，常发生食管、胃底静脉曲张破裂出血，腹水和肝性脑病等严重并发症，ALT、AST 不同程度升高。

[经典例题 3]

急性重型肝炎肝性脑病一般出现在

A. 28 天内　　　　　　　　　　　B. 21 天内

C. 14 天内　　　　　　　　　　　D. 10 天内

E. 7 天内

[经典例题 4]

急性重型肝炎凝血酶原活动度(PTA)应小于

A. 70%　　　　　　　　　　　　B. 60%

C. 50%　　　　　　　　　　　　D. 40%

E. 30%

[参考答案] 3. C；4. D

三、甲、乙型肝炎的血清学诊断

1. 甲型肝炎　具备急性肝炎的临床表现，血清中检出抗-HAV IgM 阳性(常用)，或病程中抗-HAV 滴度(或抗-HAV IgG)有 4 倍以上增长者，均可诊断为 HAV 近期感染。

2. 乙型肝炎　具备急、慢性肝炎的临床表现，血清中 HBsAg、HBV DNA、抗-HBcIgM，或肝内 HBcAg、HBsAg、HBV DNA 当中有一项阳性时，可确诊为乙型肝炎。血清 HBsAg 从阳性转为阴性，并出现抗-HBs 者可诊为急性乙型肝炎；慢性肝炎临床表现，并有一种现症感染标志阳性者可诊为慢性乙型肝炎；

无任何症状和体征，缺乏临床表现，肝功正常，HBsAg 持续阳性 6 个月以上，可诊断为慢性 HBsAg 携带者。

[经典例题 5]

男性，39 岁。发热起病，轻度乏力，腹胀，皮肤巩膜黄染逐渐加深，持续不退已两个月，皮肤瘙痒，粪便颜色变浅，化验呈梗阻性黄疸表现，PTA 70%，CT 检查未见肝外梗阻征象，肝内胆管不扩张，诊断应考虑

A. 急性黄疸型肝炎　　　　　　　　　　B. 亚急性肝衰竭

C. 胆汁性肝硬化　　　　　　　　　　　D. 淤胆型肝炎

E. 硬化性胆管炎

[参考答案] 5. D

四、预防

1. 控制传染源　对患者和病毒携带者的隔离、治疗和管理，观察接触者和管理献血员。

2. 切断传播途径　①推行健康教育制度；②加强血源管理。

3. 保护易感人群

(1) 主动免疫：①甲型肝炎：甲型肝炎疫苗有减毒活疫苗和灭活疫苗两种苗；②乙型肝炎：应用基因工程重组酵母乙肝疫苗，高危人群可每次 10~20μg，按 0、1、6 个月注射；新生儿在首次接种(必须在出生后 24 小时内完成)后 1 个月和 6 个月再分别接种 1 次疫苗，乙肝母亲的新生儿联合用高效价乙型肝炎免疫球蛋白(HBIG)及乙肝疫苗用于阻断乙型肝炎病毒围生期母婴的传播。

(2) 被动免疫：在暴露于病毒之前或在潜伏期的最初两周内，肌内注射丙球蛋白，可防止甲型肝炎早期发病，或减轻临床症状免疫，但对戊型肝炎无效。对各种原因已暴露于 HBV 的易感者，包括 HBsAg 阳性母亲所分娩的新生儿，可用 HBIG。

[经典例题 6]

被乙型肝炎患者血液污染针头刺破皮肤后主要宜采取

A. 局部碘酒、酒精消毒　　　　　　　　B. 注射干扰素

C. 注射乙肝疫苗　　　　　　　　　　　D. 注射丙球蛋白

E. 注射乙型肝炎免疫球蛋白(HBIG)

[参考答案] 6. E

第二节　肾综合征出血热

肾综合征出血热是由汉坦病毒引起的一种自然疫源性疾病，亦称流行性出血热。

一、病原学

肾综合征出血热病毒属布尼亚病毒科的布尼亚病毒属。根据该病毒抗原性不同，目前至少有 20 个血清型，我国主要是 I 型(汉坦病毒)和 II 型(汉城病毒)。

二、临床分期及表现

潜伏期 4~60 日，一般为 7~21 日。典型病例病程中有三大主症(发热、出血和肾脏损害)和 5 期经过(发热期、低血压休克期、少尿期、多尿期、恢复期)。

1. 发热期　主要表现为发热、全身中毒症状、血管损伤和肾损害。

(1) 发热：起病急，发热常在 39~40℃，病程 3~7 日。

(2) 全身中毒症状：表现为全身酸痛、头痛和腰痛、眼眶痛。头痛、腰痛和眼眶痛一般称为"三痛"。

多数患者出现胃肠症状，如食欲减退、恶心、呕吐、腹痛、腹泻，易误诊为急腹症或痢疾等。重型患者出现嗜睡、谵妄等神经精神症状。

（3）小血管损害：主要表现是充血，颜面、颈及上胸部皮肤明显充血潮红，称为"三红"（重者呈醉酒貌）、出血（常呈条索状或搔抓样皮肤瘀点）和渗出水肿征。

（4）肾损害：发病早期即可出现蛋白尿，尿量减少，肾区有叩击痛。

2. 低血压休克期　发生于病程第4～6日，多数患者体温开始下降时出现血压下降，少数热退后不久出现血压下降。病情轻者为一过性低血压，重者出现休克。全身中毒症状及出血现象更加明显。

3. 少尿期　发生于病程第5～8日，紧接低血压休克期，或与发热期、低血压休克期重叠出现，表现为少尿、无尿，尿色加深，呈深褐色或红黄色，甚至血色，部分患者尿内出现絮状物、膜状物。此期主要表现是由于肾功能损害，发生尿毒症、酸中毒和电解质紊乱。严重者因尿量减少和蓄积于组织间的液体重新回吸收导致血液稀释，发生高血容量综合征，表现为头痛、头昏、血压升高、脉压增大、颈静脉怒张、烦躁不安、全身水肿、腹水，严重者出现肺水肿、脑水肿、充血性心力衰竭；尿毒症表现为厌食、恶心、呕吐、腹胀、腹泻、顽固性呃逆，重者可致呕血、便血、尿血、头晕、嗜睡、甚至昏迷等；酸中毒表现为呼吸深而快，极度衰弱无力，重者出现库氏呼吸；电解质紊乱以高钾、低钠、低钙为常见，高血钾表现为嗜睡、肌张力下降、反应迟钝、心律失常等；低钠表现为疲惫、厌食、表情淡漠，可导致脑水肿；低钙可使呃逆加重。

4. 多尿期　一般出现在病程的10～15日。每日尿量超过3000ml，多尿早期氮质血症等可继续存在，甚至加重。随尿量明显增多，少尿期的症状好转。可发生脱水、低钾血症等，也可发生继发性休克。多尿期的出现是由于循环血量增加，肾小球滤过功能改善，但肾小管重吸收能力尚未完全恢复导致的。

5. 恢复期　病程3～4周后，尿量逐渐正常，症状、体征逐渐消失，一般完全恢复需1～3个月。

[经典例题1]

肾综合征出血热的传染源主要是

A. 啮齿类　　　　　　　　　　　　　　B. 猪

C. 病毒携带者　　　　　　　　　　　　D. 犬

E. 急性期患者

[经典例题2]

肾综合征出血热在少尿期之前是

A. 发热期　　　　　　　　　　　　　　B. 低血压休克期

C. 高血压期　　　　　　　　　　　　　D. 多尿期

E. 恢复期

[经典例题3]

脑水肿多发生在肾综合征出血热哪一病期

A. 发热期　　　　　　　　　　　　　　B. 低血压休克期

C. 少尿期　　　　　　　　　　　　　　D. 多尿期

E. 恢复期

[参考答案] 1. A；2. B；3. C

三、诊断及确诊依据

1. 流行病学资料　流行季节，在发病前2个月内到过疫区，并接触过鼠类或其排泄物。

2. 临床表现　起病急，有"三大主症"和五期经过者可临床诊断。病初的发热、中毒症状、"三痛症"、"三红症"、酒醉貌、皮肤黏膜出血及热退后症状加重和肾脏损害等表现，均有助于本病的早期诊断。

3. 实验室检查　血白细胞升高并出现异型淋巴细胞，血小板减少；早期蛋白尿；确诊需行血清特异性抗体(IgM、IgG)检测。

[经典例题 4]

某患者于 1 月 3 日起发病，3 天来发热、恶心、呕吐、食欲减退、头痛、四肢酸痛、腰痛。查体：重病容，上胸部皮肤明显充血潮红，球结膜充血，无水肿，咽充血，腋下可见点状抓痕样出血点，肝脾未及。血常规检查：WBC 12×10^9/L，N 72%，L 28%，可见异型淋巴细胞。尿常规：尿蛋白(+++)，RBC 2~5 个/HP，患者首先考虑的诊断为

A. 钩端螺旋体病

B. 败血症

C. 肾综合征出血热

D. 流行性脑脊髓膜炎

E. 结核性脑膜炎

[参考答案] 4. C

四、主要预防措施

1. 管理传染源　做好疫情监测，做好防鼠灭鼠工作。

2. 切断传播途径　皮肤伤口应及时包扎，搞好环境卫生、个人卫生和食品卫生，避免被鼠的排泄物污染；防螨灭螨。

3. 保护易感人群　接种灭活疫苗后特异性抗体阳性率可达 90% 左右。疫区作业穿五紧服，裸露部位涂防虫剂邻苯二甲酸二丁酯。

第三节　细菌性痢疾

细菌性痢疾(简称菌痢)是由痢疾杆菌感染人引起的肠道传染病。病变部位在直肠或乙状结肠，临床表现为发热、腹痛、腹泻、里急后重和黏液脓血便。

一、病原学

痢疾杆菌属于肠杆菌科的志贺菌属，为革兰阴性杆菌。根据菌体抗原结构及生化反应的不同，痢疾杆菌分为：A 群志贺菌群、B 群福氏志贺菌群、C 群鲍氏志贺菌群、D 群宋内志贺菌群。我国发病以 B 群为主。各菌群均可产生内毒素，是致病的主要因素。A 群还可产生外毒素，症状较重。

[经典例题 1]

(共用选项题)

A. 志贺痢疾杆菌

B. 舒密次痢疾杆菌

C. 福氏痢疾杆菌

D. 宋内痢疾杆菌

E. 鲍氏痢疾杆菌

(1)我国近年来引起菌痢最常见的病原菌是

(2)所引起菌痢多数症状轻，非典型病例较多者

(3)能产生神经毒素的痢疾杆菌是

[参考答案] 1. C、D、A

二、急性细菌性痢疾的临床表现

潜伏期数小时至 7 天，多为 1~2 日。

临床上以普通型急性菌痢最常见。起病急、高热可伴有发冷寒战，继之出现腹痛、腹泻、里急后重，大便每天 10 余次至数十次，量少，开始为稀便，迅速变为黏液脓血便。腹痛位于脐周或左下腹，多呈阵发性，便前加重，便后缓解。左下腹压痛及肠鸣音亢进。重者可引起脱水、酸中毒及电解质紊乱，甚至休

克。早期治疗，多于1周左右病情逐渐恢复而痊愈，病程迁延超过2个月以上者转为慢性。

> 急性菌痢普通型核心特点小结：
> 1. 发热，腹泻(黏液脓血便)。
> 2. 腹痛(左下腹)。里急后重。
> 3. 粪便大量脓(白)细胞、少量红细胞。

三、确诊依据

1. 流行病学资料　夏秋季发病，有菌痢患者接触史或不洁饮食史等。
2. 临床表现　起病急，发热、腹痛、腹泻、里急后重和黏液脓血便。
3. 确诊　需依靠粪便细菌培养痢疾杆菌阳性。

[经典例题2]

某男生吃水果后出现腹痛、腹泻，伴里急后重，体温38.0℃，化验血常规白细胞$12×10^9$/L，N 90%，便常规红细胞6个/HP，白细胞10个/HP，最可能诊断

A. 细菌性痢疾
B. 肠伤寒
C. 病毒性肠炎
D. 霍乱
E. 食物中毒

[参考答案] 2. A

四、粪便检查特点

镜检有大量脓细胞(≥15个/高倍视野)、少量红细胞可临床诊断，确诊需依靠粪便细菌培养痢疾杆菌阳性。慢性患者可做乙状结肠镜检以助诊断。

五、病原治疗

1. 喹诺酮类　常用环丙沙星、左氧氟沙星。婴幼儿和孕妇禁用。
2. 氨基糖苷类　庆大霉素。毒副作用主要为肾及听神经损害，孕妇、婴幼儿及肾功能不全者忌用。
3. 氨苄西林　毒副作用有过敏和皮疹。
4. 头孢菌素　头孢曲松、头孢他啶。

第四节　流行性脑脊髓膜炎(流脑)

流脑是由脑膜炎奈瑟菌(脑膜炎球菌)感染人引起的急性化脓性脑膜炎，经呼吸道传播。主要表现为突发高热、剧烈头痛、频繁呕吐、皮肤黏膜瘀点和脑膜刺激征。

一、病原学

病原体为脑膜炎球菌，属奈瑟菌属。为革兰阴性双球菌。分13个血清型，C群致病性最强，Y群最弱。我国以A群为主。

二、临床表现

潜伏期1~7日，平均2~3日。按病情轻重和临床表现，分为轻型、普通型、暴发型和慢性败血症型四种临床类型。

(一)普通型　最常见，占全部病例的90%以上。临床上可分四期。

1. 前驱期(上呼吸道感染期)　可有咽痛、鼻咽部黏膜充血及分泌物增多等上呼吸道感染症状；鼻咽

拭子培养可发现脑膜炎球菌。持续1~2天。

2. 败血症期 起病急、高热伴头痛、全身不适等毒血症症状；瘀点或瘀斑是特征性表现，最早见于眼结膜和口腔黏膜，大小、多少不一，分布不均，以肩、肘、臀等易受压处多见，色泽鲜红，后变为紫红。重者瘀点、瘀斑迅速扩大，其中央因血栓形成出现紫黑色坏死或形成大疱，如坏死累及皮下组织可留瘢痕。此期血培养多为阳性，脑脊液可能正常，瘀点涂片检查易找到病原菌。持续12~24小时。

3. 脑膜炎期 表现为剧烈头痛、频繁喷射性呕吐、烦躁不安、意识障碍等中枢神经系统症状；特征性表现为脑膜刺激征阳性(颈项强直、克氏征阳性、布氏征阳性)；持续2~5天。婴幼儿咳嗽、腹泻、惊厥较成人多见，脑膜刺激征常缺如，囟门隆起有助于诊断。

4. 恢复期 体温逐渐下降至正常，症状体征消失；约10%病人可出现口唇疱疹。持续1~3周。

(二)暴发型 多见于儿童。起病急骤，病势凶险，病死率高，如不及时诊治24小时内可危及生命。

1. 休克型 高热起病，短期内全身出现瘀点，并迅速扩大融合为瘀斑。24小时内出现休克症状。早期表现为面色苍白，唇周及肢端发绀，手足发凉，皮肤发花，呼吸急促，脉搏细速，血压稍低，尿量减少。晚期症状加重，血压下降至测不出，尿量明显减少至无尿，可有神经精神症状。脑膜刺激征常缺如。瘀点涂片、血培养多为阳性，脑脊液无显著异常。

2. 脑膜脑炎型 除高热、瘀斑外，脑实质受损表现突出，剧烈头痛，频繁呕吐或喷射性呕吐，反复或持续惊厥、迅速进入昏迷。急性脑水肿患者伴有血压增高，脉搏缓慢，脑脊液压力增高。部分患者可出现中枢性呼吸衰竭(表现为呼吸快慢不一、深浅不均、呼吸暂停等节律的变化)或脑疝。

3. 混合型 上述两型表现同时或先后出现，治疗困难，病死率高。

(三)轻型 多见于流行后期，病变轻、低热、轻微头痛。少数出血点，脑脊液多无明显变化，咽培养可有脑膜炎球菌生长。

[经典例题1]

普通型流行性脑脊髓膜炎临床分期不包括

A. 恢复期   B. 败血症期

C. 前驱期   D. 脑膜炎期

E. 发热期

[参考答案] 1. E

1. 流脑致病菌为脑膜炎球菌，呼吸道传播疾病。

2. 普通型流脑最核心表现 ①脑膜刺激征；②瘀点、瘀斑；③儿童常见。

3. 休克型流脑核心特点小结 ①瘀斑更重；②循环更差(血压低；尿少；皮肤发花)；③DIC更明显；④多无脑膜刺激征；多无脑脊液显著异常。

三、诊断

1. 流行病学资料 多为冬春季，儿童多见，当地有本病发生及流行。

2. 临床表现 突发高热、剧烈头痛、频繁呕吐、皮肤黏膜瘀点、瘀斑及脑膜刺激征。

3. 实验室检查 白细胞计数总数及中性粒细胞数明显增高，一般在$(15\sim40)\times10^9/L$；脑脊液检查显示颅内压升高及化脓性改变，早期脑脊液仅压力增高，外观正常，后期混浊，细胞数增高。皮肤瘀点或脑脊液涂片发现革兰阴性球菌，脑脊液或血培养阳性可确诊。

[经典例题2]

女孩，9岁。2日前因突起高热、剧烈头痛入院。查体神清，全身皮肤散在瘀点、瘀斑，颈强直，心率110次/分，两肺无异常，腹软无压痛。化验检查血白细胞计数$18×10^9/L$，中性粒细胞89%，淋巴细胞5%，单核细胞6%，最可能的诊断是

A. 流行性脑脊髓膜炎   B. 结核性脑膜炎

C. 伤寒   D. 流行性乙型脑炎

E. 病毒性脑炎

[经典例题3]

小儿，2岁。发热4天，有头痛，呕吐。查体皮肤有瘀点、瘀斑，脑膜刺激征（+），腰穿脑脊压升高，外观混浊，细胞数$2200×10^6/L$，糖和氯化物明显降低，蛋白含量明显升高，脑脊液直接涂片检菌阳性，临床诊断

A. 结核性脑膜炎   B. 肺炎球菌脑膜炎

C. 普通型流脑   D. 乙脑

E. 病毒性脑膜炎

[参考答案] 2. A；3. C

表5-1 乙脑、流脑脑脊液对比

	外观	白细胞	蛋白	糖
乙脑	外观清亮	白细胞多在$(50～500)×10^6/L$	蛋白轻度增高	糖量正常
流脑	多浑浊	白细胞数$>1000×10^6/L$	蛋白明显增高	糖减低

四、病原治疗

1. 青霉素G首选。

2. 氯霉素能透过血脑屏障，但对骨髓造血功能有抑制作用，故一般不首选。

3. 头孢霉素 头孢噻肟、头孢曲松。

第五节 疟 疾

疟疾是疟原虫经按蚊叮咬，将其体内寄生的病原虫传入人体引起的传染病，临床特点为间歇性定时发作的寒战、高热、继以大汗而缓解，常有脾大与贫血。

一、病原学

寄生于人体的疟原虫有4种：间日疟原虫、恶性疟原虫、三日疟原虫和卵形疟原虫。疟原虫的发育过程分两个阶段，有两个宿主，蚊为终宿主，人为中间宿主。疟原虫在人体内发育过程：

1. 红细胞外期 子孢子→肝细胞→裂殖子→被吞噬消灭或入血→红细胞速发型子孢子引起疟疾急性发作，而疟疾远期复发则与迟发型子孢子有关。

2. 红细胞内期 红细胞裂解→裂殖子→⟨被吞噬消灭 / 红细胞→重复上述裂体增殖⟩→间歇性临床发作或配子体→⟨蚊 / 吞噬或消失⟩

二、典型间日疟的临床表现

潜伏期13～15天，间日定时的寒战发作，分三期。

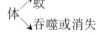 医学教育网 www.med66.com

1. 寒战期　突然发病，寒战、面色苍白、唇指发绀、四肢发凉、脉速有力。寒战持续 10~60 分钟。

2. 高热期　体温迅速上升，常达 40℃ 或更高。头痛、全身酸痛、口渴、烦躁、面色潮红、皮肤干热、脉快有力，持续 2~6 小时。

3. 大汗期　高热后期全身大汗淋漓，体温迅速下降至正常或正常以下，症状明显缓解，仍感疲乏无力。持续 2~3 小时。

早期脾脏轻度肿大，质软。反复多次发作后，脾明显肿大、质较硬，肝脏轻度肿大、质软、有压痛，血清 ALT 可增高，常有贫血。两次典型发作之间有缓解期，症状缓解，可有乏力，初发患者发热多不规则，数日后即成典型发作。如血中有先后两批发育成熟的疟原虫，即可每日发作。

三、诊断

1. 流行病学资料　到过疫区，近年曾有疟疾发作史或近期(1 周~1 个月)接受过输血。

2. 临床表现　典型的间歇性定时寒战、高热发作，间日或三日一次，发作时有明显的寒战、高热和大汗，继之缓解，有脾大与贫血。脑型疟疾可表现为高热、寒战、昏迷与抽搐。

3. 实验室检查　①血白细胞正常或减少，贫血；②血涂片找到疟原虫是确诊疟疾的主要依据；③高度疑似疟疾，但多次血涂片检查阴性者，可做骨髓穿刺涂片检查。

4. 诊断性治疗　有疟疾临床表现而血涂片未查到疟原虫者，可试用氯喹治疗，服药后三日若不再发作则很可能是疟疾。

[经典例题 1]

女性，25 岁。5 天前突然寒战，继之高热伴头痛，自服退热药后热退出汗，2 日后再次寒战、高热，持续数小时，出汗后退热，乏力，精神差。1 周前由云南到北京旅游。实验室检查：血 WBC $6.5×10^9$/L。最可能的诊断是

A. 流行性乙型脑炎　　　　　　　　B. 流行性感冒

C. 钩端螺旋体病　　　　　　　　　D. 败血症

E. 疟疾

[参考答案] 1. E

四、病原治疗

1. 控制发作的药物　氯喹(常用)、奎宁、青蒿素、蒿甲醚，这类药对红细胞内裂殖体有迅速杀灭作用。

2. 控制复发和传播的药物　伯氨喹能杀灭肝细胞内的疟原虫裂殖体和配子体。副作用有头晕、恶心、呕吐及溶血性贫血等，尤其易发生在先天性 6-磷酸葡萄糖脱氢酶缺乏者。

3. 预防的药物　乙胺嘧啶能杀灭各种疟原虫红细胞外期，对红细胞内期未成熟的裂殖体有抑制作用，对已成熟的裂殖体无效。

五、预防措施

1. 管理传染源　根治现症患者和带疟原虫者。

2. 切断传播途径　灭蚊。

3. 保护易感人群　防蚊及预防性服药(乙胺嘧啶 25mg，每周 1 次，或氯喹 0.3g，每周 1 次，或甲氟喹 0.25g，每周 1 次)。

第六节　日本血吸虫病

日本血吸虫病(简称血吸虫病)属于人畜共患疾病，是由日本血吸虫寄生在门静脉系统内引起的寄生虫病。人主要通过皮肤、黏膜接触含有血吸虫尾蚴的疫水而感染，其虫卵引起的肝与结肠的肉芽肿是本病主

要的病理改变。在急性期有发热、腹泻或脓血性大便、肝脾大和压痛以及外周血嗜酸性粒细胞的显著增多。慢性期以肝脾大为主。晚期则以门静脉周围纤维化为主,可发展为肝硬化,伴门静脉高压、巨脾与腹水。

一、急性血吸虫病的临床表现

1. 发热　间歇热,体温多于午后、傍晚骤升,午夜或次晨大汗热退,多无显著毒血症症状,重者可有重听、神志淡漠,时间长者可有贫血、消瘦等。

2. 过敏反应　有荨麻疹、血管神经性水肿、全身淋巴结轻度肿大等。

3. 消化道症状　腹痛、腹泻多见,部分患者有脓血便。重型患者腹部有压痛与柔韧感。可有腹水形成。

4. 肝脾肿大　常有肝大,伴压痛,尤以左叶肝为显著。部分有轻度脾大。

二、诊断

1. 流行病学资料　疫水接触史对诊断有重要的参考意义。

2. 临床表现　急性血吸虫病可有畏寒、发热、肝脾大和荨麻疹等。慢性血吸虫病有腹泻及脓血便表现,伴肝脾大。晚期血吸虫病有巨脾、腹水及水肿或侏儒症。

3. 实验室检查　末梢血嗜酸性粒细胞增高对急性血吸虫病的诊断有参考价值。粪便中检出虫卵或毛蚴是直接的确诊依据;直肠黏膜活体组织检查发现活卵对确证现症感染有意义;循环抗原检测对活动性感染的确定及早期诊断有帮助。环卵沉淀实验、间接血凝实验、酶联免疫吸附实验等对未经治疗的病例的诊断有重要意义。

[经典例题 1]

男性,35 岁。浙江人,一个月前因捕鱼着凉,近日发热,体温 38.5℃,腹泻稀便。查体:周身可见荨麻疹,无黄染,肝肋下 1.0cm,脾肋下 2.0cm,脾轻压痛。实验室检查:外周血象白细胞 15×10^9/L,嗜酸性粒细胞 40%,其最可能的诊断是

A. 伤寒　　　　　　　　　　　　　B. 副伤寒

C. 阿米巴肝脓肿　　　　　　　　　D. 急性血吸虫病

E. 粟粒性结核

[参考答案] 1. D

三、病原治疗

首选吡喹酮。总剂量:成人 120mg/kg,儿童 140mg/kg,疗程 4~6 天,分 3~4 次服用。

[经典例题 2]

下列哪项是临床上常用治疗血吸虫药物

A. 吡喹酮　　　　　　　　　　　　B. 甲苯咪唑

C. 肠虫清　　　　　　　　　　　　D. 硫酸二氯酚

E. 喹诺酮类

[参考答案] 2. A

四、主要预防措施

以灭螺和查治患者病畜为重点,并因地制宜。

1. 管理传染源　对人畜在流行区普查普治,重流行区采用喹诺酮同步治疗。

2. 切断传播途径　灭螺是预防措施中的关键,并做好粪便管理,保护水源。

3. 保护易感人群　注意个人防护,不接触疫水。

血吸虫病临床特点小结：①肝脾大；②发热皮疹；③腹痛腹泻；④血嗜酸粒细胞增高；⑤接触疫水有关；⑥治疗使用吡喹酮。

第七节　艾滋病（AIDS）

一、病原学

　　人免疫缺陷病毒（HIV）是艾滋病即获得性免疫缺陷综合征（AIDS）的病原体，属逆转录 RNA 病毒。HIV 主要感染 $CD4^+T$ 淋巴细胞，导致持续性免疫缺陷。目前已知有 HIV-1 和 HIV-2，HIV-1 为主要流行株。HIV 侵入人体后能刺激机体产生抗体，但中和抗体较少，且作用极弱，不产生持久免疫，在血清中同时有 HIV 抗原和抗-HIV 存在情况下，仍具有传染性。

[经典例题 1]

　　艾滋病病毒主要侵害人体细胞中的

　　A. $CD4^+T$ 淋巴细胞　　　　　　　B. $CD4^-T$ 淋巴细胞

　　C. $CD8^+T$ 淋巴细胞　　　　　　　D. $CD8^-T$ 淋巴细胞

　　E. B 淋巴细胞

　　[参考答案] 1. A

二、传播途径

　　性接触传播为主要传播途径；注射途径传播；母婴传播；其他途径如器官移植，人工授精等。此外，医护人员被污染的针头刺伤及破损皮肤受污染等。

　　高危人群包括：静脉毒瘾者；伴侣已证实感染人免疫缺陷病毒；同性伴侣；来自人免疫缺陷病毒高发区；患性传播疾病，尤其有溃疡型病灶；血友病患者；用过不规范的血制品；HIV 感染者或艾滋病患者所生的婴儿。

[经典例题 2]

　　传播途径中哪项同艾滋病无关

　　A. 性接触　　　　　　　　　　　　B. 静脉注射

　　C. 虫媒　　　　　　　　　　　　　D. 母婴传播

　　E. 器官移植

　　[参考答案] 2. C

三、临床表现

　　潜伏期较长，平均为 9 年，可短至数日，长达 10 年。可分为 3 期。

　　1. 急性期　HIV 感染 2~4 周后即可发热，全身不适，头痛，恶心，咽痛，肌痛，关节痛，皮疹，以及颈、枕部淋巴结肿大等。血清检查可检出 HIV 及 p24 抗原。因 $CD4^+T$ 细胞减少使 CD4/CD8 比例倒置，血小板减少。

　　2. 无症状期　临床常无症状及体征，持续 6~8 年。血中可检出 HIV-RNA、p24 及抗-HIV，具传染性。

　　3. 艾滋病期

　　(1)HIV 相关症状：持续 1 个月以上的发热、盗汗、腹泻；体重减轻 10% 以上。可出现持续性全身淋巴结肿大。①除腹股沟以外有 2 个或 2 个以上部位的淋巴结肿大；②淋巴结直径≥1cm，无压痛及粘连；③持续 3 个月以上。可有神经精神症状，如记忆力减退、精神淡漠、性格改变、头痛、癫痫、痴呆。

（2）各种机会性感染和肿瘤。

1）呼吸系统：肺孢子菌肺炎。还可有 CMV、结核杆菌、鸟复合分枝杆菌、念珠菌、隐球菌等引起的肺结核、肺炎。

2）中枢神经系统：隐球菌脑膜炎、结核性脑膜炎、弓形虫脑炎、各种病毒性脑膜炎。

3）消化系统：白色念珠菌食管炎、巨细胞病毒食管炎、肠炎、沙门菌等肠炎。

4）口腔：鹅口疮、舌毛状白斑等。

5）皮肤：带状疱疹、真菌性皮炎等。

6）眼部：CMV 及弓形虫性视网膜脉络膜炎。

7）肿瘤：恶性淋巴瘤、卡波西肉瘤等。

四、诊断

1. 流行病学资料　HIV 感染的诊断：①流行病学史：不安全性生活史、静脉注射毒品史、输入未经抗 HIV 抗体检测的血液或血液制品、HIV 抗体阳性者所生子女或职业暴露史等；②临床表现：各期表现不同；③实验室检查必须是经确认试验证实的 HIV 抗体阳性（WB 法），HIV-RNA 和 p24 抗原的检测有助于 HIV/AIDS 的诊断。

［经典例题 3］

男性，40 岁。不规则发热半年余，反复抗菌无效，明显消瘦，侨居国外多年，临床考虑是否同艾滋病有关，下列哪项检查既便捷又具有特异性

A. 痰培养　　　　　　　　　　　　B. 胸部 CT

C. 血清抗 HIV　　　　　　　　　　D. HIV 分离

E. CD4$^+$/CD8$^+$比值，CD4$^+$T 细胞计数

［参考答案］3. C

2. 临床表现

（1）急性期诊断标准：患者近期内有流行病学史和临床表现，结合实验室 HIV 抗体由阴性转为阳性即可诊断，或仅实验室检查 HIV 抗体由阴性转为阳性即可诊断。

（2）无症状期诊断标准：有流行病学史，结合 HIV 抗体阳性即可诊断，或仅实验室检查 HIV 抗体阳性即可诊断。

（3）艾滋病期诊断标准：①有流行病学史、实验室检查 HIV 抗体阳性，加以下各项中的任何一项临床表现，即可诊为艾滋病；或②HIV 抗体阳性，而 CD4$^+$T 淋巴细胞数<200/μl，也可诊断为艾滋病。原因不明的持续不规则发热38℃以上，>1 个月；慢性腹泻次数多于 3 次/日，>1 个月；6 个月之内体重下降10%以上；反复发作的口腔白念珠菌感染；反复发作的单纯疱疹病毒感染或带状疱疹病毒感染；肺孢子菌肺炎；反复发生的细菌性肺炎；活动性结核或非结核分枝杆菌病；深部真菌感染；中枢神经系统占位性病变；中青年人出现痴呆；活动性巨细胞病毒感染；弓形虫脑病；马尔尼菲青霉菌感染；反复发生的败血症；皮肤黏膜或内脏的卡波西肉瘤、淋巴瘤。

［经典例题 4］

艾滋病患者肺部机会性感染最常见的病原体是

A. 白色念珠菌　　　　　　　　　　B. 结核杆菌

C. 疱疹病毒　　　　　　　　　　　D. 巨细胞病毒

E. 肺孢子菌

［参考答案］4. E

第八节　流行性乙型脑炎

流行性乙型脑炎(简称乙脑)是由乙脑病毒引起的急性中枢神经系统传染病。主要通过蚊虫传播，流行于夏秋季。临床上以高热、意识障碍、抽搐、呼吸衰竭及脑膜刺激征等为特征。部分患者可留有后遗症，病死率较高。

一、病原学

乙脑病毒属黄病毒科的单股正链 RNA 病毒，是虫媒病毒 B 组中的一个型。人和动物受感染后均可产生血凝抑制抗体、补体结合抗体及中和抗体，有助于临床诊断和流行病学调查。病毒的抵抗力不强，易被常用消毒剂杀灭，加热 100℃ 2 分钟，或 56℃ 30 分钟即可灭活，但耐低温和干燥。

二、流行病学

1. 传染源　受感染的动物如猪是本病的主要传染源，人作为传染源的意义不大。

2. 传播途径　本病主要通过蚊虫叮咬而传播。

3. 人群易感性　人对乙脑病毒普遍易感，但以隐性感染为最多见。感染后可获得较持久的免疫力。

4. 发病季节　本病具有严格的季节性。在我国主要流行于夏秋季，约有 90% 的病例发生在 7、8、9 三个月内。

[经典例题 1]

关于乙脑，哪项是错误的

A. 病原是乙脑病毒　　　　　　　　　B. 主要流行于夏秋季

C. 主要通过蚊叮咬而传播　　　　　　D. 猪是本病的主要传染源

E. 病原是脑膜炎球菌

[经典例题 2]

下列传染病中，哪种是人畜共患病

A. 流行性脑脊髓膜炎　　　　　　　　B. 流行性乙型脑炎

C. 伤寒　　　　　　　　　　　　　　D. 霍乱

E. 病毒性肝炎

[参考答案] 1. E；2. B

乙脑为人畜共患病。猪是主要传染源。主要通过蚊虫叮咬而传播。高发于夏秋季。

三、临床表现

潜伏期 4~21 日，一般 10~14 日。

(一)临床分期及表现

典型的临床经过分四期，即初期、极期、恢复期和后遗症期。

1. 初期　病程第 1~3 日。起病急，高热，39~40℃，伴头痛、恶心、呕吐、精神倦怠和嗜睡，少数患者可出现颈项强直和神志淡漠。

2. 极期　病程第 4~10 日。本期除初期症状加重外，突出表现为脑实质受损的症状。高热、抽搐和呼吸衰竭是乙脑极期的三大严重症状。

(1)高热：体温常达 39~40℃以上，可持续 7~10 日，重者可达 3 周以上。热度越高、热程越长则病情越重。

(2)意识障碍：为常见症状，最早发生在病程第 1~2 日，多见于第 3~8 日，表现为嗜睡、谵妄、昏睡或昏迷、定向力障碍。昏迷越深，时间越长，病情越重。意识障碍一般持续 1 周左右，重者可达 1 个月以上。

(3)惊厥或抽搐：为乙脑严重的症状之一，多见于病程第 2~5 日，可与高热同时存在。主要由于脑实质炎症、脑水肿、高热等所致。抽搐可呈局部(面部、眼肌、口唇)或全身性、阵发性或强直性，持续数分钟至数十分钟不等。长时间或频繁抽搐，可导致发绀、脑缺氧和脑水肿，甚至呼吸暂停。

(4)呼吸衰竭：是本病最严重的表现和主要的死亡原因，主要是中枢性呼吸衰竭。由于脑实质炎症、缺氧、脑水肿、颅内高压、脑疝和低血钠脑病等所致，其中以脑实质病变，尤其是延髓呼吸中枢病变为主要原因，表现为呼吸节律不规则及幅度不均。此外，因脊髓病变导致呼吸肌瘫痪可发生周围性呼吸衰竭。脑疝患者除前述呼吸异常外，尚有其他的临床表现，小脑幕切迹疝(颞叶疝)表现为患侧瞳孔先变小，随病情进展而逐渐散大，可有病理征阳性；枕骨大孔疝(小脑扁桃体疝)的生命体征紊乱出现较早，意识障碍出现较晚，由于位于延髓的呼吸中枢受损严重，病人早期可突发呼吸骤停而死亡。

(5)脑膜刺激征及颅内压增高：常出现颈项强直、克氏征及布氏征等阳性体征。脑实质病变及各种原因引起的缺氧使颅内压增高，表现为剧烈头痛、面色急剧苍白、躁动、喷射性呕吐、进行性意识障碍、短期内昏迷，呼吸变深变慢、血压升高和脉搏变慢，肌张力增高，球结膜水肿等。婴幼儿常有前囟隆起，脑膜刺激征则大多缺如。锥体束受损常出现肢体痉挛性瘫痪、巴氏征阳性、肌张力增强等。深昏迷者常有膀胱肌麻痹、尿潴留、直肠麻痹等。乙脑的神经系统症状常在病程第 1 周内达高峰，第 2 周后极少出现新的神经症状。

乙脑患者较少出现循环衰竭，仅见于个别重症患者，且常与呼吸衰竭同时发生。

3. 恢复期　极期过后，体温经 2~5 日降至正常，神志转清，以后语言、表情、运动及神经反射逐渐恢复正常。少数恢复较慢，需 1~3 个月以上。

4. 后遗症期　少数重症患者于半年之后仍留有精神神经症状，以失语、肢体瘫痪、意识障碍、精神失常及痴呆等常见，经积极治疗，仍可有一定程度的恢复。

(二)临床类型

根据发热、意识障碍程度、抽搐频度，以及有无呼吸衰竭及有无恢复期症状，分为以下四型：

1. 轻型　发热在 38~39℃，神志清楚，无抽搐，有轻度的脑膜刺激征。病程于 1 周左右恢复。

2. 普通型(中型)　发热在 39~40℃，嗜睡或浅昏迷，偶有抽搐，脑膜刺激征明显。病程 7~10 天。多无恢复期症状。

3. 重型　发热在 40℃以上，昏迷，反复或持续抽搐，脑膜刺激征明显及明显的颅内高压表现，深反射先亢进后消失，病理反射阳性。常有恢复期症状，部分病人可有后遗症。病程 2~4 周。

4. 极重型(暴发型)　起病急骤，体温在 40~41℃，频繁持续抽搐，深昏迷，迅速出现呼吸循环衰竭、脑水肿、脑疝等，常在极期死亡，经及时抢救而幸存者多有严重后遗症。

流行期间以轻型、普通型多见。

[经典例题 3]

关于乙脑极期的三大严重症状哪项正确

A. 高热、意识障碍、呼吸衰竭是乙脑极期的三大严重症状

B. 高热、抽搐、呼吸衰竭是乙脑极期的三大严重症状

C. 高热、抽搐、脑膜刺激征是乙脑极期的三大严重症状

D. 意识障碍、抽搐、呼吸衰竭是乙脑极期的三大严重症状

E. 高热、脑膜刺激征、呼吸衰竭是乙脑极期的三大严重症状

[参考答案] 3. B

1. 高热、抽搐和呼吸衰竭是乙脑极期的三大严重症状。
2. 呼吸衰竭　是本病最严重的表现和主要的死亡原因。

四、诊断、确诊依据和鉴别诊断

(一)诊断

1. 流行病学资料　本病流行于夏秋季，7、8、9三个月为发病的高峰季节，多见于儿童，是否为流行地区有助于诊断。

2. 临床表现　起病急，有高热、头痛、呕吐、意识障碍、抽搐、呼吸衰竭症状，病理反射及脑膜刺激征等神经系统体征。

3. 实验室检查　血白细胞总数一般在 $(10\sim20)\times10^9/L$，个别可高达 $30\times10^9/L$，病初中性粒细胞增至 $80\%\sim90\%$ 以上，以后淋巴细胞占多数，可出现异型淋巴细胞。脑脊液压力增高，外观清亮，白细胞多在 $(50\sim500)\times10^6/L$，蛋白轻度增高，糖量及氯化物正常。血清特异性 IgM 抗体阳性可确诊。

(二)鉴别诊断

1. 中毒型菌痢(脑型)　亦多发生于夏秋季，一般有不洁饮食史，儿童多见。起病急骤，在发病 $1\sim2$ 天内迅速出现高热、抽搐与昏迷，可暂无消化道症状，可有中毒性休克，一般无脑膜刺激征，脑脊液多正常。做肛拭或灌肠检查粪便，可见脓细胞及红细胞，粪便细菌培养阳性可确诊。

2. 化脓性脑膜炎　流行性脑脊髓膜炎多发生于冬、春季节，有发热、皮肤瘀点、瘀斑，脑脊液外观混浊，白细胞 $>1000\times10^6/L$，以多核细胞为主，蛋白质明显增高，糖与氯化物明显降低，涂片或培养可查见脑膜炎球菌。其他化脓性脑膜炎可根据年龄、原发病灶、脑脊液改变、涂片或培养找到病原菌进行鉴别。

3. 结核性脑膜炎　无季节性。起病较缓，病程较长，脑膜刺激征明显，意识障碍轻，出现较迟。有结核病史或接触史。脑脊液压力明显升高，外观呈毛玻璃样，细胞数 $(500\sim1000)\times10^6/L$，以单核细胞为主，蛋白质明显增高，糖和氯化物降低，薄膜涂片与培养可检出结核杆菌。胸部 X 线片及眼底检查有时可见结核病灶。结核菌素试验可阳性。

4. 其他病毒性脑膜炎　由单纯疱疹病毒、腮腺炎病毒、部分型的柯萨奇病毒和埃可病毒、脊髓灰质炎病毒、淋巴细胞脉络丛脑膜炎病毒等引起，临床症状和乙脑相似，确诊有赖于血清免疫学检查和病毒分离。

5. 钩端螺旋体病(脑膜脑炎型)　有发热、结膜充血、淋巴结肿大及腓肠肌压痛。钩体显凝试验阳性。

五、治疗原则

本病尚无特效疗法，主要是依据临床的各期特点，病情变化，采用中西医结合的综合对症治疗，帮助患者度过极期。

1. 一般治疗　①隔离患者；②严密观察病情，加强护理；③营养与补液支持治疗。

2. 对症治疗　高热、抽搐、呼吸衰竭是乙脑患者的三大危重症状，亦是抢救治疗的三大关键问题。

(1)高热：以物理降温为主，药物降温为辅，体温控制在38℃左右为宜。

(2)抽搐：针对产生抽搐的不同原因分别进行处理。脑水肿引起者应以脱水、给氧为主；高热所致应加强降温；因呼吸道分泌物堵塞、通气不畅所致脑缺氧者，以吸痰、给氧为主；脑实质病变引起的抽搐，则以安定、水合氯醛、苯巴比妥钠等药物镇静治疗，可配合亚冬眠及针灸。

(3)呼吸衰竭：为本病致死的主要原因。治疗原则是保持呼吸道通畅，促进气体交换，解除缺氧和二氧化碳潴留，并解除脑水肿、脑疝等危急症状。可用中枢呼吸兴奋剂，必要时进行气管插管或气管切开予人工呼吸器支持治疗。

(4)脑水肿与颅内高压的治疗：常用脱水剂为20%甘露醇，每次 $1\sim2g/kg$ 静脉滴注或推注(20~30分钟内），每隔 4~6 小时 1 次，疗程 2~4 日。

3. 恢复期及后遗症的治疗　恢复期患者应加强护理，加强营养，防止褥疮和呼吸道、尿路感染，并予以中西医结合治疗。后遗症者可酌情采用相应的综合治疗措施，如针灸、按摩、推拿和功能锻炼等。

六、预防

关键是抓好灭蚊、防蚊及疫苗注射为主的综合预防措施。灭蚊与防蚊是切断本病传播途径的主要措施。

第三章　性传播疾病

第一节　淋　病

一、病原学与传播途径

1. 病原体　由淋球菌引起的以泌尿生殖系统化脓性感染为主要表现的性传播疾病。淋菌对单层柱状上皮及移行上皮有亲和力，常隐匿于女性泌尿生殖道引起感染。

2. 感染途径　性接触经黏膜感染为主要方式，间接传染（通过衣裤、毛巾、浴盆等污染物传染）少见。

二、临床表现

1. 男性淋病　早期有尿频、尿急、尿痛、尿道口红肿，24 小时后病情加重，分泌物变为黄色脓性、量多。有时伴腹股沟淋巴结炎。后尿道受累可出现终末血尿、血精、会阴部轻度坠胀等，夜间常有阴茎痛性勃起。10~14 天后症状减轻，1 个月后基本消失，但可继续向后尿道或上生殖道扩散，引起后尿道炎、精囊炎、附睾炎等。

2. 女性淋病　淋菌感染最初引起子宫颈管黏膜炎、尿道炎、尿道旁腺炎、前庭大腺炎，成为无并发症淋病。

子宫颈管黏膜炎表现为阴道脓性分泌物增多、外阴痒，检查子宫颈有充血、水肿、触痛。

尿道炎表现为尿频、尿急、尿痛、尿道口灼热感，检查尿道口有红肿、触痛。

尿道旁腺炎表现为挤压尿道旁腺有脓性分泌物流出；前庭大腺炎表现为腺体开口处红肿、触痛、溢脓，腺管阻塞形成脓肿。淋菌上行感染盆腔脏器，引起子宫内膜炎、输卵管炎、输卵管积脓、盆腔腹膜炎，甚至形成输卵管卵巢脓肿。

3. 播散性淋病　指淋球菌通过血液循环传播，引起全身感染。出现高热、寒战、皮疹等，可发生淋菌性皮炎、关节炎、脑膜炎、肺炎、心内膜炎等，严重者出现淋菌性败血症，病情严重，可危及生命。

三、诊断

根据有不洁的性接触史和临床表现，结合实验室检查可诊断。分泌物涂片检查取宫颈管、尿道口分泌物涂片行革兰染色，急性期可见中性粒细胞内有革兰阴性双球菌，可作为筛查手段。淋球菌培养是诊断淋病的金标准。对符合淋病临床表现、涂片阴性或需作药物敏感试验者，取宫颈管分泌物送培养。疑有淋菌盆腔炎并有盆腔积液者，行阴道后穹隆穿刺，取穿刺液涂片检查及培养。疑有播散性淋病者，应在高热时取血做淋菌培养。

四、治疗

遵循及时、足量、规范用药原则。

1. 首选第三代头孢菌素。轻症大剂量单次给药；重症应连续每日给药，保证足够治疗时期彻底治愈。

2. 20%~40%淋病合并沙眼衣原体感染，同时应用抗衣原体药物，阿奇霉素 1g 顿服治疗。

3. 孕期首选头孢曲松钠 250mg 单次肌注，加阿奇霉素 1g 顿服；播散性淋病用头孢曲松钠 1g，1 次/d，肌内注射或静脉注射，加阿奇霉素 1g 顿服，症状改善后 1~2 日，再据药敏试验结果选择口服药物，至少连用 7 日。禁用喹诺酮类及四环素类药物。

4. 性伴侣应同时治疗。

5. 淋病产妇分娩的新生儿应尽快使用 0.5%红霉素眼膏，预防淋菌性眼炎。同时预防使用头孢曲松钠

（25~50mg/kg，单剂不超过125mg）治疗。

五、预防

在淋病高发地区，孕妇应于产前常规筛查淋菌，最好在妊娠早、中、晚期各做一次宫颈分泌物涂片镜检或淋菌培养，以便及早确诊并得到彻底治疗。

第二节 梅 毒

一、病原学

梅毒是由苍白密螺旋体引起的慢性全身性疾病。早期损害皮肤黏膜，晚期侵犯心血管、神经系统等重要器官。

二、感染途径

性接触传播是最主要传播途径；极少数患者接触污染衣物等间接感染，也可通过输入有传染性梅毒患者的血液感染。感染后1~2年内传染性强，病期超过4年基本无传染性。患梅毒的孕妇，其梅毒螺旋体可通过胎盘或产道传染给胎儿。梅毒孕妇即使病期超过4年，其螺旋体仍可通过胎盘感染胎儿。

三、分期与临床表现

（一）分期

1. 梅毒分为　①获得性梅毒；②胎传梅毒。

2. 获得性梅毒依病程分为　①早期梅毒；②晚期梅毒。

3. 早期梅毒包括　①一期梅毒；②二期梅毒；③早期潜伏梅毒。

4. 晚期梅毒包括　①三期梅毒；②晚期潜伏梅毒，病程在2年以上。

5. 胎传梅毒　①早期先天梅毒；②晚期先天梅毒。

（二）临床表现

1. 获得性梅毒

（1）一期梅毒：主要表现为硬下疳和硬化性淋巴结炎。

（2）二期梅毒：有皮肤黏膜损害、骨关节损害、眼损害、神经损害、多发性硬化性淋巴结炎和内脏梅毒。

（3）三期梅毒：有皮肤黏膜损害（主要为结节性梅毒疹和梅毒性树胶肿）、骨梅毒（最常见为长骨骨膜炎）、眼梅毒、心血管梅毒和神经梅毒等。

2. 先天梅毒　特点为不发生硬下疳。

（1）早期先天梅毒：主要有皮肤黏膜损害、梅毒性鼻炎（严重者可形成鞍鼻）和骨梅毒。

（2）晚期先天梅毒：多出现在2岁以后，主要有皮肤黏膜梅毒、眼梅毒、骨梅毒和神经梅毒。

3. 潜伏梅毒　病程在2年以内的为早期潜伏梅毒，病程大于2年的为晚期潜伏梅毒。

［经典例题1］

关于一期梅毒的叙述错误的是

A. 有神经梅毒

B. 梅毒血清学阴性

C. 可出现硬下疳

D. 有不洁性交史

E. 外阴表面溃疡，有浆液性分泌物

［参考答案］1. A

四、诊断

1. 暗视野显微镜查找梅毒螺旋体，一期梅毒硬下疳部位血清渗出物或淋巴结穿刺液于暗视野显微镜下见梅毒螺旋体可以确诊。

2. 梅毒血清学检查

(1)非梅毒螺旋体抗原血清试验:是常规筛查梅毒方法,包括性病研究实验室试验(VDRL)、血清不加热反应素玻片试验(USR)、快速血浆反应素环状卡片试验(RPR)。此类检查主要是检查患者有无抗脂质抗体(反应素)存在,操作简便,滴度可反映疾病进展,用于普查、婚检,敏感性高,特异性低。若VDRL、USR及RPR阳性,应做密螺旋体抗原血清试验。

(2)梅毒螺旋体抗原血清试验:确定血清特异性抗体,常用方法有荧光密螺旋体抗体吸收试验(FTA-ABS)和苍白密螺旋体血凝试验(TPHA)。近年已开展用PCR技术取羊水检测螺旋体诊断先天梅毒。

3. 脑脊液检查　主要用于诊断神经梅毒,包括脑脊液白细胞计数(>5000个/ml)、蛋白定量(>500mg/L)和VDRL。脑脊液VDRL阳性是诊断神经梅毒可靠的诊断依据。

4. 脐血或新生儿血中RPR滴度高于母血4倍,可诊断新生儿受染。

五、治疗

治疗原则是早期确诊,及时治疗,用药足量,疗程规范。治疗期间应避免性生活。同时性伴侣也应接受检查及治疗。

1. 早期梅毒　包括一、二期及早期潜伏梅毒。首选青霉素疗法,常用苄星青霉素。

2. 晚期梅毒　包括三期及晚期潜伏梅毒。首选青霉素疗法:苄星青霉素240万U,肌内注射,每周1次,连续3次。若青霉素过敏,优先选择头孢曲松钠。

3. 神经梅毒　首选水剂青霉素G 1800万~2400万U/d,分4~6次静脉注射,连用10~14日。

4. 先天梅毒　首选水剂青霉素G 5万U/kg,静脉滴注,出生7日内每12小时1次,出生7日后每8小时1次,连续10日;或普鲁卡因青霉素5万U/(kg·d),肌内注射,每日1次,连续10日。青霉素过敏者,可选红霉素治疗,<8岁儿童禁用四环素。

第三节　尖锐湿疣

一、病因与传播途径

(一)病因

尖锐湿疣是由人乳头瘤病毒感染,引起鳞状上皮疣状增生病变的性传播疾病。人乳头瘤病毒目前共发现百余型,有30个型别与生殖道感染有关,又将其分为低危型、中危型及高危型。生殖道尖锐湿疣主要与低危型HPV6、11感染有关。早年性交、多个性伴侣、免疫力低下、吸烟及高性激素水平为发病高危因素。由于孕妇机体免疫功能受抑制,性激素水平高,阴道分泌物增多,外阴湿热,容易患尖锐湿疣。

[经典例题1]

(共用选项题)

A. 钩端螺旋体　　　　　　　　　　　B. 苍白密螺旋体

C. 单纯疱疹病毒　　　　　　　　　　D. 革兰阴性双球菌

E. 人乳头瘤病毒

(1)梅毒的病原体是

(2)尖锐湿疣的病原体是

[参考答案] 1. B、E

(二)传播途径

1. 主要经性交直接传播,患者性伴侣中约60%发生人乳头瘤病毒感染。

2. 偶有通过污染衣物、器械间接传播。

3. 胎儿在分娩时经产道时,吞咽含人乳头瘤病毒羊水、血或分泌物而感染。

二、临床表现

常不明显，部分患者有外阴瘙痒、烧灼痛或性交后疼痛。病变以性交时容易受损伤的部位多见。典型体征：多发性鳞状上皮增生，初起为孤立、散在或呈簇状的粉色或白色乳头状疣，柔软，其上有细的指样突起，病灶增大后融合呈鸡冠状、菜花状或桑椹状。

三、诊断

根据临床表现，结合病理组织学检查见挖空细胞可确诊。也可取新鲜病变组织，或病变表面刮取细胞，采用 PCR 技术及 DNA 探针杂交行核酸检测 HPV 并能确定其类型。醋酸白试验，在组织表面涂以 3%~5%醋酸液，3~5min 后感染组织变白为阳性。

[经典例题 2]

男性，45 岁。商人，有不洁性交史 5 天，1 天前尿道疼痛出脓。查体：尿道口可见大量黄色脓性分泌物。可先选择下列哪种便捷检查

A. 淋球菌涂片   B. 淋球菌培养

C. HIV 分离   D. 血清抗-HIV

E. RPR

[经典例题 3]

女性，23 岁。外阴瘙痒、白带增多 5 日。有不洁性交史。妇科检查：外阴皮肤黏膜充血，小阴唇内侧见多个小菜花状赘生物，宫颈光滑，子宫正常大，附件无异常。最可能的诊断是

A. 淋病   B. 尖锐湿疣

C. 梅毒   D. 外阴阴道念珠菌病

E. 滴虫阴道炎

[参考答案] 2. A；3. B

四、治疗

1. 物理治疗　如激光、冷冻、电灼、微波等，可酌情选用，巨大疣体可手术切除。

2. 光动力治疗　适合疣体较小者、尿道口尖锐湿疣以及采用物理治疗或外用药物去除疣体后预防复发治疗。

3. 外用药物　可选择 5%咪喹莫特乳膏、0.5%鬼臼毒素酊、5%氟尿嘧啶乳膏，注意局部不良反应及其处理。

4. 抗病毒和提高免疫功能药物。

5. 产后部分尖锐湿疣可迅速缩小甚至自然消失，因此妊娠期常不必切除病灶。治疗主要目的是缓解症状。

第六篇

精神、神经系统

 考情分析

历年考情概况

常考知识点	历年常考内容	历年分值
脑卒中	脑梗死的临床表现 溶栓指征 脑梗死的二级预防 各种类型出血的临床表现 脑出血的治疗原则	4
癫痫	癫痫的分类 药物治疗原则	2
颅脑损伤	颅内压增高的临床表现 颅内压增高的治疗 颅脑损伤的临床表现	2
炎症性疾病	面神经麻痹的临床表现 吉兰巴雷综合征的诊断和治疗	2
精神分裂症	临床表现 (阳性症状和阴性症状) 诊断标准 一代和二代抗精神病药物	3
器质性精神障碍	急性脑综合征和慢性脑综合征的概念 血管性痴呆和阿尔兹海默病的区别 酒精所致的精神障碍	2
心境障碍	抑郁症的诊断标准 抑郁症的药物治疗	2
神经症	各类神经症的诊断标准 治疗原则	2

易错考点摘要

考点	考查角度
颅底骨折	颅底从前往后骨折，头面部表现为从前上往后下： 颅前窝——熊猫眼征。损伤嗅神经和视神经，记忆部位为眼睛和鼻子 颅中窝——鼻耳出血。损伤面神经和听神经，记忆部位为鼻子和耳朵 颅后窝——耳后出血。损伤副神经和舌下神经，记忆部位为耳后
癫痫	部分性发作：卡马西平 强直发作：卡马西平 全面强直阵挛发作：丙戊酸钠 阵挛发作：丙戊酸钠 失神发作：丙戊酸钠
颅内出血	①伤后表现为进行性颅内压增高，如意识进行性恶化等；②虽经妥善的保守治疗后病情仍旧恶化，甚至出现脑疝者；③颅内压进行性增高；④CT表现为血肿部位出现明显的占位效应，小脑幕上血肿体积>30ml，小脑幕下血肿体积>10ml，或中线结构移位>10mm

本篇学习方法或注意事项

精神神经系统属于权重比较高的科目，同时也是比较难的科目。近2年精神神经系统的考查越来越接近临床，不再是通过死记硬背就能答题。希望引起大家的重视。建议考生：

神经系统属于短时间内较难掌握的内容，复习的时候要学会"避重就轻"，只在短时间内掌握临床常见疾病的鉴别和治疗，如脑梗死，短暂性脑缺血发作，脑出血的主要临床表现和治疗。对于涉及神经生理基础的内容就做到大概了解，这样可以保证在重点内容上不丢分。

精神系统的题目较好掌握，容易理解，重点是掌握各种精神类疾病的临床表现，如抑郁症的诊断标准，精神分裂症的诊断标准以及治疗措施。这2个病已经是每年必考。

复习中把抽象的理论知识结合到临床实践中，会更便于记忆和应对病例型考题。由于本书篇幅所限，我们会在网络课程或面授课程中通过更多的病例为大家进行知识点讲解，希望大家结合复习，取得更好的成绩。

Learning plan
学习时间规划表

第01天　第　章	第02天　第　章	第03天　第　章	第04天　第　章	第05天　第　章	第06天　第　章
听老师的课　☐ 复习讲义　☐ 做习题　☐	听老师的课　☐ 复习讲义　☐ 做习题　☐	听老师的课　☐ 复习讲义　☐ 做习题　☐	听老师的课　☐ 复习讲义　☐ 做习题　☐	听老师的课　☐ 复习讲义　☐ 做习题　☐	听老师的课　☐ 复习讲义　☐ 做习题　☐
第07天　第　章	第08天　第　章	第09天　第　章	第10天　第　章	第11天　第　章	第12天　第　章
听老师的课　☐ 复习讲义　☐ 做习题　☐	听老师的课　☐ 复习讲义　☐ 做习题　☐	听老师的课　☐ 复习讲义　☐ 做习题　☐	听老师的课　☐ 复习讲义　☐ 做习题　☐	听老师的课　☐ 复习讲义　☐ 做习题　☐	听老师的课　☐ 复习讲义　☐ 做习题　☐
第13天　第　章	第14天　第　章	第15天　第　章	第16天　第　章	第17天　第　章	第18天　第　章
听老师的课　☐ 复习讲义　☐ 做习题　☐	听老师的课　☐ 复习讲义　☐ 做习题　☐	听老师的课　☐ 复习讲义　☐ 做习题　☐	听老师的课　☐ 复习讲义　☐ 做习题　☐	听老师的课　☐ 复习讲义　☐ 做习题　☐	听老师的课　☐ 复习讲义　☐ 做习题　☐
第19天　第　章	第20天　第　章	第21天　第　章	第22天　第　章	第23天　第　章	第24天　第　章
听老师的课　☐ 复习讲义　☐ 做习题　☐	听老师的课　☐ 复习讲义　☐ 做习题　☐	听老师的课　☐ 复习讲义　☐ 做习题　☐	听老师的课　☐ 复习讲义　☐ 做习题　☐	听老师的课　☐ 复习讲义　☐ 做习题　☐	听老师的课　☐ 复习讲义　☐ 做习题　☐
第25天　第　章	第26天　第　章	第27天　第　章	第28天　第　章	第29天　第　章	第30天　第　章
听老师的课　☐ 复习讲义　☐ 做习题　☐	听老师的课　☐ 复习讲义　☐ 做习题　☐	听老师的课　☐ 复习讲义　☐ 做习题　☐	听老师的课　☐ 复习讲义　☐ 做习题　☐	听老师的课　☐ 复习讲义　☐ 做习题　☐	听老师的课　☐ 复习讲义　☐ 做习题　☐
第31天　第　章					
听老师的课　☐ 复习讲义　☐ 做习题　☐					

注意：每天的学习建议按照"听课→做题→复习讲义"三部曲来进行；另：计划一旦制订，请各位同学严格执行。

第一章 神经系统疾病

一、神经系统常见病因

神经系统疾病包括感染性疾病、血管性疾病、脱髓鞘疾病、肿瘤、外伤等。

1. 血管病变 动脉粥样硬化与高血压性动脉硬化最常见，常引起脑血栓形成、脑出血等。另外，先天性血管疾病如动脉瘤、血管畸形等可引起蛛网膜下腔出血、烟雾病可引起缺血性或出血性脑血管病的发生。

2. 感染 病毒或细菌等感染神经系统，如病毒性脑炎、病毒性脑膜炎、细菌性脑膜炎、结核性脑膜炎、神经梅毒等。

3. 中毒 一氧化碳、有机磷农药中毒导致神经损害。

4. 肿瘤 颅内和脊髓肿瘤等。

5. 外伤 可导致颅脑外伤、脊髓损伤等一系列神经系统损伤。

6. 退行性变 老年性痴呆和帕金森病等。

7. 遗传代谢病 遗传性小脑性共济失调等。

二、常见症状、体征及其临床意义

1. 感觉障碍

（1）疼痛：疼痛可按其发生的器官命名，如头痛、关节痛、肌痛等。局部疼痛指局限于病变部位的疼痛。

放射痛指疼痛从病变部位放射到受累神经的支配区，如椎间盘脱出造成的坐骨神经痛。

扩散性疼痛指疼痛从一个神经分支区扩散到另一神经分支区。如三叉神经某一支受刺激时，疼痛由该支扩散到其他分支。

（2）感觉过敏：轻微的刺激引起明显的感觉。

（3）感觉异常：无外界刺激而出现麻、针刺、蚁爬、针刺等异常感觉。

2. 感觉系统损害的定位

（1）周围神经：单支周围神经受损表现为所支配的皮肤区出现感觉障碍。多发性神经炎时，常累及肢体远端的神经末梢，表现为手套和袜子型感觉障碍。

（2）脊神经后根：受损神经节的相应节段区出现感觉障碍，可伴有剧烈的根性疼痛。

（3）脊髓：脊髓完全横切损害表现为受损平面以下各种感觉完全缺失，并伴有肢体瘫痪和大小便障碍。

（4）脑干：脑干损害时交叉性感觉障碍。如脑桥损害出现病灶同侧面部感觉障碍和对侧躯体感觉障碍。

（5）内囊：内囊损害出现对侧偏身感觉障碍、常伴对侧偏瘫、偏盲（俗称"三偏"）。

（6）皮质：中央后回感觉中枢有刺激病变时引起感觉性癫痫。该区破坏病损时表现为对侧单个（一个）肢体的感觉障碍。

3. 运动系统损害表现 机体的随意运动功能的丧失，称为瘫痪。上运动神经元损害时的瘫痪称为中枢性瘫痪。下运动神经元损害时的瘫痪称为周围性瘫痪。

表 6-1 中枢性瘫痪和周围性瘫痪的鉴别

	瘫痪分布	肌张力	腱反射	病理征	肌萎缩
上运动神经元瘫痪（硬瘫）	整个肢体为主（单瘫、偏瘫、截瘫）	增高呈痉挛性瘫痪	增强	有	无或轻度

	瘫痪分布	肌张力	腱反射	病理征	肌萎缩
下运动神经元瘫痪（软瘫）	肌群为主	降低呈迟缓性瘫痪	减弱或消失	无	废用性萎缩明显

4. 运动系统损害的定位意义

（1）上运动神经元损害

1）皮质：皮质运动中枢的局限性病变常表现为单个肢体（或面部）的中枢性瘫痪，称为单瘫。刺激性病变常引起对侧肢体某部的局限性抽搐。

2）内囊：由于此处上、下行纤维集中，一旦受损，常有对侧肢体中枢性瘫痪，并伴对侧偏身感觉障碍和双眼对侧同向偏盲，称"三偏"征。

3）脑干：一侧脑干病变，常累及病侧的脑神经运动核和尚未交叉至对侧的皮质脊髓束，常有病侧脑神经的下运动神经元瘫痪和对侧肢体的上运动神经元瘫痪，称交叉性瘫痪。

4）脊髓：颈膨大以上损害，表现为四肢瘫。颈膨大以下受损可表现为截瘫。

（2）下运动神经元损害

1）脊髓前角运动细胞：受损时出现相应节段支配区的下运动神经瘫痪，有肌肉萎缩、肌束颤动。无感觉障碍。

2）周围神经：周围神经为混合神经，受损后有该神经分布区的肌萎缩和感觉障碍。

[经典例题1]

上运动神经元瘫痪的体征是

A. 运动觉消失　　　　　　　　　　　B. 肌张力降低

C. 显著的肌萎缩　　　　　　　　　　D. 肌束颤动

E. Babinski 征阳性

[经典例题2]

锥体束病损的反射改变是

A. 深浅反射均亢进　　　　　　　　　B. 深反射亢进，浅反射减弱

C. 深反射亢进，浅反射亢进　　　　　D. 深浅反射均减弱

E. 深反射亢进，浅反射正常

[参考答案] 1. E；2. B

口诀：高上亢阳，低下失阴。

上运动神经元损害：肌张力增高，腱反射亢进，病理征阳性。

下运动神经元损害：肌张力降低，腱反射消失，病理征阴性。

第二章 急性炎症性脱髓鞘性多发性神经炎

急性炎症性脱髓鞘性多发性神经炎又称吉兰-巴雷综合征（GBS）是指一组急性或亚急性起病的周围神经疾病，世界各地、各种年龄均可发病。

一、临床表现

1. 一般表现 在我国以儿童及青壮年较多，一年四季均可发病，我国以夏秋季多见，病前1~3周常有感染病史。

2. 运动障碍 四肢对称性弛缓性瘫痪，多自下肢开始逐渐上升，也可四肢同时出现，肢体呈弛缓性瘫痪。多为数天至2周达高峰。肌萎缩多不明显，部分病例可出现，一般肢体远端较明显，严重病例可波及肋间肌和膈肌导致呼吸肌麻痹。

3. 感觉症状 在发病初期，几乎所有患者都有四肢麻木等主诉，常开始于四肢远端，逐渐向近端发展。多数病例，当延及腕部及踝部就不再进展，呈所谓"手套""袜子"型分布，感觉障碍远比运动障碍轻，可有可无。常有小腿的腓肠肌压痛。

4. 脑神经受累 30%~40%的患者可合并有脑神经受累，成人以双侧周围性面瘫较常见，儿童以延髓麻痹常见；也可有动眼、展、舌下、三叉神经等受累。

5. 自主神经系统障碍 自主神经受损症状十分常见，交感和副交感神经功能不全的症状均可见到，如心动过速、周围血管张力降低致体位性低血压、全身发热、面部潮红、发汗异常。括约肌一般不受影响，但因卧位和腹肌无力，偶可发生暂时性排尿困难，甚至尿潴留。

［经典例题1］

吉兰-巴雷综合征的典型临床表现之一为四肢远端

A. 疼痛明显
B. 感觉障碍比运动障碍轻
C. 感觉障碍比运动障碍明显
D. 感觉和运动障碍均十分严重
E. 近有感觉障碍

［参考答案］1. B

二、辅助检查

1. 脑脊液 典型的改变为蛋白-细胞分离（2周最明显），即蛋白升高而细胞数正常，为本病特点之一。

2. 肌电图 早期肢体远端的神经传导速度可正常，随着病情的发展，神经传导速度明显减慢，远端潜伏期延长，波幅轻度异常。

三、诊断

病前1~3周有感染史，急性或亚急性起病，起病时无发热，四肢对称性的周围性瘫痪，四肢瘫时肌张力低、腱反射明显减退或消失；四肢远端手套和袜子型的感觉障碍。可伴有脑神经损害，大、小便功能正常，病后2周脑脊液有蛋白-细胞分离现象，肌电图神经传导速度减慢。

四、鉴别诊断

脊髓灰质炎；低血钾型周期性瘫痪；功能性瘫痪；重症肌无力。

五、治疗

1. 治疗原则 主要包括对症、支持疗法和针对病因治疗两方面，急性期是否用激素治疗尚有争议。近年来，血浆交换疗法、大剂量免疫球蛋白静脉注射均在使用。

2. 呼吸肌麻痹的处理 本病的主要危险是呼吸麻痹，须保持呼吸道通畅，定时翻身拍背，使呼吸道分泌物及时排出，预防肺不张及呼吸道感染，密切观察呼吸困难程度、肺活量和血气分析的改变，以便及时做出使用呼吸机的决定。

[经典例题 2]

吉兰-巴雷综合征患者病后五天出现严重面神经麻痹、吞咽困难，严重呼吸麻痹、构音含糊。首选的治疗是

A. 抗生素治疗　　　　　　　　　　B. 气管切开并用呼吸机

C. 肾上腺糖皮质激素　　　　　　　D. 鼻饲流质

E. 大量维生素

[参考答案] 2. B

吉兰巴雷四主征，运动感觉脑神经，
下向上，外往里，重运动，轻感觉，
总是双侧总出汗。
吉兰巴雷综合征主要临床表现为四大主征，运动障碍（四肢下运动神经元瘫痪）、感觉症状（手套袜套样感觉减退）、脑神经损害和自主神经功能损害。以运动症状为重，双侧对称。当出现呼吸困难时，首选治疗方法为气管切开，呼吸机辅助呼吸。还考核了一个知识点，就是吉兰巴雷综合征的另一个名称，急性炎症性脱髓鞘性多发性神经病。

第三章　偏头痛

偏头痛是指周期性发作的血管性头痛，于青春期发病，以搏动性头痛、恶心和畏光为特点。

一、临床表现

(一)有先兆偏头痛

1. 前驱症状　患者可有疲劳感、烦躁、激动、抑郁。

2. 先兆　最常见的是视觉先兆，如闪光、暗点、异彩、黑蒙或偏盲。常于头痛前 1 小时内发生，可持续 5~60 分钟。其次是躯体感受性先兆，运动障碍性先兆少见。

3. 头痛　多在先兆症状对侧的眶后部或额颞部开始逐渐加剧，并扩展至半侧头部或整个头部，特点为跳痛、搏动性，常伴恶心、呕吐、畏光畏声。

4. 常有阳性家族史。

(二)无先兆偏头痛

是最常见的偏头痛类型，头痛部位及特点与先兆性相似。反复发作的一侧或双侧额颞部疼痛，呈搏动性。

二、治疗

1. 预防发作　避免促发因素如紧张，睡眠不足，精神压力，喧闹声。饮食要有节制不宜过饱或过饥，也不要摄入高脂肪食物和饮酒。发作时需静卧，保持安静。

2. 发作时治疗　对发作时不很强烈偏头痛可选用阿司匹林、芬必得、布洛芬、吲哚美辛(消炎痛)、甲芬那酸(甲灭酸)等。对不常发作但很强烈的偏头痛，可在发作早期给咖啡因麦角胺(含麦角胺 1mg 和咖啡因 100mg)两片(儿童减半)。

5-HT$_{1B/1D}$受体选择性激动剂，如舒马曲普坦 50mg 口服一次或佐米曲普坦 2.5mg 口服一次或利扎曲普坦 10mg 口服一次。

3. 预防性用药　适用：①频繁发作者，尤其每周 1 次以上严重头痛，影响生活和工作；②急性期治疗无效或有药物不良反应或禁忌应用药物，无法进行急性期治疗。

β-肾上腺素能受体阻滞剂：普萘洛尔 10mg/次，每日 3~4 次。注意心率不低于 60 次/分。

抗癫痫药：应从小剂量逐渐加量。托吡酯 25~50mg/次，每日 2 次。丙戊酸钠 0.2g/次，每日三次。

钙离子拮抗剂：氟桂利嗪 5~10mg/次，每晚 1 次。

5-羟色胺受体拮抗剂：苯噻啶 0.5mg/次，每日三次。

抗抑郁剂：阿米替林 50~75mg，每晚 1 次。文拉法辛 150mg，每日 1 次。

表 6-2　偏头痛的预防用药

预防	轻度偏头痛	重度偏头痛
普萘洛尔 丙戊酸钠 阿米替林	阿司匹林 吲哚美辛 甲灭酸	咖啡因麦角胺 舒马曲普坦

第四章 面神经麻痹

本病是因茎乳孔内面神经非特异性炎症所致的周围性面瘫。

一、临床表现

可见于任何年龄，男性略多。急性起病，于数小时或 2 天内达高峰，患者常在清晨洗脸、刷牙时发现一侧面部表情肌瘫痪。主要表现为：额纹消失、眼睑不能闭合、不能皱额蹙眉。试闭眼时，瘫痪侧眼球转向外上方，露出白色巩膜，称为贝尔现象。病侧鼻唇沟变浅，口角下垂，露齿时口角偏向健侧，鼓气或吹口哨时漏气，因颊肌瘫痪，食物易滞留在齿颊之间。病变在鼓索分支以上时，可出现同侧舌前 2/3 的味觉丧失；如在发出镫骨肌支以上受损时，可出现舌前 2/3 的味觉丧失和听觉过敏；膝状神经节带状疱疹病毒感染时，除周围性面瘫、舌前 2/3 的味觉丧失和听觉过敏外，尚有患侧乳突部疼痛、耳廓和外耳道感觉减退、外耳道或鼓膜出现疱疹，称为 Hunt 综合征。

[经典例题 1]

周围性面瘫伴同侧舌前 2/3 味觉减退，病变位于

A. 镫骨肌支以上

B. 耳道

C. 面神经管茎乳孔处

D. 膝状神经节

E. 鼓索分支以上

[参考答案] 1. E

敲黑板

表情肌瘫痪（从上往下记忆）：

额——额纹变浅，不能皱额；

眼——闭合不全，Bell 现象；

鼻——鼻唇沟变浅；

口——口角下垂，示齿偏向对侧、鼓气、吹口哨漏气。

二、治疗

1. 激素治疗。

2. B 族维生素可促进神经髓鞘的恢复。

3. 理疗 急性期局部红外线照射，超短波热疗法。

4. 改善局部循环。

1个口诀：如果灯熄，两位挺累。（乳鼓蹬膝，脸味听泪）

面神经在茎乳孔处损伤时，仅表现为周围性脸部肌肉瘫痪；向上走行，鼓索支加入后损伤，就会增加一个临床表现，舌前2/3味觉障碍；再往上，镫骨肌支加入后损伤，增加的表现为听觉过敏；到了膝状神经节处，还会伴随出现泪液分泌障碍、乳突疼痛、外耳道疱疹及感觉减退。

2个体征：

（1）Bell 征——闭露征

一侧表情肌瘫痪，闭眼时表现为眼睑闭合不全和露眼白

（2）Hunt 征——四个T（Taste、Ting、Tong、Tui）

膝状神经节损伤后除了周围性面瘫，还表现为四个T，舌前2/3味觉障碍（Taste）、听觉过敏（Ting）、乳突疼痛（Tong）、外耳道疱疹及感觉减退（Tui）。

3个素：

面神经炎药物治疗包括激素（用于治疗非特异性炎症）、抗生素（用于治疗感染，此处为抗病毒药阿昔洛韦）、B族维生素（用于营养神经）。

第五章　视神经脊髓炎

本病是一种独特的中枢神经系统炎性脱髓鞘疾病。

一、临床表现

个别患者病后脊髓损害平面逐渐上升，波及颈段和延髓，出现四肢瘫、吞咽困难，构音不清，呼吸肌麻痹，很快死亡，称为上升性脊髓炎。

单眼或双眼球后疼痛、视物模糊、视力下降。眼球运动如常，眼底检查见视神经炎改变。

1. 运动障碍　受损平面以下肢体瘫痪，急性期出现瘫痪肢体肌张力低，腱反射消失，病理反射引不出，尿潴留，此为脊髓休克。

2. 感觉障碍　在肢体瘫痪的同时，脊髓病变水平以下深浅感觉缺失，有些患者在感觉缺失区的上缘1~2个节段出现感觉过敏区。

3. 膀胱、直肠和自主神经功能障碍　早期尿潴留，大便排出困难。

二、辅助检查

脑脊液白细胞和蛋白可增高，细胞中以淋巴细胞增多为主。椎管一般通畅。脊髓MRI示病变部位脊髓增粗、信号异常及增强。

三、诊断与鉴别诊断

1. 诊断　根据病前有感染或疫苗接种史，急性起病出现截瘫、传导束型感觉障碍和以膀胱直肠括约肌功能障碍为主的自主神经受累表现，结合脑脊液和影像学检查以及血清出现抗水通道蛋白4的抗体(AQP4-Ig)的特点，一般可以诊断。

2. 鉴别诊断

急性硬膜外脓肿；脊柱结核及转移性肿瘤；脊髓血管病变。

四、治疗

1. 药物治疗

(1)皮质类固醇：常用甲泼尼龙80~240mg或地塞米松10~15mg加入5%或10%葡萄糖液中静脉滴注，每日1次。连用7~14天后，改泼尼松30~40mg，日服1次。一般在一个月左右逐渐减量停服。用药期间要注意药物的副作用。

(2)神经营养药物。

(3)可试用血浆置换或静脉用免疫球蛋白。

2. 护理

(1)预防压疮。

(2)处理排尿障碍。

(3)对排便困难者：可在晚间服用缓泻剂或用肥皂水灌肠。

(4)瘫痪下肢可用简易支架或穿新布鞋维持足背功能位，每日做数次被动运动。禁用热水袋取暖防止烫伤。

(5)高颈段脊髓炎患者常有呼吸困难，应给氧。定期翻身拍背，鼓励患者咳嗽排痰，若分泌物较多而无力咳出应给予吸痰。必要时做气管切开或人工辅助呼吸。

(6)评估下肢深静脉血栓发生风险，对于高风险者，可予以间歇性加压泵或低分子肝素治疗。

提醒：

脑脊液白细胞和蛋白可增高，细胞中以淋巴细胞增多为主。

病变主要累及视神经、视交叉和脊髓(胸段与颈段)。

第六章　颅内压增高

成人颅内压的正常值为 80～180mmH$_2$O，儿童的正常颅内压为 40～100mmH$_2$O。当颅内压持续在 200mmH$_2$O 以上，可引起相应的综合征。

一、病因

1. 脑体积增加、脑脊液增多和脑血容量增加。

2. 颅内占位性病变使颅腔内空间相对变小　颅内血肿、脑肿瘤、脑脓肿。

3. 先天性畸形使颅腔容积变小　颅底凹陷症。

二、临床表现

1. 头痛　最常见的症状之一。头痛性质以胀痛和撕裂痛多见。当用力咳嗽、弯腰或低头活动时常使头痛加重。

2. 呕吐　呈喷射性。易发生于饭后。

3. 视神经乳头水肿　是重要客观体征之一，早期表现为视神经乳头充血、边缘不清、中央凹陷消失、视盘隆起、静脉怒张，如长期存在，则视盘变苍白、视力减弱、视野向心缩小等继发性视神经萎缩表现，即使此时颅内高压解除，视力恢复也不理想，甚至继续恶化和失明。

以上三者是颅内压增高的典型表现，称之为颅内压增高"三主征"。

4. 意识障碍及生命体征变化　疾病初期意识障碍可出现嗜睡，反应迟钝。严重病例可出现昏睡、昏迷、伴有瞳孔散大、对光反应消失、发生脑疝、去脑强直等。生命体征变化为血压升高、脉搏徐缓、呼吸不规则、体温升高等病危状态甚至呼吸停止，终因呼吸衰竭而死亡。

5. 其他症状　头晕、猝倒、头皮静脉怒张。

颅内高压的三大主征要熟记。

三、诊断与鉴别诊断

1. 症状　头痛、呕吐、视乳头水肿。

2. 体征　血压升高、脉压增大、呼吸深慢、脉搏变缓。

3. 辅助检查　常见的检查方法有头颅 X 线摄片、腰椎穿刺、颅内压监护等。

4. 鉴别诊断　脑震荡、脑挫裂伤和颅内血肿。

四、一般处理

凡颅内压增高的患者，应留院观察，密切观察神志、瞳孔、血压、呼吸、脉搏及体温等生命变化，保持呼吸道通畅，频繁呕吐者应禁食。避免咳嗽用力等，以免诱发颅内压骤增。

五、治疗

(一)脱水治疗　适用于颅内压增高但暂时未查明原因或已查明原因但一时无法解决的病例。

1. 限制液体摄入量　成人应限制在每天 1500～2000ml，输注速度不得过快。

2. 渗透性脱水治疗　意识清楚者口服；意识障碍或严重者静脉或肌内注射。常用口服药物：氢氯噻嗪、乙酰唑胺、氨苯蝶啶、呋塞米(速尿)。常用静脉注射药物：20%甘露醇。

(二)辅助治疗

1. 肾上腺皮质激素治疗　地塞米松、氢化可的松。可减轻脑水肿，有助缓解颅内高压。

2. 冬眠低温疗法　有利于降低脑的新陈代谢率，减少脑组织的氧耗量，防止脑水肿的发生与发展，对降低颅内压也有一定作用。

(三)病因治疗　对颅内占位性病变应考虑作病变切除术，有脑积水者可行脑脊液分流术。

[经典例题1]

高血压脑出血患者来院时昏迷，已脑疝，应首先采取的急救措施是

A. 静脉快速滴注甘露醇　　　　　　　　　B. 静脉注射50%葡萄糖

C. 开颅手术　　　　　　　　　　　　　　D. 腰穿放脑脊液

E. 脑室穿刺

[参考答案] 1. A

　　两上两下：血压升高、脉压差升高、呼吸变慢、脉搏变慢。和压力有关的都往上升，和次数有关的都往下降。

第七章　头皮损伤

一、头皮血肿

多因钝器伤所致，按血肿出现于头皮内的具体层次，可分为皮下血肿、帽状腱膜下血肿和骨膜下血肿 3 种。较小的头皮血肿在 1~2 周可自行吸收，巨大的血肿可能需 4~6 周才吸收。采用局部适当加压包扎，有利于防治血肿的扩大。为避免感染，一般不采用穿刺抽吸。处理头皮血肿时，要着重考虑到颅骨损伤，甚至脑损伤的可能。

二、头皮裂伤

可由锐器或钝器伤所致。由于头皮血管丰富，出血较多，可引起失血性休克。处理时需着重于检查有无颅骨和脑损伤，对头皮裂伤本身除按照压迫止血、清创缝合原则外，还应注意下列情况：①需检查创口深处有无骨折、碎骨片或异物，如果发现有脑脊液或脑组织外溢，需按开放性脑损伤处理；②头皮血供丰富，其清创缝合的时限允许放宽至 24h。

三、头皮撕脱伤

多因发辫受机械力牵扯，使大块头皮自帽状腱膜下层或连同颅骨骨膜被撕脱所致。它可导致失血性或疼痛性休克。治疗上应在压迫止血、防止休克、清创、抗感染的前提下，行中厚皮片植皮术，对骨膜已撕脱者，需在颅骨外板上多处钻孔至板障，然后植皮。条件允许时，应采用显微外科技术行小血管吻合、头皮原位缝合，如获成活，可望头发生长。

口诀：皮帽骨，血运足

颅骨表面包括头皮、皮下组织、帽状腱膜、帽状腱膜下、骨膜和骨膜下（简称皮帽骨）。

第八章　颅骨骨折

颅骨骨折按骨折部位分为颅盖与颅底骨折；按骨折形态分为线形与凹陷性骨折；按骨折与外界是否相通，分为开放性与闭合性骨折。

一、颅盖部线形骨折的诊断及治疗

1. 诊断

颅盖部的线状骨折发生率最高，主要表现为头皮肿胀或瘀斑，尤其在非暴力直接损伤部位。X 线光片或 CT 可确诊。

2. 治疗

单纯线形骨折本身不需特殊处理，但应警惕是否合并其他脑损伤；凹陷性骨折面积较大，导致颅压增高或发生在大脑功能区且凹陷深度超过 1cm 者应及时手术清除或复位。

　　这里需要注意，颅盖骨骨折可以通过 X 线诊断，但是后面的颅底骨折 X 线诊断有限，需要根据临床表现。

二、颅盖部凹陷性骨折手术指征

1. 合并脑损伤或大面积的骨折面陷入颅腔，导致颅内压增高，CT 示中线结构移位，有脑疝可能者应行急诊开颅去骨瓣减压术。

2. 因骨折片压迫脑部重要部位，引起神经功能障碍应行骨折片恢复或取除手术。

3. 非功能部位小面积凹陷骨折，无颅内压增高，深度超过 1cm，为相对适应证。

4. 位于大静脉窦处的凹陷性骨折，如未引起神经体征或颅内压增高，即使陷入较深也不宜手术，必须手术时，术前术中做好大出血准备。

5. 开放性骨折。

三、颅底骨折临床表现及处理

颅底部的线形骨折多为颅盖骨折延伸到颅底，也可由间接暴力所致。根据发生部位可分为颅前窝骨折、颅中窝骨折和颅后窝骨折。

1. 颅前窝骨折　累及眶顶和筛骨，可有鼻出血、眶周广泛淤血斑（"熊猫眼"征）以及广泛球结膜下淤血斑等表现。若脑膜、骨膜均破裂，则合并脑脊液鼻漏，脑脊液经额窦或筛窦由鼻孔流出。若筛板或视神经管骨折，可合并嗅神经或视神经损伤。

2. 颅中窝骨折　若累及蝶骨，可有鼻出血或合并脑脊液鼻漏，脑脊液经蝶窦由鼻孔流出。若累及颞骨岩部，脑膜、骨膜及鼓膜均破裂时，则合并脑脊液耳漏，脑脊液经中耳由外耳道流出；若鼓膜完整，脑脊液则经咽鼓管流往鼻咽部，可误认为鼻漏。

3. 颅后窝骨折　累及颞骨岩部后外侧时，多在伤后 1~2 日出现耳后乳突部皮下淤血斑（Battle 征）。

4. 颅底骨折的处理　颅底骨折本身无需特别治疗，着重于观察有无脑损伤及处理脑脊液漏、脑神经损伤等并发症。合并脑脊液漏时，需预防颅内感染，不可堵塞或冲洗，不做腰穿，取头高位卧床休息，避免用力咳嗽、打喷嚏和擤鼻涕，给予抗生素。

医学教育网 www.med66.com

表 6-3　颅底骨折的分类

位置	症状	损伤神经	记忆要点
颅前窝	熊猫眼征	嗅神经、视神经	眼睛-鼻子
颅中窝	鼻出血，耳出血	面神经、听神经	鼻子-耳朵
颅后窝	Battle 征	副神经、舌下神经	耳后

第九章　脑损伤

一、脑震荡临床表现及治疗

1. 临床表现与诊断

（1）头部外伤史，伤后即刻发生意识障碍，程度一般不严重，持续时间不超过 30 分钟，昏迷期间可有生命体征不稳定。

（2）往往有逆行性遗忘。

（3）几乎所有患者有头痛、头晕、恶心、呕吐等症状。

（4）查体神经系统无阳性体征。

（5）腰穿及头颅 CT 未见异常。

神经系统检查无阳性体征，脑脊液检查显示颅内压正常，无红细胞。CT 检查颅内无异常发现。

2. 治疗脑震荡　无特殊治疗，可卧床休息一周，并可辅以镇静和止痛药物。同时进行心理治疗，消除患者的恐惧心理，一般可在半月内恢复正常，预后良好。

二、脑挫裂伤

1. 意识障碍　受伤当时立即出现，其程度和持续时间与脑挫裂伤的程度、范围直接相关，绝大多数在数分钟到数小时、数天、数月以上，重症者可长期持续昏迷。少数范围局限的脑挫裂伤，如果不存在惯性力所致的弥散性脑损伤，可不出现早期意识障碍。

2. 局灶症状与体征　受伤当时立即出现与受损脑区相应的神经功能障碍或体征，如运动区损伤出现锥体束征、肢体抽搐或偏瘫，语言中枢损伤出现失语等。发生于"哑区"的损伤，则无局灶症状或体征出现。瞳孔不等大以及锥体束征等。

3. 头痛、恶心和呕吐　伤后出现，1~2 周内明显。可能与外伤性蛛网膜下腔出血、颅内压增高、自主神经功能紊乱或脑血管运动功能障碍等有关，前者尚可有脑膜刺激征、脑脊液检查有红细胞等表现。

4. 颅内压增高与脑疝　系继发脑水肿或颅内血肿所致，使早期的意识障碍或瘫痪程度有所加重，或意识好转、清醒后又变为模糊，同时有血压升高、心率减慢、瞳孔不等大以及锥体束征等表现。

5. CT 检查　不仅可了解脑挫裂伤的具体部位、范围（伤灶表现为低密度区内有散在的点、片状高密度出血灶影）及周围脑水肿的程度（低密度影范围），还可了解脑室受压及中线结构移位等情况。

三、颅内血肿

颅脑损伤引起颅内各层次和各结构的损伤和出血。当出血量达到一定程度时，产生占位效应，引起颅内压增高甚至脑疝形成者，称之为颅内血肿。颅内血肿按出血的层次分为硬脑膜外血肿、硬脑膜下血肿和脑内血肿等。颅内血肿的一般临床特点是伤后发生进行性颅内压增高。按血肿引起颅内压增高或脑疝症状所经历的时间分类 3 日内发生者为急性型，3 日后至 3 周内发生者为亚急性型，3 周后发生者为慢性型。依据血肿的数目又可以分为单发和多发颅内血肿。外伤后的颅内出血发展到颅内血肿在临床上或长或短均有一个过程。这一过程表现在临床上为伤后进行性颅内压增高，最终形成脑疝的过程。表现有：

1. 意识进行性恶化　清醒—躁动—嗜睡—浅昏迷—深昏迷，或昏迷—清醒—昏迷，或浅昏迷—深昏迷（示病情恶化进程）。

2. 瞳孔改变　患侧一过性缩小—散大，最后发展为双侧散大，对光反应：迟钝—消失。

3. 神经系统阳性体征　由少到多，由轻到重，由一侧到双侧。

4. 血压、脉搏和呼吸等生命体征的变化　血压，特别是收缩压升高，脉压增大，脉率变缓，呼吸变浅、变慢。（与颅高压的生命体征改变一致，"两上两下"）

第十章　出血性卒中

急性脑血管病分类：

1. 按症状持续时间　短暂性脑缺血发作(TIA)、脑卒中。

2. 按病理性质　缺血性卒中和出血性卒中。出血性卒中主要指脑(实质)出血、蛛网膜下腔出血。

3. 按病因机制可将缺血性卒中再分为大动脉粥样硬化(血栓形成)性、心源性(栓塞)、小动脉硬化性(习惯上称为腔隙性)、其他原因性和隐源性等4类。

一、脑出血

脑出血是指脑实质内的血管自发性破裂出血。

(一)病因　高血压动脉硬化是脑出血最常见病因，其次是淀粉样脑血管病，较少见的原因可有动静脉畸形、动脉瘤、脑动脉炎、脑肿瘤、白血病、凝血机制不良。

(二)临床表现

发病年龄常在50岁以上，多有高血压病史，寒冷季节发病较多。多突然起病，起病前多无预感。多在白天起病，过劳、大便用力、兴奋或激动常为诱因。全脑症状为出血、水肿、高颅压所致，表现为剧烈头痛、呕吐、意识障碍(嗜睡-昏迷)。局灶性症状表现为中枢性偏瘫、面瘫、舌瘫、交叉瘫、失语、感觉障碍等。不同部位的脑出血其临床表现除上述的共同点外，各有其特点：

基底节区出血(为脑出血中最多见者)：其中壳核出血最多，占脑出血的60%，其次是丘脑出血，尾状核出血较少。分为轻型、重型和极重型。主要表现为"三偏征"，即对侧肢体不同程度的中枢性瘫痪、偏身感觉障碍和偏盲，当出血量较大，破入脑室，可出现严重的意识障碍，双眼凝视病灶侧，鼾声呼吸。极重型患者可出现四肢强直性痉挛，死亡率很高。

表6-4　不同出血部位的临床表现

出血部位	临床表现
壳核	三偏征，凝视病灶
脑叶	各脑叶局灶体征
脑桥	交叉性瘫痪，凝视瘫痪肢体，针尖样瞳孔
小脑	眩晕，共济失调，枕骨大孔疝
脑室	头痛，呕吐，重者出现针尖样瞳孔，昏迷

[经典例题1]

脑出血的确诊依据是

A. 急性偏瘫者，伴CT中对应区域有高密度病灶

B. 持续昏迷者

C. 争吵后头痛、呕吐

D. 偏瘫、偏盲、偏身感觉者

E. 急性偏瘫者，伴CT中对应区域有低密度病灶

[参考答案] 1. A

(三)辅助检查

1. CT检查　疑诊脑出血首选CT，呈圆形或类圆形高密度血肿(出血灶)。

2. 脑血管造影　可用于进行病因诊断，怀疑脑血管畸形、烟雾病或血管炎等可进行该检查。

（四）诊断及鉴别诊断

1. 诊断　老年人有高血压病史，活动或激动时急性起病，有头痛、呕吐和血压升高，有明确的局灶神经功能受损的体征，头颅 CT 脑实质有高密度影像即可诊断，诊断脑出血后应进一步做病因诊断。

2. 鉴别诊断　脑出血主要与脑血栓形成相鉴别。有昏迷患者应注意与肝功能衰竭、肾衰竭、糖尿病性昏迷、一氧化碳中毒等区分，可通过既往病史进行鉴别。

表 6-5　脑出血与脑血栓形成鉴别

鉴别要点	脑血栓形成	高血压脑出血	蛛网膜下腔出血
病因	动脉粥样硬化 心源性栓塞	高血压 淀粉样血管病	动脉瘤 动静脉畸形
起病年龄	中老年	中老年	各年龄
发病情况	安静	活动或激动	活动或激动
头痛	少	较多	几乎均有，剧烈伴呕吐
偏瘫	多	多	几乎无
脑膜刺激征	极少	可有	几乎均有，明显
CT 检查	低密度灶	高密度灶	脑沟脑池内高密度

（五）治疗与预防

治疗原则：保持安静，调整血压，防止再出血，降低颅内压，控制脑水肿，防止脑疝及缩小脑细胞坏死范围。

1. 保持安静　绝对卧床，取头高位，不宜长途运送及过分搬动。

2. 脱水降颅压　20%甘露醇，125ml 快速静脉滴注，每 6~8h 一次，不良反应可引起急性肾功能不全。

3. 高血压的处理

如血压在≥180/105mmHg 以上，可适当给予作用较温和的降压药如呋塞米（速尿）及硫酸镁等。使血压维持在略高于发病前水平。当血压<180/105mmHg 时可暂不使用降压药。急性期过后（约 2 周），血压仍持续过高时可应用降压药。急性期血压急骤下降时表明病情严重，应给升压药物以保证足够的脑供血量。

4. 防止并发症

（1）昏迷的患者应注意保持呼吸道通畅，头歪向一侧以便口腔黏液和痰液流出，必要时行气管切开吸痰，保持呼吸道通畅。

（2）保持水电解质平衡，补充营养，发病 3 日仍不能进食者应鼻饲，定时翻身拍背，防止发生压疮及坠积性肺炎。早期即应用抗生素，防治感染。

（3）上消化道出血的处理：由于脑干和丘脑下部受累，患者出现呕血和黑便，可静脉滴注雷尼替丁或洛赛克。

（4）抗癫痫处理：有癫痫发作的脑出血患者可用苯妥英钠也可静推安定来控制。

5. 手术治疗

手术治疗的目的是清除血肿，降低颅内压，使受压而未破坏的神经元恢复功能从而提高患者生存质量。一般认为年龄不太大，生命体征稳定，心肺肾功能无明显障碍，血压小于 200/120mmHg，且符合下列情况者可考虑手术治疗。

（1）壳核出血血肿>30ml，或颅内压明显增高有可能形成脑疝者。

（2）血肿>20ml 或有脑干受压征，应禁忌手术清除血肿，否则随时可发生脑疝而死亡。

（3）小脑半球血肿>10ml 者，可考虑手术治疗。

（4）脑室出血或丘脑内侧出血血液大量破入脑室，导致阻塞性脑积水。

（5）有明确动脉瘤、动静脉畸形等病灶。

6. 预防　预防和控制高血压是预防高血压性脑出血的关键。

> 1. 脑出血的治疗原则
>
> 静（保持安静）、低（降低颅压、降低血压）、并（防止并发症）
>
> 2. 脑出血的手术适应证
>
> 3，2，1，开闸放水（血）
>
> 脑疝、破入脑室、小脑出血>10ml、脑干出血>20ml、壳核出血>30ml。

二、蛛网膜下腔出血

（一）病因　常见原因为颅内动脉瘤，脑（脊髓）血管畸形，其他原因有高血压动脉硬化、烟雾症、颅内肿瘤卒中、血液病等，但均属少见。

> 如果考题问蛛网膜下腔出血的主要病因，选动脉瘤。

（二）临床表现

1. 出血症状　发病前多数患者有情绪激动、用力、排便、咳嗽等诱因，患者突然剧烈头疼、恶心呕吐、面色苍白、全身冷汗。半数患者可出现神经症状，以一过性意识不清多见，严重者呈昏迷状态，甚至出现脑疝死亡。有的还出现眩晕，颈背痛或下肢疼痛，脑膜刺激征明显，常在蛛网膜下腔出血后1~2天内出现。

2. 脑神经损害　以一侧动眼神经瘫痪常见，提示同侧颈内动脉-后交通动脉瘤或大脑后动脉瘤。

3. 偏瘫　病变或出血压迫运动区皮质及其传导束所致。

4. 视力视野障碍　眼底检查可见玻璃体膜下片状出血，是临床诊断的有力证据。出血量过大时引起视力障碍。视交叉、视束或视放射受累则产生双颞偏盲或同向偏盲。

5. 颅内杂音　约1%颅内动静脉畸形和颅内动脉瘤患者可出现。

6. 体温改变　部分蛛网膜出血发病后数日可有低热。

7. 并发症　①再出血：是蛛网膜下腔出血的致命并发症。出血后1个月内再出血危险性最大；②脑血管痉挛；③脑积水。

（三）诊断

诊断首选：头部CT，诊断蛛网膜下腔出血（SAH）准确率几乎100%，出血第1周CT显示最清晰。加强CT还可显示脑血管畸形和直径>1.0cm的动脉瘤。脑血管造影是确定SAH病因的必需手段。

（四）处理原则与预防

1. 病因治疗　脑血管造影或数字减影血管造影（DSA），如为动脉瘤或脑血管畸形，应手术以达到根治。防止蛛网膜下腔出血。

2. 绝对卧床休息4~6周。避免咳嗽、喷嚏、用力排便及不必要的搬动。

3. 用20%甘露醇降颅压，如药物疗效不佳，头痛剧烈，可考虑腰穿、十分缓慢地放脑脊液。

4. 应用6-氨基己酸、氨甲苯酸（PAMBA）类止血药物。

5. 解治脑血管痉挛。应用尼莫地平。

6. 保持水和电解质平衡；支持治疗。

[经典例题1]

男性，45岁。2小时前于抗洪救灾现场突发剧烈头痛，进行性加重。入院查体：急性病容，痛苦表情，颈抵抗(+)，眼底检查见玻璃体下片状出血。

(1)最可能的诊断

A. 脑出血　　　　　　　　　　　　　B. 脑血栓形成

C. 脑栓塞　　　　　　　　　　　　　D. TIA

E. 蛛网膜下腔出血

(2)为明确诊断，首选的检查

A. 头颅 CT　　　　　　　　　　　　B. 头颅 MRI

C. DSA　　　　　　　　　　　　　　D. 腰椎穿刺

E. 脑血流图

(3)经过上述检查发现，患者左侧外侧裂、环池、鞍上池高密度影，最可能的病因是

A. 脑肿瘤卒中　　　　　　　　　　　B. 脑动脉瘤破裂

C. 桥静脉破裂　　　　　　　　　　　D. 脑动脉硬化

E. 脑外伤

(4)为了进一步明确病因，最有价值的检查是

A. 腰椎穿刺　　　　　　　　　　　　B. CTA

C. 头颅 MRI　　　　　　　　　　　　D. 头颅 CT

E. TCD

[参考答案] 1. E、A、B、B

蛛网膜下腔出血的治疗与脑出血类似，可联想记忆。

静(保持安静、绝对卧床)、低(降低颅内压)、并(预防出血、血管痉挛和脑积水等并发症)。

第十一章　缺血性卒中

缺血性卒中，习惯上称之为脑梗死，是指脑局部供血障碍导致的脑组织缺血缺氧，进而所产生的局灶性脑功能障碍的临床表现，包括了脑血栓形成和脑栓塞。

一、常见病因

表6-6　缺血性卒中病因分型

分型	病因	发病机制
大动脉粥样硬化	四高一吸一传 四高：高龄、高血压、高血糖、高血脂 一吸：吸烟 一传：遗传	颅内外的大动脉发生粥样硬化病变 导致远端灌注不足 斑块脱落导致动脉-动脉栓塞 斑块堵塞穿支动脉开口
心源性栓塞	房颤、心脏瓣膜病、近期心梗、心房心耳血栓	心脏血栓随血流进入脑动脉，多累及前循环，可出现多个血管分布区梗死
小动脉硬化性	高龄、高血压、吸烟	穿支动脉病变和闭塞，导致腔隙性梗死
其他	动脉夹层、烟雾病、动脉炎、结缔组织病、血高凝状态、遗传性疾病	
隐源性	病因不明	

二、临床表现

多见于老年人，常伴有高血压、高脂血症、糖尿病、吸烟、冠心病等多种危险因素，少数患者起病前可有TIA病史。多数为静态发病，逐渐进展至高峰。快速起病且迅速达到高峰者，多提示为栓塞性。

（一）颈内动脉系统

1. 大脑前动脉　皮层支闭塞出现病灶对侧偏瘫及偏深感觉障碍，以下肢为重，伴有排尿障碍。

2. 大脑中动脉

（1）主干梗死：出现对侧偏瘫，偏身感觉障碍和对侧同向性偏盲，优势半球受累还可出现失语。可引起颅内压增高，昏迷，甚至死亡。

（2）皮质支梗死：对侧偏瘫、偏身感觉障碍，以面部及上肢为重，优势半球受累可有失语，非优势半球受累可有体像障碍（自体认识不能、病觉缺失等）。

（3）深穿支梗死：内囊部分软化，出现对侧一致性偏瘫，可伴感觉障碍及偏盲，优势半球受累时可有失语。

3. 大脑后动脉　皮质支闭塞导致对侧同向偏盲或象限性盲。

（二）椎-基底动脉系统

出现眩晕、眼震、复视、构音障碍、吞咽困难、共济失调、交叉瘫等，常迅速死亡。

[经典例题1]

缺血性脑卒中的临床表现不包括

A. 意识障碍

B. 肢体瘫痪

C. 安静发病

D. 失语

E. 脑膜刺激征

[经典例题2]

脑血管闭塞后患者出现"三偏综合征"，提示受累血管为

A. 大脑中动脉主干   B. 大脑前动脉主干

C. 大脑后动脉主干   D. 椎基底动脉

E. 内听动脉

[参考答案] 1. E；2. A

三、诊断及辅助检查

老年患者，多种血管性危险因素，急性起病，有明确的局灶神经功能受损的临床表现，头颅CT检查6小时内多正常，24小时后可见片状低密度改变。头颅MRI弥散加权成像可在起病2小时内显现病灶，为早期诊断的重要方法。

鉴别诊断：应与其他脑血管病、颅内占位性病变相鉴别。

四、治疗与预防

1. 一般处理

(1)保持呼吸道通畅和供氧：昏迷患者要注意气道堵塞，必要时可行气管切开。

(2)保持良好的心肺功能和血容量稳定及水电解质平衡：这是维持足够心排出量和脑灌流压的基础，应避免过分扩容及过度脱水。

(3)饮食营养：尽量经口或鼻胃管喂养。避免大量输入葡萄糖，因高血糖会使脑梗死灶扩大。

(4)防止并发症：积极预防呼吸道或泌尿道感染，防止压疮的发生。有癫痫发作者可给苯妥英钠0.1g/次或卡马西平0.2g/次，每日3次。

(5)调整血压：血压一般维持在发病时所测的或患者年龄应有的稍高水平。

2. 血管再通治疗 发病3~4.5小时之内，可静脉给予重组的组织型纤溶酶原激活剂(rt-PA)，剂量为0.9mg/kg(总量不超过90mg)，总量的10%在1分钟内静脉推注，余下的1小时内输注。

> 注意时间窗：3~4.5 小时
>
> 治疗药物：阿替普酶 rt-PA
>
> 治疗剂量：九九归一(0.9mg/kg，总量90mg，90%，1小时)
>
> 无条件开展 rt-PA 静脉溶栓的，也可考虑静脉滴注尿激酶100万U~150万U，加入100ml~200ml 液体静脉滴注。

3. 抗血小板聚集治疗和脑水肿和颅内压增高 未接受溶栓治疗者应尽早，或溶栓治疗24小时后开展抗血小板治疗。选择阿司匹林100~300mg/d。对轻卒中或TIA者，可选择3周的阿司匹林(50~100mg)联合氯吡格雷(75mg)治疗。可选择甘露醇、高渗盐水等短期降低颅压。对于严重者，需进行去骨瓣减压术。

4. 二级预防治疗 非心源性卒中患者，早期给予他汀类药物治疗，使 LDL-C 降至基线水平50%。病情稳定后，血压降至140/90mmHg以下。心源性卒中患者，病情稳定后，给予华法林抗凝治疗(监测INR值在2~3)。

5. 手术治疗 对于颅外颈动脉粥样硬化病变，考虑给予颈动脉内膜剥脱术和支架植入术。大面积脑梗死为防治脑疝可行去骨瓣减压术和坏死脑组织吸出术。

[经典例题3]

男性，44岁。晨起时发现言语不清，右侧肢体活动不适，既往体健，发病后4小时体检神志清楚，血

压120/80mmHg，右侧中枢性面瘫、舌瘫，右侧上下肢肌力2级，右半身痛觉减退，头部CT未见异常。

(1)病变部位可能是

A. 左侧大脑前动脉　　　　　　　　　　B. 右侧大脑前动脉

C. 左侧大脑中动脉　　　　　　　　　　D. 右侧大脑中动脉

E. 脊髓动脉

(2)病变的性质为

A. 脑出血　　　　　　　　　　　　　　B. 缺血性卒中

C. 脑肿瘤　　　　　　　　　　　　　　D. 蛛网膜下腔出血

E. TIA

(3)应选择的治疗方法

A. 调整血压　　　　　　　　　　　　　B. 溶栓治疗

C. 应用止血剂　　　　　　　　　　　　D. 手术治疗

E. 观察

[参考答案] 3. C、B、B

表6-7　各脑血管病损表现

血管	主干	皮层支	深穿支
眼动脉	单眼黑蒙	-	-
大脑前动脉	-	下肢为主的运动和感觉障碍	-
大脑中动脉	三偏征	面部和上肢为主的偏瘫	偏瘫
大脑后动脉	-	对侧同向性偏盲	自发性疼痛 舞蹈，震颤
椎基底动脉	昏迷，高热	-	-

第十二章　癫　痫

一、概念

癫痫是一组由大脑神经元异常放电所引起的短暂中枢神经系统功能失常的慢性脑部疾病，具有突然发生、反复发作、刻板重复的特点。临床症状视异常电位发放的部位不同而异，最常见的为抽搐及意识障碍；也可以表现为感觉异常、知觉障碍，以至于行为、精神、情感以及自主神经功能等不同程度的障碍，其共同特点为发作性及重复性。

二、病因

1. 特发性癫痫　又称原发性性癫痫，病因尚未明确，这类患者暂时未见全身代谢异常和脑部器质性改变，可能和遗传因素有关。

2. 症状性癫痫　主要由各种脑部疾病或影响脑功能的全身性疾病引起，癫痫发作只是症状之一。包括了颅内肿瘤、脑外伤、颅内感染、脑血管病、先天性疾病、营养代谢性疾病、全身系统性疾病、中毒等。

3. 隐源性癫痫　临床表现提示为症状性癫痫，但现有手段不能明确病因的。

三、临床表现

(一)部分性发作

指最先的临床和脑电图变化，提示开始的神经元病理活动限于一侧大脑半球的某一部分。发作涉及身体的一部分或大脑某一局限部位的功能障碍。

1. 单纯部分性发作　发作中意识始终清楚。包括运动性发作、感觉性发作、自主神经发作和精神性发作四类。

2. 复杂部分性发作　常称精神运动性发作。发作时有不同程度的意识障碍。可能自单纯性发作转化而来，并可伴有自动症等。

3. 部分性发作继发全面性发作　多为继发全面性强直-阵挛发作，脑电图改变快速发展为全面性异常。

(二)全面性发作

无论有无抽搐，临床变化提示双侧大脑半球自开始即同时受累，意识障碍可以是最早现象。

1. 失神发作　表现意识短暂中断，状如"愣神"3～15秒，无先兆和局部症状。一般不会跌倒，事后对发作全无记忆，每天可发作数次至数百次。典型失神发作，EEG表现为双侧对称的3Hz棘慢复合波。

2. 全面强直-阵挛发作　过去称之为大发作，是最常见的发作类型之一。以意识丧失和全身抽搐为特征。发作分4期：先兆期、强直期、阵挛期、惊厥后期。自发作开始至意识恢复历时5～10分钟，醒后无记忆。

(三)癫痫持续状态

如短时间内接连发生或一次发作持续50分钟(不同教材数值不同)以上，致使患者持续意识不清，称癫痫持续状态。

[经典例题1]

男孩，9岁。午餐时突发神志丧失，手中持碗失落，碗打碎后即醒。脑电图示3周/秒棘慢波规律性和对称性发放。最可能的诊断是

　A. 失神发作　　　　　　　　　　B. 不能分类的癫痫发作

　C. 复杂部分发作　　　　　　　　D. 部分性发作

　E. 杰克逊癫痫

[经典例题 2]

临床上癫痫发作与假性癫痫发作的主要鉴别为发作时有

A. 双手紧握，下肢僵直

B. 伴瞳孔散大，对光反应消失

C. 全身抽搐

D. 突然跌倒

E. 呼吸急促，喉中发出叫声

[参考答案] 1. A；2. B

四、诊断要点

诊断并不难，可根据目睹、发作者提供的有关发作详细病史，结合脑电图检查。主要依据为：①突然性、间歇性发作，伴意识障碍、全身或局限性抽搐；②发作不分场合，可有自伤，尿失禁，瞳孔散大，对光反射消失；③CT 或 MRI 可明确继发性癫痫病因；④脑电图检查发现异常电活动。

五、鉴别诊断

1. 短暂性脑缺血发作　表现为突发的局灶性症状和体征，多持续数分钟到数小时，常见于中、老年患者，并有明显的脑血管病征象，脑电图正常可作鉴别。

2. 晕厥　有短暂意识障碍，多有明显的诱因，晕厥发生前多先有头昏、胸闷、黑蒙等症状，意识和体力的恢复也较缓慢。

3. 癔症　有情感刺激因素，发作可以持续较长时间，甚至整日、整夜发作，并可有哭泣、叫喊，无意识障碍，发作期间可回答问题，无摔伤、咬破舌及大小便失禁。瞳孔大小、角膜反射及跖反射均正常。

六、治疗

1. 病因治疗　对于可找到病因的癫痫，如颅内肿瘤、脑囊虫等，应积极进行病因治疗，以达到根治的目的。

2. 药物治疗　诊断明确，半年发作 2 次以上，需进行药物治疗。首次发作或间隔半年以上发作一次，在告知药物治疗利弊后，根据患者及家属意愿决定治疗方案。

用药原则——根据发作类型选药，尽量单药治疗，个体化用药，小剂量起始。

表 6-8　按发作类型选药

发作类型	首选	次选
部分性发作和部分性继发全身性发作	卡马西平	苯巴比妥、苯妥英钠、丙戊酸
强直发作	卡马西平	苯巴比妥、苯妥英钠、丙戊酸
全身强直-阵挛性发作	丙戊酸钠	卡马西平、苯妥英钠
非典型失神发作	丙戊酸钠/乙琥胺	氯硝西泮
典型失神、肌阵挛发作	丙戊酸	乙琥胺、氯硝西泮
阵挛性发作	丙戊酸钠	卡马西平
癫痫持续状态	地西泮	–

[经典例题 3]

惊厥性全身性癫痫持续状态必须从速控制发作，并保持不再复发的时间至少为

A. 48 小时

B. 72 小时

C. 6 小时

D. 12 小时

E. 24 小时

[参考答案] 3. E

3. 治疗终止　全身性强直-阵挛发作和部分运动性发作，在完全控制 4~5 年后，考虑停药；失神发作完全控制后半年停药。但停药前应有缓慢的减药过程，一般不少于 1~1.5 年无发作者，可停药，有自动症

者可能需长期服药。

4. 癫痫持续状态的治疗

(1)迅速控制抽搐：①地西泮；②10%水合氯醛 20ml 保留灌肠。

(2)抽搐停止后给予苯巴比妥钠肌内注射，抽搐控制后可逐渐改为口服抗癫痫药。

(3)保持呼吸道通畅，给氧，必要时可气管切开。需给予广谱抗生素防治肺部感染。

(4)保持水、电解质平衡，有脑水肿时，可给甘露醇静脉滴注。高热可给体表降温。

第十三章　精神障碍

第一节　概　述

一、精神病学

是临床医学的一个分支学科，是研究精神疾病病因、发病机制、临床表现、疾病发展规律以及治疗和预防的一门学科。

二、精神障碍和精神病的概念

1. 精神障碍　是一类具有诊断意义的精神方面问题，特征为认知、情绪、行为等方面的改变，可伴有痛苦体验和(或)功能损害。

2. 精神病　特指具有幻觉、妄想和明显的精神运动兴奋或抑制等"精神病性症状"的精神障碍，最典型的是精神分裂症、其他妄想障碍、重性躁狂症和抑郁症。因此，精神病只是精神障碍中的一小部分。

三、精神卫生

又称心理卫生或心理健康、精神健康。

四、精神障碍的病因学

与感染性疾病不同，大多数所谓功能性精神障碍没有明显的病因与发病机制，也无明显的体征和实验室指标异常。但精神障碍与其他躯体疾病一样，均是生物、心理、社会因素相互作用所致。

1. 生物学因素(内因)

(1)遗传与环境因素：遗传是最重要的致病因素之一，并且基因与环境相互作用产生疾病和行为问题已经成为人们的共识。

(2)中枢神经感染与创伤：这是相对明确的病因。

2. 心理-社会因素(外因)

(1)应激：应激一般只是精神障碍的诱因，只有少数情况下才能是直接病因。

(2)人格：人格障碍本身就是一种精神障碍。人格不健全者容易患精神障碍，某些人格特征与特定的精神障碍有密切联系，如孤僻内向与精神分裂症。

五、精神障碍的诊断原则

临床上对精神障碍的诊断原则包括：

1. 一元诊断原则　临床上进行精神障碍的诊断往往依据主要精神症状的临床特点做出一个主要精神障碍的诊断，以便指导临床治疗和康复。

2. 等级诊断原则　临床上通常是依据疾病的严重程度决定优先诊断的级别，器质性精神障碍>精神分裂症>心境障碍>神经症>人格障碍。

3. 多轴诊断原则　多轴诊断是指采用不同层面或维度来进行疾病诊断的一种诊断方式，现多采用症状学、严重程度、病程、病因(躯体、心理、多种因素、原因未明)四轴来诊断精神障碍。

精神障碍诊断过程中除了遵循上述原则外，下面介绍临床资料的收集和临床分析的方法和内容。

第二节　症状学

一、认识活动障碍

(一)感知觉障碍

1. 感觉障碍　感觉过敏、感觉减退和内感性不适。

2. 错觉　指对客观事物歪曲的知觉。临床上多见错听或错视。例如,杯弓蛇影。

3. 幻觉　指没有现实刺激作用于感觉器官时出现的知觉体验,是一种虚幻的知觉。根据其涉及的感官分为幻听、幻视、幻嗅、幻味、内脏性幻觉;按幻觉体验的来源分为真性幻觉和假性幻觉;按幻觉产生的条件可分为功能性幻觉、反射性幻觉、入睡前幻觉和心因性幻觉。

4. 感知综合障碍　指患者对客观事物能感知,但对某些个别属性,如大小、形状、颜色、距离、空间位置等产生错误的感知,多见于癫痫。常见有视物变形症、窥镜症、空间知觉障碍、时间感知障碍、非真实感和人格解体。

(二)思维障碍

1. 思维形式障碍

(1)思维迟缓:患者表现言语缓慢、语量减少、语声变低、反应迟缓等,常见于抑郁症。

(2)思维奔逸:联想加快,患者表现话多,速度快,内容十分丰富。思维常随着周围环境的变化而转变(随境转移),也可有音韵联想(音联)或字意联想(意联)。患者自觉脑子特别灵活,可出口成章,下笔千言,一挥而就。但思维逻辑联系非常表浅,缺乏深思而信口开河,多见于躁狂症。

(3)病理性赘述:是思路障碍,思维活动停滞不前,迂回曲折,做不必要的过分详尽的描述,以致一些无意义的繁文缛节掩盖了主要的内容,最后能到达预定的目标。

(4)思维松弛:又称思维散漫,患者思维活动表现为联想松弛,内容散漫,对问话的回答不够中肯,不很切题,缺乏一定的逻辑关系,使人感到交谈困难,对其言语的主题及用意也不易理解。严重时发展为破裂性思维。多见于精神分裂症。

(5)思维破裂:指思维联想过程破裂,缺乏内在意义上的连贯和应有的逻辑性。在患者的言谈或书写中,虽然单独语句在结构和文法上正确,但主题与主题之间,甚至语句之间,缺乏内在意义上的联系,因而别人无法理解其意义。

(6)思维贫乏:患者表现为沉默少语,说话言语单调,自感"脑子空虚,没有什么可说的"。可见于精神分裂症,也可见于脑器质性精神障碍。

(7)思维中断:又称思维阻滞。患者在意识清晰、无外界干扰等情况下,思维过程突然中断。如患者认为其思想被某种外力夺走时称为思维被夺。两症状均为诊断精神分裂症的重要症状。

(8)思维插入和思维云集:患者体验到不属于自己的思维强行进入其脑中,不受自己的意志所支配,为思维插入。如果患者体验到强制性地涌现大量无现实意义的联想,为思维云集,是精神分裂症的特征性症状。

(9)象征性思维:为概念的转换,以无关的具体概念来代表某一抽象概念,不经患者自己解释,别人无法理解。如某患者吞食骨头,说可使自己具有"硬骨头"精神。多见于精神分裂症。正常人可有象征性思维。如以鸽子代表和平,但能为人们共同理解不为病态。

2. 思维内容障碍　主要包含妄想。

妄想是一种病理性的歪曲信念,病态推理和判断,有以下特征:①信念的内容与事实不符,没有客观现实基础,但患者坚信不疑;②妄想内容均涉及患者本人,总是与个人利害有关;③妄想具有个人独特性;④妄想内容因文化背景和个人经历而有所差异,但常有浓厚的时代色彩。

妄想分类按其起源和与其他心理活动的关系可分为原发性妄想和继发性妄想。按照妄想的结构可分为系统性妄想和非系统性妄想。临床上常按妄想的主要内容分为：

（1）被害妄想：是最常见的一种妄想。患者坚信他被跟踪、被监视、被诽谤、被隔离等，主要见于精神分裂症和偏执性精神病。

（2）关系妄想：患者将环境中与他无关的事物都认为与他有关的。常与被害妄想伴随出现，主要见于精神分裂症。

（3）物理影响妄想：又称被控制感。患者觉得他自己的思想、情感和意志活动都受到外界某种力量的控制，而不能自主。此症是精神分裂症的特征性症状。

（4）夸大妄想：患者认为自己有非凡的才智、至高无上的权利和地位，大量的财富和发明创造，或是名人的后裔。可见于躁狂症和精神分裂症及某些器质性精神病。

（5）疑病妄想：患者毫无根据地坚信自己患有某种严重的躯体疾病或不治之症，因而到处求医，即使一系列详细检查和多次反复的医学验证都不能纠正。多见于精神分裂症、更年期及老年精神障碍。

（6）罪恶妄想：患者毫无根据地坚信自己犯了严重的错误，应受到严厉的惩罚。主要见于抑郁症和精神分裂症。

（7）钟情妄想：患者坚信自己被异性钟情。主要见于精神分裂症。

（8）嫉妒妄想：患者无中生有地坚信自己的配偶对自己不忠实，另有外遇。见于精神分裂症和更年期精神障碍。

（9）被洞悉感：又称内心被揭露。患者认为其内心所想的事被人知道了。对诊断精神分裂症具有重要意义。

［经典例题1］

患者回答问题时，语言缓慢，拖延时间长，但回答基本切题完整，该表现属于

A. 思维迟缓

B. 思维散漫

C. 强迫思维

D. 强制性思维

E. 思维插入

［经典例题2］

患者在意识清晰情况下，头脑中涌现出大量思维，伴不自主感是

A. 强迫观念

B. 强迫性思维

C. 被动体验

D. 物理影响妄想

E. 思维插入

［参考答案］1. A；2. B

二、情感活动障碍

情感和情绪在精神医学中常为同义词，它是指个体对客观事物的态度和因之而产生相应的内心体验。心境是指一种较微弱而持续的情绪状态。情感障碍必定涉及情绪和心情。

1. 情感性质的改变包括情感高涨、情感低落、焦虑和恐惧。

2. 情感波动性的改变包括情感不稳、情感淡漠和易激惹。

3. 情感协调性的改变包括情感倒错和情感幼稚。

三、意志行为障碍

1. 意志　是指人们自觉地确定目标，并克服困难用自己的行动去实现目标的心理过程。常见的意志障碍有意志增强、意志减弱、意志缺乏。

2. 行为　有动机、有目的而进行的复杂随意运动称为行为。常见的行为障碍有协调性精神运动性兴奋、非协调性精神运动性兴奋、木僵、蜡样屈曲、缄默症、违拗症、刻板动作、模仿动作及作态。

四、注意、记忆和智能障碍

1. 智能和智能障碍　智能是一个复杂的综合精神活动的功能，反映的是个体在认识活动方面的差异，是对既往获得的知识、经验的运用，用以解决新问题形成新概念的能力。智能包括观察力、记忆力、注意力、思维能力、想象能力等，它涉及感知、记忆、注意和思维等一系列认知过程。智能障碍的分型：

(1)精神发育迟滞：是指先天或围产期或发育成熟以前(18岁以前)，由于各种致病因素，如遗传、感染、中毒、头部创伤、内分泌异常或缺氧等，使大脑发育不良或受阻，智能发育停留在一定阶段。随着年龄增长其智能明显低于正常的同龄人。

(2)痴呆：是一种综合征，是后天获得的智能、记忆和人格的全面受损，但没有意识障碍。其临床发生具有脑器质性病变基础。可分为全面性痴呆和部分性痴呆。

2. 注意　注意是指精神活动的指向与集中。

3. 记忆　为既往事物经验的重现。包括识记、保持、再认或回忆三个基本过程。

五、自知力及诊断意义

自知力又称领悟力或内省力，是指患者对自己精神疾病的认知和判断能力。在临床上一般以精神症状消失，并认识自己的精神症状是病态的，即自知力恢复。临床上将有无自知力及自知力恢复的程度作为判定病情轻重和疾病好转程度的重要指标。自知力完整是精神病病情痊愈的重要指标之一，自知力缺乏是精神病特有的表现。

六、常见的精神疾病综合征

1. 幻觉、妄想综合征　以幻觉和妄想为主要表现。在幻觉和妄想的影响下，患者可继发出现情绪和意志行为方面的异常。幻觉常以听幻觉和视幻觉最常见，也可出现其他各种幻觉。幻觉妄想综合征最常见的妄想是被害妄想和关系妄想。此外，患者也可以出现其他各种类型的妄想。幻觉妄想综合征常见于精神分裂症偏执型，也可见于慢性酒精中毒以及一些中枢神经系统或躯体疾病。

2. 急性脑综合征　多继发于急性器质性疾病或急性应激状态。临床表现主要为各种阶段的意识障碍，可伴有急性精神病表现，如不协调的运动性兴奋、紧张综合征、类躁狂状态或抑郁状态。例如，脑炎患者可出现急性脑综合征，表现为谵妄等意识障碍。

3. 慢性脑综合征　临床主要表现为痴呆，慢性精神病症状，如抑郁状态、类躁狂状态、类精神分裂症样表现，以及明显的人格改变和记忆障碍。

4. 躁狂综合征　是指在心境持续高涨的情况下，出现联想加快、言语增多、自我评价过高、睡眠需要量减少以及活动增多等现象的临床综合征。患者可表现出特别喜悦、话多、语流快、可有夸大观念或妄想以及其他一些精神病性症状，并出现精神运动性兴奋。此外，可表现出易激惹，出现冲动行为。躁狂综合征可见于情感性精神障碍、脑器质性病变或躯体疾病。某些药物也可导致躁狂综合征的出现，如抗结核药物、皮质激素及抗抑郁药物等。

5. 抑郁综合征　主要表现为情绪低落、思维迟缓和意志活动减退三大症状。严重病变可出现抑郁性木僵。有时可见激越性抑郁(指带有运动性不安的抑郁状态)，患者表现坐卧不宁、焦虑等。

6. 紧张综合征　患者全身肌张力增高，包括紧张性木僵和紧张性兴奋两种状态，两者可交替出现。多见于精神分裂症紧张型。

7. 精神自动征　患者在意识清晰的状态下产生的一组综合征，包括假性幻觉、被控制体验、内心被揭露感及系统化的被害妄想、影响妄想等相互联系的综合征。突出特点是患者病态体验的异己感、被外力控制感和不属于自己的体验。多见于精神分裂症。

8. 遗忘综合征　又称柯萨可夫综合征，以记忆障碍为突出的症状，特别是近记忆力障碍，伴虚构、错构和定向障碍。无意识障碍，智能相对完好。常见于慢性酒精中毒、感染、脑外伤所致精神障碍及其他脑器质性精神障碍。

第十四章　脑器质性疾病所致精神障碍

一、概念

脑器质性疾病所致精神障碍是一组由脑变性、脑血管疾病、颅内感染、颅脑创伤、颅内肿瘤或癫痫等器质性因素直接损害脑部所致的精神障碍。精神障碍可表现为意识障碍、智能障碍、人格改变、精神病性症状、情感障碍、神经症样表现和行为障碍。在诊断时除标明主要精神症状属哪一类综合征以外，还应同时作出导致精神障碍的脑器质性疾病的诊断。

二、常见脑器质性综合征及处理原则

表 6-9　急、慢性脑器质性综合征要点

	急性脑综合征	慢性脑综合征
别称	谵妄	痴呆
病程	急性、一过性	慢性、进行性
主要特征	意识障碍	智能减退
伴随症状	感知障碍，幻觉，错觉 情绪紊乱	人格改变
治疗原则	病因治疗 支持治疗 对症治疗	病因治疗 对症治疗，改善生活质量

三、阿尔茨海默病的常见精神症状

阿尔茨海默病(AD)是一组病因未明的原发性退行性脑变性疾病。多起病于老年期，潜隐起病，病程缓慢且不可逆，临床上以智能损害为主。病理改变主要为皮质弥漫性萎缩，沟回增宽，脑室扩大，神经元大量减少等病变。起病在 65 岁以前者旧称为老年期痴呆，或早老性痴呆，多有同病家族史，病情发展较快，颞叶及顶叶病变较显著，常有失语和失用。常见的临床表现有：人格改变、记忆障碍和智能障碍、幻觉、妄想、思维逻辑障碍等精神病性症状及伴随的神经系统症状。

四、脑血管疾病的常见精神症状

常见的脑血管疾病一般是指脑动脉硬化、脑梗死、脑出血等情况。脑血管疾病常见的精神障碍包括许多方面，其中以血管性痴呆(VD)危害性最大。

表 6-10　AD 与 VD 的比较

	AD(老年性痴呆)	VD(血管性痴呆)
高血压或反复卒中史	无	有
病程特点	起病缓慢，进行性发展	病情波动，阶梯式变化
早期症状	出现人格改变和智能障碍	情绪不稳和近记忆障碍
核心症状	全面性痴呆	情感脆弱，以近记忆障碍为主的部分性痴呆，且痴呆出现晚
人格与自知力	早期人格改变，丧失自知力	自知力与人格保存完好
影像学检查	不同程度的脑萎缩	单处或多处梗死、腔隙和软化灶
Hachinski 评分	低于 4 分	高于 7 分

AV47(可联想记忆 AK47，喜欢军事的学员一定不陌生这款经典的枪械，出自苏联设计师之手的自动步枪)：在两种痴呆的 Hachinski 评分中，AD 低于 4 分，VD 高于 7 分。

[经典例题 1]

男性，75 岁。经常出现头晕，四肢麻木感，注意力不易集中，自感记忆力下降半年，近 3 周突然加重，常半夜起床翻东西，怀疑家中被窃，易哭泣，对一些物品不能命名。既往高血压病史 20 年，头颅 CT 示多发性脑梗死。最可能的诊断是

A. 阿尔茨海默病　　　　　　　　B. 血管性痴呆

C. 轻度认知功能损害　　　　　　D. 高血压病伴精神障碍

E. 帕金森病

[经典例题 2]

男性，49 岁。近一年逐渐出现失眠、记忆力下降、话少、淡漠、反应迟钝，有时出现不由自主哭笑，行走时步态不稳，大小便失禁，生活不能自理。觉得家里总丢东西。脑脊液无异常。CT 示轻度脑萎缩，脑室扩大，中线结构正常。首先要考虑的诊断是

A. 阿尔兹海默病　　　　　　　　B. 帕金森病

C. 多发性硬化病　　　　　　　　D. 癫痫

E. 血管性痴呆

[参考答案] 1. B；2. A

第十五章 躯体疾病所致精神障碍

一、概念

躯体疾病所致精神障碍是指由于脑以外的躯体疾病，如躯体感染、内脏器官疾病、内分泌障碍、营养代谢疾病等，引起脑功能紊乱而产生的精神障碍。

二、临床表现的共同点

1. 精神障碍的发生、发展、严重程度及其转归与所患躯体疾病的病情变化相一致。即精神障碍随躯体疾病的发生而出现，随躯体疾病的加重而明显，随躯体疾病的缓解或治愈而消失。此外，在起病形式上，精神障碍也与相应躯体疾病相一致，即如果躯体疾病急性起病，精神症状的出现一般也为急性起病，若前者为慢性起病，后者的出现也是逐步和缓慢的。

2. 精神症状在许多情况下呈现出夜间症状加重、突出，白天症状减轻或消失的所谓"昼轻夜重"的现象。（联想记忆，另一个昼轻夜重的疾病，重症肌无力。）

3. 有相应躯体疾病的症状、体征以及实验室检查等辅助检查的阳性发现。

4. 严重的急性躯体疾病常引起意识障碍，有些慢性躯体疾病常引起智能障碍和人格改变，智能障碍和人格改变也可由急性期迁延而来。主要临床表现为急性脑综合征或慢性脑综合征。

急性脑综合征：谵妄——意识障碍

慢性脑综合征：痴呆——智能障碍、人格改变

三、治疗

1. 病因治疗；2. 支持治疗；3. 控制精神症状；4. 护理。

[经典例题 1]

躯体疾病所致精神障碍，临床表现的共同特点，不正确的是

A. 病程及预后取决于原发躯体疾病的状况与治疗是否得当

B. 具有躯体疾病的临床表现和实验室阳性发现

C. 精神症状多有"昼轻夜重"的波动性

D. 可表现出急性或慢性脑病综合征

E. 精神症状一般发生在躯体疾病的恢复期

[参考答案] 1. E

第十六章　精神活性物质所致精神障碍

第一节　概　述

一、精神活性物质的概念和主要种类

精神活性物质是指能影响人类情绪、行为，改变意识状态，并有致依赖作用的一类化学物质，人们使用这些物质的目的在于取得或保持某些特殊的心理、生理状态。主要种类如某些镇静催眠药物、酒类、烟草、阿片类物质、大麻、兴奋剂、致幻剂等。

二、依赖的概念

依赖是一组认知、行为和生理症状群，使用者尽管明白使用成瘾物质会带来问题，但还在继续使用。自我用药导致了耐受性增加、戒断症状和强制性觅药行为。传统上将依赖分为躯体依赖和心理依赖。

表 6-11　依赖的分类

躯体依赖	也称生理依赖，它是指由于反复用药所造成的一种病理性适应状态，主要表现为耐受性增加和戒断症状
心理依赖	又称精神依赖，它使吸食者产生一种愉快满足的或欣快的感觉，驱使使用者为寻求这种感觉而反复使用药物，表现为所谓的渴求状态

三、耐受性的概念

耐受性是一种状态，指药物使用者必须增加使用剂量方能获得所需的效果，而使用原来的剂量则达不到使用者所追求的效果。

四、滥用的概念

是一种适应不良方式，由于反复使用药物导致了明显的不良后果，如不能完成重要的工作、学业，损害了躯体、心理健康，导致法律上的问题等。滥用强调的是不良后果，滥用者没有明显的耐受性增加或者戒断症状，反之就是依赖状态。

五、戒断状态的概念

戒断状态指停止使用精神活性物质或减少使用剂量或使用拮抗剂后出现的特殊心理生理症状群，一般表现为与所使用物质的药理作用相反的症状。

六、戒断状态的共同表现

表 6-12　阿片类典型症状分类

客观体征	血压升高、脉搏增加、体温升高、鸡皮疙瘩、瞳孔扩大、流涕、震颤、腹泻、呕吐、失眠等
主观症状	恶心、肌肉疼痛、骨痛、腹痛、不安、食欲缺乏、无力、疲乏、喷嚏、发热、渴求药物等

酒精(中枢神经系统抑制剂)戒断后出现的是兴奋、不眠、甚至癫痫等。严重者出现震颤谵妄，特点为意识模糊、定向障碍、理解和记忆障碍、大量鲜明生动的恐怖性错觉和幻觉伴紧张恐惧情绪及冲动行为、全身肌肉粗大震颤及发热、大汗淋漓等。

第二节 酒精所致精神障碍

一、急性酒精中毒的临床表现

1. 单纯性醉酒 临床上可表现出典型的中枢神经系统下行性抑制的过程。从脱抑制(释放)症状逐渐发展至抑制症状，具体的表现和发展步骤包括：①额叶皮质脱抑制表现：患者出现话多、欣快、易激惹、冲动、好斗、活动增多等表现；②低级运动中枢脱抑制表现：运动不协调、步态不稳；③脑干网状系统抑制症状：意识障碍、呼吸抑制、血压不稳等。

2. 病理性醉酒 指某些个体在个体素质、脑外伤、同时服用某些精神药物等因素的影响下，饮用不会导致常人出现中毒的剂量的酒精后出现精神障碍的情况。其表现主要是：①意识障碍；②情绪障碍(如表现为情感不稳、易激惹)；③行为障碍(冲动、伤人、毁物)。表现持续数分钟至数小时，患者事后不能回忆。病理性醉酒可导致严重的伤人或自伤事件的发生。

二、慢性酒精中毒的临床表现

1. 戒酒综合征 发生于停酒或突然减少酒用量的6~28小时内，其表现为：①轻度症状：主要是情绪障碍(焦虑、烦躁、易激惹等)和睡眠障碍(患者可出现失眠、睡眠节律改变等)；②中度症状：除轻度症状的表现外，患者还可出现幻觉和妄想，幻觉以听幻觉为主，最常见的妄想为被害妄想、关系妄想；③重度症状：意识障碍为主，表现为震颤谵妄，一般发生于停酒后的48~96小时。

2. 精神障碍表现

①遗忘综合征；②Wernicke脑病；③酒精性痴呆；④酒精性幻觉症；⑤酒精性妄想综合征；⑥酒精性人格改变。

三、酒精依赖及戒断症状的处理

1. 单纯戒断反应 由于酒精与苯二氮䓬类药理作用相似，在临床上常用此类药物来缓解酒精的戒断症状。以地西泮为例，剂量一般为10mg/次，3次/日口服，首次剂量可更大些，口服即可，2~3日后逐渐减量，不必加用抗精神病药物。

2. 酒精性震颤谵妄的处理

(1)镇静：苯二氮䓬类应为首选，如果口服困难应选择注射途径。

(2)控制精神症状：可选用氟哌啶醇，肌肉注射，根据病人的反应增减剂量。

(3)其他加强护理，防止意外。纠正水、电解质和酸碱平衡紊乱，补充大剂量维生素等。

3. 戒酒治疗 戒酒、对症治疗、支持治疗、心理治疗。

[经典例题1]

关于戒酒综合征，错误的说法是

A. 与长期大量饮酒有关

B. 症状突发于突然停酒后48~96小时内

C. 可有情绪障碍、思维障碍、意识障碍等表现

D. 为慢性酒中毒的表现形式之一

E. 可导致患者死亡

[参考答案] 1. B

第十七章　精神分裂症

精神分裂症是一组病因未明的精神病，多发病于青壮年。常有感知、思维、情感、行为等多方面的障碍和精神活动的不协调。一般没有意识障碍和智能障碍，病程多迁延，自知力不全或缺乏。

一、临床表现

1. 阳性症状

（1）认知障碍：①幻觉：可出现各种幻觉，尤其是言语性幻听，特别是出现第二人称或者第三人称幻听。此外，也可以出现其他类型的幻觉，如视幻觉、触幻觉、味幻觉、嗅幻觉、内脏幻觉等；②思维联想障碍：有思维散漫、思维破裂、强制性思维等；③妄想：常见的妄想有被害妄想、关系妄想、夸大妄想，对精神分裂症有诊断意义的妄想有原发性妄想、被洞悉感、被控制感等；④其他形式的思维逻辑障碍：病理性象征性思维、语词新作等。

（2）情感障碍：主要表现为情感活动的不协调，如矛盾情感、情感倒错等。

（3）意志行为方面：主要表现有紧张综合征的症状、意向倒错、作态等。

2. 阴性症状

（1）认知障碍：思维贫乏。

（2）情感障碍：情感平淡或情感淡漠。

（3）意志行为障碍：意志减退。

3. 定向力、记忆力和智能　通常患者对时间、空间和人物一般都能进行正确的定向，意识通常是清楚的，一般的记忆和智能没有明显障碍

4. 自知力　自知力缺乏是影响治疗依从性的重要原因。

二、常见临床类型

1. 单纯型　青少年期发病，起病缓慢，临床表现为日益加重的孤僻、被动、生活懒散和情感淡漠。幻觉妄想不明显。此型患者在发病早期常不被注意，可被误认为不开朗或性格问题、往往经过数年病情发展至较严重时才被发现。治疗效果与预后较差。

2. 青春型　较常见。多发病于青春期，起病较急，病情发展较快。主要症状是思维内容离奇，难以理解，思维破裂。情感喜怒无常、表情做作，扮弄鬼脸，傻笑。行为幼稚、愚蠢，常有兴奋冲动行为及本能（性欲、食欲）意向亢进。幻觉妄想片断零乱，如及时治疗，效果较好。

3. 紧张型　起病较快，多在青、壮年发病，以木僵状态多见。患者言语运动抑制，程度不同，患者肌肉紧张，可处于某个固定姿势不动，呈蜡样屈曲。紧张性木僵可与短暂的紧张性兴奋交替出现，此时患者出现冲动行为，如突然起床，无目的地摔东西，然后仍旧躺下。此型可自动缓解，治疗效果较其他类型好。

4. 偏执型　又称妄想型，约占精神分裂症患者的一半以上。病初表现敏感多疑，逐渐发展成妄想，妄想内容日益脱离现实，情感和行为常受幻觉或妄想支配，表现疑惧，甚至出现自伤及伤人行为。精神衰退现象不明显，因此在发病后相当长时间内，患者尚能维持日常工作。治疗效果较好。

5. 其他类型　除传统的4型外，还有未分化型、精神分裂症后抑郁、残留型等。

表6-13　精神分裂症的临床类型

	起病	典型表现	病程和预后	发病率
青春型	青春期起病急	以情感改变为主，肤浅、不协调 思维破裂、片段幻觉、妄想 行为幼稚、盲目 阳性症状	进展快，及时治疗，效果较好	有减少趋势
单纯型	青少年起病慢	早期类似"精神衰弱" 渐出现孤僻退缩，淡漠懒散 丧失兴趣、社交贫乏 阴性症状	持续发展，疗效差，预后差	少见
紧张型	中青年起病急	以明显的精神运动紊乱为主 紧张性木僵和紧张性兴奋交替 典型表现为紧张综合征	发作性病程可自发缓解疗效好	有减少趋势
偏执型	中年起病慢	以妄想为主，伴有幻觉，情感、意志、言语、行为障碍不突出但症状长期保留妄想型	人格改变和衰退不显著	最常见

三、诊断标准与鉴别诊断(ICD-10精神分裂症诊断标准)

(一)症状标准

确实存在属于下述1到4中至少一个(如不甚明确常需两个或多个症状)或5到8中来自至少两组症状群中的十分明确的症状。

1. 思维鸣响，思维插入或思维被撤走以及思维广播。

2. 明确涉及躯体或四肢运动，或特殊思维、运动或感觉的被影响、被控制或被动妄想；妄想性知觉。

3. 对患者的行为进行跟踪性评论，或彼此对患者加以讨论的幻听，或来源于身体一部分的其他类型的听幻觉。

4. 与文化不相称且根本不可能的其他类型的持续性妄想，如具有某种宗教或政治身份，或超人的力量和能力(例如能控制天气，或与另一世界的外来者进行交流)。

5. 伴有转瞬即逝的或未充分形成的无明显情感内容的妄想、或伴有持久的超价值观、或连续数周或数月每日均出现的任何感官的幻觉。

6. 思潮断裂或无关的插入语，导致言语不连贯，或不中肯或词语新作。

7. 紧张性行为，如兴奋、摆姿势，或蜡样屈曲、违拗、缄默及木僵。

8. "阴性"症状，如显著的情感淡漠、言语贫乏、情感反应迟钝或不协调，常导致社会退缩及社会功能的下降，但必须澄清这些症状并非由抑郁症或神经阻滞剂治疗导致。

9. 个人行为的某些方面发生显著而持久的总体性质的改变，表现为丧失兴趣、缺乏目的、懒散、自我专注及社会退缩。

(二)严重程度标准　在自知力丧失或不完整的情况下，有以下情况之一：

1. 社会功能明显受损。

2. 现实检验能力受损。

3. 无法与患者进行有效的交谈。

(三)病程标准

符合症状标准和严重标准至少持续1个月，单纯型另有规定。

(四)排除标准

排除器质性精神障碍及精神活性物质和非成瘾物质所致精神障碍。尚未缓解的精神分裂症病人，若又罹患本项中前述两类疾病，应并列诊断。

(五)鉴别诊断

躯体、脑器质性疾病所致精神障碍；精神活性物质所致精神障碍；神经症性障碍；妄想性精神障碍。

四、治疗原则

1. 一般原则　精神分裂症药物治疗应系统而规范，强调早期、足量、足疗程、个体化、最好单一用药的"全病程治疗"。一旦明确诊断应及早开始用药，治疗应从低剂量开始，逐渐加量达到治疗剂量，维持剂量可酌情减少，通常为巩固治疗期的1/2~2/3(应个体化)，高剂量时密切注意不良反应，一般情况下不能突然停药。维持治疗对于减少复发或再住院具有肯定的作用。

2. 疗程原则　治疗程序包括急性期治疗(至少6周)，巩固期治疗(至少6个月)，维持治疗期(首次、缓慢发病，至少5年；首次急性发作、迅速缓解，可相应缩短治疗期；反复发作，需长期维持治疗)。

3. 选药原则　各种抗精神病药物在控制阳性症状方面疗效相当，第二代抗精神病药在控制阴性症状方面疗效较好，一般推荐非典型抗精神病药物(第二代抗精神病药)如利培酮、奥氮平、喹硫平作为一线用药。第一代抗精神病药作为二线用药使用。

(1)第一代抗精神病药：根据其化学结构的不同可分为：①吩噻嗪类：如氯丙嗪、奋乃静等；②丁酰苯类：如氟哌啶醇；③苯甲酰胺类：如舒必利；④硫杂蒽类：如氯普噻吨(泰尔登)、氯哌噻吨(三氟噻吨、氯噻吨)。

主要药理作用为阻断中枢多巴胺D_2受体，代表药为氯丙嗪、氟哌啶醇等。主要副作用为锥体外系反应，表现为静坐不能，类帕金森病表现，急性肌张力障碍和迟发性运动障碍，可用苯海索进行拮抗。

(2)第二代抗精神病药按药理作用分为4类：①5-羟色胺和多巴胺受体拮抗剂如利培酮、齐拉西酮；②多受体作用药如氯氮平、奥氮平、喹硫平、左替平；③选择性D_2/D_3受体拮抗剂如氨磺必利、瑞莫必利。

主要不良反应有锥体外系反应、体重增加和粒细胞减少等，对锥体外系副作用可添加苯海索进行拮抗。

4. 其他治疗

(1)心理治疗：首选认知行为治疗(CBT)。

(2)配合家庭干预和社区服务。

(3)定期检查血常规和心肝肾功能(药物治疗的安全原则)。

[经典例题 1]

男性，30岁。1年前下岗。近5个月来觉得邻居都在议论他，常不怀好意地盯着他，有时对着窗外大骂，自语、自笑，整天闭门不出，拨110电话要求保护。

(1)该病例最可能的诊断是

A. 分裂样精神病　　　　　　　　　　B. 精神分裂症

C. 反应性精神病　　　　　　　　　　D. 躁狂抑郁症

E. 偏执型精神病

(2)该患者不存在

A. 情绪低落　　　　　　　　　　　　B. 行为退缩

C. 幻听　　　　　　　　　　　　　　D. 关系妄想

E. 被害妄想

(3)治疗应首先选用

A. 苯二氮䓬类　　　　　　　　　　　B. 氯丙嗪

C. 碳酸锂　　　　　　　　　　　　　D. 三环类抗抑郁药

E. 电休克

[参考答案] 1. B、A、B

早足一个：精神分裂症药物治疗原则——早期、足量、足疗程、单一用药、个体化用药

一代纯情，二代同频：第一代抗精神病药代表药物为醇(纯)和嗪(情)结尾的氟哌啶醇和氯丙嗪；第二代抗精神病药代表药物为酮(同)和平(频)结尾的利培酮和氯氮平。

第十八章 心境障碍

第一节 概　述

心境障碍又称情感性精神障碍，是以明显而持久的心境高涨或低落为主的一组精神障碍，并有相应的思维和行为改变。病情重者可有精神病性症状。躁狂症的发病年龄一般比抑郁症早，女性比男性早。女性抑郁症患病率高，但男性抑郁症自杀率较高。有的心境障碍发病与应激性事件或处境有关，可急性或亚急性起病。躁狂症以春末夏初发病较多，而抑郁症发病多见于秋冬季。有些女病人发作与月经周期有关，或在月经期病情加重。

心境障碍一般预后较好，不留人格缺陷，但部分可有残留症状或转为慢性。

第二节 抑郁症

一、概述

抑郁症是情感性障碍的主要表现之一，以抑郁综合征为主要临床表现，同时可伴有思维和行为方面的异常。初步的研究表明，抑郁症占中国疾病负担的第 2 位，在自杀人群中约有 70% 的个体和抑郁症或抑郁情绪有关。

二、临床表现

1. 主要症状　患者可体验到与环境不相称的情绪低落或压抑感、沮丧、悲伤等，其外在表现为：①核心"三低症状"，情绪低落、兴趣下降、精力减退；②"三无症状"，即无望、无助和无价值；③"三自症状"，即自责、自罪和自杀。

2. 伴随症状　包括认识障碍、精神运动性抑制、焦虑症状、躯体症状、睡眠障碍和生物学方面的改变。

三、诊断标准

1. 以情绪低落为基本症状。

2. 应有下列症状中的至少 4 项：

(1)对日常生活的兴趣下降或缺乏。

(2)精力明显减退，无明显原因的持续的疲乏感。

(3)精神运动性迟滞或激越。

(4)自我评价过低，或自责、或有内疚感，甚至出现罪恶妄想。

(5)思维困难，或自觉思考能力显著下降。

(6)反复出现死亡的念头，或有自杀行为。

(7)失眠，或早醒，或睡眠过多。

(8)食欲不振，或体重明显减轻。

(9)性欲明显减退。

3. 严重程度标准至少有以下情况之一：

（1）社会功能受损。

（2）给本人造成痛苦或不良后果。

4. **病程标准症状** 至少持续两周。

5. 排除标准：

（1）应排除由脑器质性疾病、躯体疾病和精神活性物质所导致的抑郁。

（2）抑郁症患者可出现幻觉、妄想等症状，但应注意与精神分裂症相鉴别。

四、鉴别诊断

1. **精神分裂症** 当以紧张症状群为主要表现时，精神分裂症患者可表现出精神运动性抑制，类似抑郁性木僵的表现。

2. **躯体疾病** 许多躯体疾病可以出现抑郁综合征，如甲状腺功能低下、系统性红斑狼疮、慢性肝炎、结核等。

3. **脑器质性疾病** 脑血管病变、帕金森病、脑肿瘤等疾病均可出现抑郁综合征。

4. **药源性抑郁** 许多类药物中的许多药物，如降压药、抗癫痫药、抗帕金森病药物、抗精神分裂症药物、抗溃疡药物等均可导致患者出现抑郁情绪或抑郁综合征。

五、抑郁症的治疗

（一）药物治疗

1. **药物选择**

（1）三环类抗抑郁剂：临床上常用的三环类药物有阿米替林、丙米嗪、氯丙米嗪。阿米替林镇静作用强，主要用于失眠严重或焦虑情绪严重的抑郁患者。丙米嗪和氯丙米嗪振奋作用较强，主要用于思维和行为抑制明显的患者。由于它具有外周抗胆碱作用，青光眼的病人禁用。

（2）5-羟色胺重吸收抑制剂（SSRIs）：SSRIs类药物高度特异的作用原理，使这类化合物具有其他类型的抗抑郁药所不具备的优点。由于其独特的优点和临床疗效，目前该类药物已经逐步成为抗抑郁治疗的一线药物。目前，国内能够得到的SSRIs药物有舍曲林、西酞普兰、氟西汀、氟伏沙明和帕罗西汀（俗称"五朵金花"）。

（3）苯二氮䓬类药物：对于伴有严重睡眠障碍以及严重焦虑情绪的抑郁患者，合用苯二氮䓬类药物有利于以上症状的改善和整个病情的缓解。

2. **疗程**

疗程包括急性治疗期（6~8 周，通常 2~4 周起效，如足量治疗 6~8 周无效，可改用其他药物）、巩固治疗期（4~6 个月，剂量维持急性期不变）和维持治疗期（由于抑郁症容易复发，首次治疗时为 3~4 个月，复发时需要治疗 2~3 年）。

（二）电抽搐治疗

在抑郁症患者出现严重自杀企图、或出现抑郁性木僵，或严重拒食等情况下，电疗是一种强有力的治疗手段，有时甚至成为首选的治疗方法。

（三）心理治疗

主要是采取支持性心理治疗。内容主要包括向其指出自身个性方面的弱点，及今后如何面对外界的心理压力等内容。

六、预防

抑郁常复发，因此需要进行药物和心理的维持治疗防止复发。

[经典例题 1]

男性，31 岁。因工作紧张，近 1 个月感觉压力重重，不能胜任工作，觉得自己一无是处，连累了父母，开煤气自杀被急送医院，入院后又趁人不备打破窗户，用碎玻璃自杀，经抢救后脱险，经检查患者有青光眼病史。

(1)你认为该患者最可能的诊断是

A. 焦虑症

B. 神经衰弱

C. 疑病症

D. 抑郁症

E. 甲状腺功能低下

(2)为尽快消除患者自杀念头，首选治疗是

A. 心理疏导

B. 暗示治疗

C. 新型抗抑郁药

D. 电抽搐治疗

E. 观察

(3)该患者首选药物是

A. 碳酸锂

B. 西酞普兰

C. 丙戊酸钠

D. 阿普唑仑

E. 阿米替林

[参考答案] 1. D、D、B

1. 五朵金花，蛇蜥两不怕　SSRIs 类抗抑郁药物经典的五个药物，蛇(舍曲林)、蜥(西酞普兰)、两个不(氟西汀和氟伏沙明)、怕(帕罗西汀)。

2. 三低、三自、三无　情绪低、兴趣低、精力低；自责、自罪、自杀；无望、无助、无价值。

3. 抑郁诊断 1+4　1 个核心症状(情绪低落)+4 个附加症状(9 个症状中选 4 个)。

第三节　双相障碍

一、临床表现

双相障碍的临床特点是反复(至少两次)出现心境高涨、精力充沛和活动增加(躁狂或轻躁狂)，或心境低落、精力减退和活动减少(抑郁)。发作间期通常以完全缓解为特征。与其他心境障碍相比，本病在男、女性中的发病率较为接近。

1. 躁狂发作　患者以处境不相称的情绪高涨、思维奔逸、活动增多等"三高"症状为主要临床表现，某些患者可表现为易激惹，可伴有夸大观念或妄想、冲动行为等。发作应至少持续 1 周，并且有不同程度的社会功能损害，或给本人造成痛苦或不良后果；严重者可出现与心境协调或不协调的幻觉、妄想等精神病性症状。躁狂可一生仅发作一次，也可反复发作。

(1)情绪高涨：是躁狂发作的基本症状。典型表现为患者自我感觉良好，心境轻松、愉快，生活快乐、幸福；整日兴高采烈，得意扬扬，笑逐颜开。其高涨的情感具有一定的感染力，言语诙谐风趣，常博得周围人的共鸣，引起阵阵欢笑。部分患者可表现为易激惹、愤怒、敌意，动辄暴跳如雷、怒不可遏，甚至可出现破坏及攻击行为，但持续时间较短，易转怒为喜或赔礼道歉。

(2)思维奔逸：患者联想速度明显加快，思维内容丰富多变，自觉脑子聪明，反应敏捷。语量大、语速快，口若悬河，有些自感语言表达跟不上思维速度。联想丰富，概念一个接一个地产生，或引经据典，或高谈阔论，信口开河，严重时可出现"音联"和"意联"。患者讲话时眉飞色舞或手舞足蹈，常因说话过多口干舌燥，甚至声音嘶哑。所谈内容常随周围环境变化而频繁转移，呈现随境转移现象。

(3)活动增多：患者自觉精力旺盛，能力强，想多做事，做大事，想有所作为，因而活动明显增多，整日忙碌不停，但多虎头蛇尾，有始无终。有的表现为爱管闲事，爱打抱不平，爱与人开玩笑，爱接近异

性；注重打扮，行为轻率或鲁莽(如挥霍、不负责任，或不计后果等)，自控能力差。患者无疲倦感，声称"全身有使不完的劲"。严重者可出现攻击和破坏行为。

(4)夸大观念及夸大妄想：在心境高涨的背景上，常出现夸大观念(常涉及健康、容貌、能力、地位和财富等)，自我评价过高，自命不凡，盛气凌人。严重时可发展为夸大妄想，但内容多与现实接近。

(5)睡眠需求减少：睡眠明显减少但无困倦感，是躁狂发作特征之一。

(6)其他症状：可有食欲增加、性欲亢进、自主神经兴奋症状等。

2. 双相障碍　当患者临床上先后出现躁狂发作和抑郁发作时，即属于双相障碍。

临床上以目前发作类型确定双相障碍的亚型：①目前为轻躁狂；②目前为不伴精神病性症状的躁狂发作；③目前为伴有精神病性症状的躁狂发作；④目前为轻度或中度抑郁发作；⑤目前为不伴精神病性症状的重度抑郁发作；⑥目前为伴精神病性症状的重度抑郁发作；⑦目前为混合性发作；⑧目前为缓解状态。

二、诊断与鉴别诊断

1. 躁狂发作的诊断标准

(1)症状标准：以情绪高涨或易激惹为主，并至少有下列3项(若仅为易激惹，至少需4项)：

1)注意力不集中或随境转移。

2)语量增多。

3)思维奔逸(语速增快、言语迫促等)、联想加快或意念飘忽的体验。

4)自我评价过高或夸大。

5)精力充沛、不感疲乏、活动增多、难以安静，或不断改变计划和活动。

6)鲁莽行为(如挥霍、不负责任，或不计后果的行为等)。

7)睡眠需要减少。

8)性欲亢进。

(2)严重标准：严重损害社会功能，或给别人造成危险或不良后果。

(3)病程标准：

1)符合症状标准和严重程度标准至少已持续1周。

2)可存在某些分裂性症状，但不符合分裂症的诊断标准。若同时符合分裂症的症状标准，在分裂症状缓解后，满足躁狂发作标准至少1周。

(4)排除标准：排除器质性精神障碍，或精神活性物质和非成瘾物质所致躁狂等。

2. 双相障碍的诊断　主要依据临床表现特点进行，当患者在病程中先后出现过躁狂发作和抑郁发作，并排除其他躯体、脑器质性精神障碍、精神活性物质所致精神障碍等可以诊断。

3. 鉴别诊断

(1)继发性心境障碍：脑器质性疾病、躯体疾病、某些药物和精神活性物质等均可引起继发性心境障碍类躁狂发作或抑郁发作。与原发性心境障碍的鉴别要点：①前者有明确的器质性疾病、某些药物或精神活性物质使用史，体格检查有阳性体征，实验室及辅助检查有相应指标改变；②前者可出现意识障碍、遗忘综合征及智能障碍，后者一般无意识障碍、记忆障碍及智能障碍；③前者的症状随原发疾病病情的消长而波动，原发疾病好转，或在有关药物停用后，情感症状相应好转或消失；④前者既往无躁狂或抑郁发作的发作史，而后者可有躁狂或抑郁发作的发作史。

(2)精神分裂症：其鉴别要点为：①躁狂或抑郁发作为原发症状，精神病性症状是继发的；精神分裂症以思维障碍为原发症状，而情感症状是继发的；②双相障碍患者的思维、情感和意志行为等精神活动的协调性好于精神分裂症；③双相障碍是间歇性病程，间歇期基本正常；精神分裂症多数为发作进展或持续进展病程，缓解期常有残留精神症状或人格改变；④病前性格、家族遗传史、预后和药物治疗反应等均有助于鉴别。

[经典例题 1]

女性，23 岁。1 个月前分娩后出现失眠、心情烦躁。近 2 周加重，认为自己很笨，没有能力带好小孩，怕小孩夭折，觉得丈夫不再喜欢自己了，猜疑丈夫有外遇，整日以泪洗面，称不想活了，甚至要带着孩子一起去死，遂入院治疗。

(1)患者最可能的诊断是

A. 分裂样障碍　　　　　　　　　　　　B. 抑郁发作

C. 适应障碍　　　　　　　　　　　　　D. 焦虑状态

E. 妄想性障碍

(2)患者经治疗后，情结逐渐好转，近 1 周显兴奋、容易激动，好管闲事，自我感觉良好，称将来要成为中国女首富，丈夫根本配不上自己。目前最可能的诊断是

A. 产后抑郁症　　　　　　　　　　　　B. 妄想性障碍

C. 环形心境障碍　　　　　　　　　　　D. 双相障碍，躁狂发作

E. 精神分裂症

[参考答案] 1. B；2. D

三、双相障碍的治疗

1. 心境稳定剂基础性使用原则　治疗药物的选用双相障碍不论其为何种临床类型，都必须以心境稳定剂为主要治疗药物。目前比较公认的心境稳定剂主要包括锂盐(首选)、丙戊酸盐和卡马西平，其共同特点是不仅对躁狂，同时对抑郁发作也有一定的治疗和预防作用；用于躁狂状态的治疗时，一般不会诱发抑郁发作。临床证据显示，其他抗癫痫药(如拉莫三嗪、托吡酯、加巴喷丁)也具有一定的心境稳定作用，可作为候选的心境稳定剂使用。

2. 联合用药原则　可根据目前发作类型、病程特点及躯体状况的需要，选用心境稳定剂与抗精神病药物、抗抑郁药物和苯二氮䓬类等药物联合使用。对严重兴奋、激惹或伴有精神病症状的急性躁狂患者，可短期联用抗精神病用药(如利培酮、奥氮平、喹硫平等)或苯二氮䓬类药物。

3. 定期检测血药浓度原则　锂盐的治疗量和中毒量接近，应定期对血锂浓度进行动态监测。卡马西平或丙戊酸盐治疗躁狂也应达到抗癫痫的血药浓度水平。

4. 电抽搐或改良电抽搐治疗　对急性重症躁狂发作，极度兴奋躁动、对锂盐治疗无效或不能耐受的患者可使用电抽搐或改良电抽搐治疗，起效迅速。可单独应用或合并药物治疗。一般 8 次为一疗程。合并药物治疗的患者应适当减少药物剂量。

三高：情绪高涨、思维奔逸、精力旺盛。

躁狂诊断 1+3：1 个核心症状(情绪高涨)+3 个附加症状(从 8 个附加症状中选择)。

第十九章　神经症性及分离(转换)障碍

第一节　神经症概念

神经症是一组精神障碍的总称，表现为焦虑、恐怖、强迫、疑病症状或神经衰弱症状，旧称神经官能症。

一、共同特点

主要有：①起病有一定的社会心理因素；②有一定的人格基础；③有自知力；④无器质性证据；⑤无持久的精神病性症状；⑥无现实检验能力的受损，社会功能相对好。

二、神经症的分类

近 20 年来，不同国家的学者们对神经症这一类疾病的分类方法有不同的看法。

1. 恐惧症分为　①场所恐惧症；②社交焦虑症；③特定的恐惧症。

2. 焦虑症分为　①惊恐障碍；②广泛性焦虑。

3. 强迫症。

4. 躯体形式障碍分为　①躯体化障碍；②未分化躯体形式障碍；③疑病症；④躯体形式自主神经紊乱；⑤持续性躯体形式疼痛障碍；⑥其他或待分类躯体形式障碍。

5. 神经衰弱。

6. 其他或待分类的神经症。

三、神经症的诊断与鉴别诊断

1. 诊断　对一个主动求治，以焦虑、恐惧、强迫、疑病、神经衰弱症状为主诉，或表现为多种躯体不适症状的患者，经详细的体格检查和必要的辅助检查却又找不到相应的器质性疾病的证据时，就要想到神经症的可能。当然，要确诊为神经症，需要符合神经症的诊断标准。神经症的诊断标准包括总的标准与各亚型的标准，在做出各亚型的诊断之前，任一亚型首先必须符合神经症总的标准。CCMD-3 关于神经症总的诊断标准如下：

(1)症状标准至少有下列 1 项：①恐惧；②强迫症状；③惊恐发作；④焦虑；⑤躯体形式症状；⑥躯体化症状；⑦疑病症状；⑧神经衰弱症状。

(2)严重标准：社会功能受损或无法摆脱的精神痛苦，促使其主动求医。

(3)病程标准：符合症状标准至少 3 个月，惊恐障碍另有规定。

(4)排除标准：排除器质性精神障碍、精神活性物质与非成瘾物质所致精神障碍、各种精神病性障碍如精神分裂症与偏执性精神障碍、心境障碍等。

2. 鉴别诊断　神经症的症状在精神症状中特异性最差，几乎可以发生于任一种精神疾病和一些躯体疾病中。因此，在做出神经症的诊断之前，常须排除其他精神疾病和一些躯体疾病。应与各亚型重点鉴别的疾病(见各亚型部分)。

四、神经症的治疗原则

药物治疗与心理治疗的联用是治疗神经症的最佳办法。一般来说，药物治疗对于控制神经症的症状是有效的，但由于神经症的发生与心理社会应激因素、个性特征有密切关系，因此，病程常迁延波动，可因生活事件的出现而反复发作。因此，成功的心理治疗可能更重要，不但可以缓解症状，还有可能根治部分患者。

五、分离(转换)性障碍

分离(转换)性障碍既往称癔症，是指一种以分离症状和(或)转换症状为主要表现的精神障碍。

分离性障碍的共同特点是部分或全部丧失了对过去的记忆或身份，或出现具有发泄特点的情感暴发。

转换性障碍主要为运动和感觉功能障碍，体格检查、神经系统检查和实验室检查都不能发现其内脏器官和神经系统有相应的器质性损害，其症状和体征不符合神经系统解剖生理特征。

分离(转换)性障碍的治疗以心理治疗为主，药物对症治疗为辅。大多数的分离(转换)性障碍患者经过催眠治疗、暗示、认知治疗、环境支持治疗缓解。患者的药物治疗主要是强调对症治疗。以患者的实际情况，选择抗焦虑、抗抑郁药物或抗精神病药物以处理患者所存在的相应问题。

第二节 恐惧症

一、概念和分型

又称恐惧症、恐怖症、恐惧性神经症。恐惧性焦虑障碍是一种以过分和不合理地惧怕外界客体、处境或与人交往为主要特征的神经症性障碍。病人明知恐惧没有必要，但仍不能防止其发生，恐惧发作时常伴有明显的焦虑和自主神经症状。病人极力回避所害怕的客体、处境或人际交往，或是带着畏惧去忍受，因而影响其正常生活、工作或学习与社会交往。

根据患者的临床表现特征，即所害怕的场景、社交场合和人际交往或特定的对象来分别进行恐惧症亚型的诊断。

1. 场所恐惧症 患者主要表现为害怕到喧闹拥挤的场所(如火车站、商场、剧院、餐馆)；害怕乘坐公共交通工具，如拥挤的船舱、火车、飞机、地铁等；对某些特定场所的恐惧、害怕，如空旷的广场、公园、黑暗场所等。有些患者可伴有惊恐发作。

2. 社交恐惧症 又叫社交焦虑障碍。患者主要表现为对社交场合和人际接触的过分担心、紧张和害怕，害怕别人审视或评价，伴随出现自主神经兴奋症状及回避行为。在临床上可以表现出两种亚型。一种是特定性社交恐惧症。患者可表现为对孤立的社交情形的恐惧。另外一种是广泛性社交恐惧症。患者对广泛性的社交情形恐惧、害怕。

3. 特定恐惧症 以前称单纯恐惧症。患者对某些情境、活动或客体的非理性恐惧，病人极力回避所恐惧的情境或客体。临床上常见的类型有：①动物恐惧：表现为对动物或昆虫的恐惧；②自然环境恐惧：如恐高处、黑暗、雷电、风、水等；③血液-注射-损伤恐惧：对鲜血、外伤、打针、拔牙、手术的恐惧；④幽闭恐惧：如飞机、电梯等密闭空间的恐惧；⑤其他类型的恐惧：害怕窒息、呕吐或脏的地方，或尖锐锋利物品等。其中，害怕血液-注射-损伤类型的恐惧表现为血管舒张、心跳减慢，甚至晕厥，与其他类型的恐惧生理反应不同。

二、治疗

恐惧症的治疗主要是心理治疗与药物治疗，两者可以分别单独使用或联合使用。在特定恐惧症的治疗中主要以 CBT 为主。场所恐惧症和社交恐惧症以 CBT 与药物联合治疗为主。

1. 心理治疗 在目前临床上常用的心理治疗中，具有循证证据支持的心理治疗方法是 CBT。在 CBT 治疗中，主要包括疾病知识教育，认知重组、暴露或冲击疗法、系统脱敏、放松训练、社交技能训练等技术方法。

2. 药物治疗 恐惧症的主要治疗药物包括抗焦虑药物、抗抑郁药物和β-受体阻断剂。严格意义上讲，这些药物并不能直接消除恐惧情绪，但可以减轻或消除患者恐惧时自主神经支配的躯体反应，降低警觉水平，从而发挥其治疗作用。

恐惧症的药物治疗主张单一用药，起始剂量要小，治疗剂量与抑郁症的治疗剂量类似，对于回避行为的治疗剂量需要相对较大。目前临床上当恐惧症状消失后仍建议维持治疗 1 年。然后缓慢逐渐减药，直至停用。

口诀：恐惧明知不合理，出汗回避难控制。

恐惧症的症状表现为不相称的强烈恐惧，反复或持续的回避行为，伴随焦虑和植物神经症状，明知不合理，但无法控制。

第三节 惊恐障碍

惊恐障碍又称急性焦虑发作。是一种反复反坐的惊恐发作为主要原发症状的焦虑障碍。

一、诊断

惊恐障碍的诊断要点：

1. 以惊恐发作为主要临床特征，发作间歇期基本正常。典型的惊恐发作表现可以分为精神症状和躯体症状。精神症状主要表现为患者突然出现的强烈的惊恐体验，伴濒死感、窒息感或失控感。躯体症状系自主神经功能紊乱所引起，出现心血管系统、呼吸系统和神经系统的症状。

2. 惊恐发作出现在没有客观危险的环境。

3. 不局限于已知的或可预测的情境。

4. 困难以忍受又无法解脱，而感到痛苦或社会功能受损，

5. 在 1 个月内至少有几次(3次)明显的惊恐发作，或首次发作后继发的焦虑持续 1 个月以上。

6. 体格检查无阳性发现。

二、治疗

惊恐障碍的治疗主要包括心理治疗和药物治疗。在循证证据支持的心理治疗中主要是认知行为治疗（CBT）。药物治疗主要是抗焦虑药物和抗抑郁药物治疗。临床上往往需要心理治疗与药物治疗联合应用以取得更好的效果。

药物治疗惊恐障碍治疗常用的抗焦虑药物主要有苯二氮䓬类药物、阿扎哌隆类药物和 β 受体阻断剂。一般在药物治疗有效后维持治疗需要在 8~12 个月以上。有研究表明，惊恐障碍是一种慢性的、可能持续终生的障碍，中断治疗易复发。药物治疗有效者停药后，30%~90%会复发。

第四节 广泛性焦虑障碍

一、焦虑症的诊断

广泛性焦虑症又称慢性焦虑症，是焦虑症最常见的表现形式。常缓慢起病，以经常或持续存在的焦虑为主要临床表现。

1. 持续原发性焦虑症为主，无明确的对象和固定的内容。

(1)精神焦虑：精神上的过度担心是焦虑症状的核心。表现为对未来可能发生的、难以预料的某种危险或不幸事件经常担心，但其担心、焦虑和烦恼的程度与现实很不相称。

(2)运动性紧张：主要表现为运动不安和肌肉紧张。

(3)自主神经功能紊乱：表现为眩晕、心悸、心律不齐、呼吸急促、胸部发紧、口干、胃部不适、便

秘或腹泻。

2. 社会功能受损或困难以忍受又无法解脱而感到痛苦。

3. 一次发作中，症状必须持续存在至少数周或数月(6月以上)。

[经典例题1]

女性，30岁。总担心发生与现实不符的危险，而整日坐立不安，其临床表现属于

A. 恐惧症状　　　　　　　　　　　B. 抑郁症状

C. 强迫症状　　　　　　　　　　　D. 焦虑症状

E. 精神分裂症

[参考答案] 1. D

二、焦虑症的治疗原则

1. 心理治疗

(1)支持性心理治疗包括健康教育和认知治疗等。

(2)行为治疗包括松弛治疗、生物反馈治疗等。

2. 药物治疗

(1)苯二氮䓬类药物：应用广泛，抗焦虑作用强，起效快。

(2)抗抑郁药：主要是SSRIs、SNRIs和TCAs，具有抗焦虑和抑郁的作用，已成为治疗广泛性焦虑障碍的常用药物。代表药有帕罗西汀、文拉法辛、舍曲林、西酞普兰、多塞平、阿米替林等。

(3)β肾上腺素能受体阻滞剂：普萘洛尔(心得安)常用。

　　广泛性焦虑症状表现：脑子焦虑(精神性焦虑)、身子焦虑(运动性紧张)、肚子焦虑(自主神经功能紊乱)。

第五节　强迫障碍

一、强迫症的临床表现

强迫性障碍是以强迫症状为主要表现的一种神经症。

1. 强迫观念

(1)强迫性怀疑：强迫性怀疑表现为担心被污染、染上病菌、对已完成的事情仍不放心，如出门担心门未锁好，信发出后担心地址未写对等。明知这种担心没有必要，但没办法克服。

(2)强迫性回忆：对往事、经历等进行反复的、无法控制的、自己也认为没有必要的回忆，但无法摆脱。

(3)强迫性穷思竭虑：患者脑子里总是无法控制地出现一些毫无意义的，但难以摆脱的问题，如树叶为什么要向下落、人为什么有男女等。

(4)强迫性对立观念：患者脑子里总是出现一些相互对立的思想或观念。

2. 强迫动作和行为

(1)强迫性洗涤：由于患者毫无必要地害怕自己的手或其他物品不干净，因而出现难以控制的反复洗涤，如反复洗手或被子、衣物等，本人非常苦恼。

(2)强迫性检查：患者怀疑某件事情没有做好、不到位，不精确等，而出现反复检查。如门锁、各种

开关、水龙头等。

(3)强迫性计数：患者出现不可克制的计数的情况。如不由自主地，无法控制地数路旁的树木、电线杆，如果因计数不清而出现错误，还会强迫自己返回重新计数。

(4)强迫性仪式动作：患者出现一些自己都认为没有必要的仪式动作，如进两步总是要退一步、转右弯总是先迈左腿，如果做错，患者会感到很不安，有的患者可强迫自己回去重做一次。

二、诊断要点

1. 符合神经症的描述性定义所述的共同特点。

2. 强迫症状连续存在 2 周以上（CCMD-3 要求 3 个月）。

3. 患者对强迫症状感到苦恼。

4. 强迫症状影响日常生活和工作。

三、强迫症的治疗

1. 药物治疗　氯米帕明最为常用。

2. 心理治疗　最常用的心理治疗是认知行为疗法（CBT），核心是暴露与反应预防及认知重组。

第六节　躯体形式障碍

一、躯体形式障碍的临床表现

躯体形式障碍是一种以持久的担心或相信各种躯体症状的优势观念为特征的神经症。

1. 躯体化障碍　临床表现为多种、反复出现、经常变化的躯体不适症状为主的神经症。常见的症状有：多部位疼痛；嗳气、反酸、呕吐、腹痛等胃肠道症状；尿频、排尿困难、生殖器不适等泌尿生殖系统症状；气短、胸闷等呼吸循环系统症状。

2. 未分化躯体形式障碍　常诉述一种或多种躯体症状，症状具有多变性，其临床症状类似躯体化障碍，但构成躯体化障碍的典型性不够，其症状涉及的部位不如躯体化障碍广泛，也不那么丰富。

3. 疑病症　表现是担心或相信自己患有某种严重的躯体疾病，其关注程度与实际健康状况很不相称。

4. 躯体形式的疼痛障碍　是一种不能用生理过程或躯体障碍予以合理解释的、持续而严重的疼痛，患者常感到痛苦，社会功能受损。

二、诊断

1. 躯体化障碍诊断要点

(1)各种各样、变化多端躯体症状至少两年，且未发现任何恰当的躯体解释。

(2)不断拒绝多名医生对其躯体症状解释的忠告和保证。

(3)症状及其所致行为造成一定程度的社会和家庭功能损害。

如果症状表现符合上述特点，但病程不足 2 年，考虑未分化躯体形式障碍的诊断。

2. 疑病障碍的确诊

(1)至少 5 个月相信表现的症状隐含着至少一种严重的躯体疾病（艾滋病、癌症等），尽管反复的检查不能找到充分的躯体解释；或存在持续性的先占观念，认为有畸形或变形。

(2)总是拒绝接受多名不同医生关于其躯体症状并不意味着躯体疾病或异常的忠告和保证。

3. 躯体形式的自主神经功能紊乱诊断要点

(1)患者持续存在自主神经兴奋症状，如心悸、出汗、颤抖、脸红，这些症状令人烦恼。

(2)存在涉及特定器官或系统的主观主诉。

(3)存在上述器官可能患严重（但常为非特异的）障碍的先占观念和由此而产生的痛苦，医生反复的解释和保证无济于事。

(4)上述器官或系统的结构或功能并无明显紊乱的证据。

4. 持续躯体形式疼痛障碍诊断要点

(1)至少在 6 个月的大多数日子里持续存在严重、令人痛苦的疼痛(头痛、面部痛、腰背痛和慢性盆腔痛,性质可为钝痛、胀痛、酸痛或锐痛)为主诉。

(2)这些主诉不能用生理过程或躯体障碍完全加以解释。

(3)情绪冲突或心理社会问题与疼痛的发生有关,且足以得出它们是主要致病原因的结论。

(4)常常引起对患者人际或医疗方面的注意和支持明显增加。

三、鉴别诊断

1. 躯体疾病　有些躯体疾病在早期可能难以找到客观的医学证据,因此,各种躯体形式障碍的诊断要求病程在 3 个月以上,有的甚至要求 2 年以上,以便自然排除各类躯体疾病所引起的躯体不适。

2. 精神分裂症　早期可有疑病症状,但其内容多离奇、不固定,有思维障碍和常见的幻觉和妄想,患者并不积极求治,可以鉴别。

3. 其他神经症　各种神经症均可出现躯体不适或疑病症状,但这些症状均是继发性。

四、治疗原则

1. 心理治疗　常用的有精神分析、行为治疗与认知治疗等。

2. 药物治疗　可用苯二氮䓬类、三环类抗抑郁剂、SSRIs 以及对症处理的镇痛药、镇静药等。

3. 其他治疗　针灸、理疗、气功等对部分病人有效,可以试用。

参考文献

[1] 医师资格考试指导用书专家组,医学综合指导用书[M].北京:人民卫生出版社,2020.

[2] 医师资格考试指导用书专家组,实践技能指导用书[M].北京:人民卫生出版社,2020.

[3] 葛均波,徐永健,王辰,内科学第9版[M].北京:人民卫生出版社,2018.

[4] 陈孝平,汪建平,赵继宗,外科学第9版[M].北京:人民卫生出版社,2018.

[5] 谢幸,孔北华,段涛,马丁,妇产科学第9版[M].北京:人民卫生出版社,2018.

[6] 王卫平,孙锟,常立文,儿科学第9版[M].北京:人民卫生出版社,2018.

[7] 万学红,卢雪峰,诊断学第9版[M].北京:人民卫生出版社,2018.

[8] 赵久良,冯云路,协和内科住院医师手册(第二版)[M].北京:中国协和医科大学出版社,2014.

致亲爱的读者

感谢您选择 "梦想成真" 系列辅导丛书，本套丛书自出版以来，其严谨细致的专业内容和清晰简洁的编撰风格受到了广大读者的一致好评。若在学习中，您有任何的疑问或者需要我们提供帮助，请随时联系我们。

邮箱：mxcc@cdeledu.com